U0016820

國際有機之父
談健康活到 156 歲

非常有機

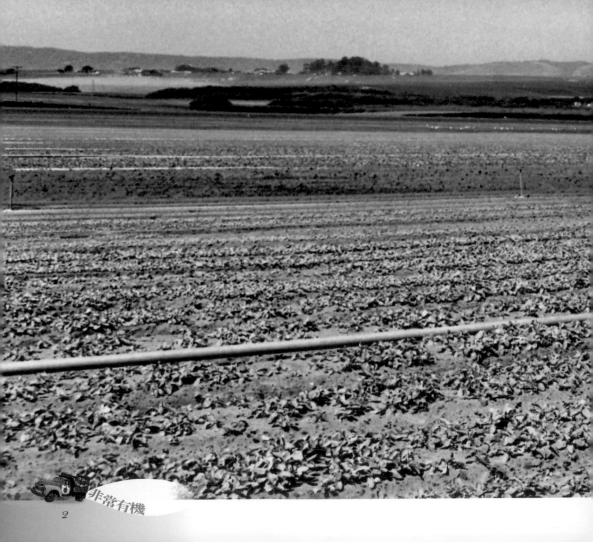

非常有機

WE ARE
FARMING
ORGANICALLY
PLEASE
DO NOT
SPRAY
THIS AREA
THANK YOU

寬容奮進的張明彰博士

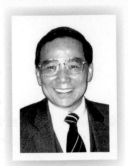

回憶20多年前，張明彰博士在一場演講會中，聽見我針貶時弊，力陳金融弊端，對當時執政黨政府（國民黨）的獨裁、貪瀆、黨國不分，以及司法不彰現象多所批判，會後他特地前來與我會面。猶記當時他對我說，商人大多害怕政府找麻煩，而我卻直言敢諫，以求好之心就事論事，願意在公開場合批評政府，這就是有正義感的作為。

我在美國經營亞細亞銀行，多年來和台灣的銀行有通匯關係。深深明白公開諫言，等於就是冒著觸怒台灣政府，可能使金融業務出現障礙，或者發生通匯往來遭到取消的風險。經歷了這個機緣，我與張明彰博士相識相交，並且發現彼此都熱愛台灣，願意為台灣打拼，從此我們成了至誠之友。

我很敬愛張博士。他是一位聰明、誠實、正直、勇敢而謙虛的人。黑白善惡分明、絕不輕易妥協，對於動機不純、圖名求利的人，一律拒絕往來。

張明彰博士更是一位具有開創力與意志力、白手成功的企業家。從「冷凍蜂王乳」、「小型超級市場」、「皇后健康食品總匯」的經營，乃至自然醫學與自然療法的研究，他在各項領域中的傑出表現，皆是出於自身的才華、毅力與勤奮，以及誠信至上的做人處事原則，因此讓他成為一位成功的企業人士。日後他又以好學不倦、努力精進的精神，不斷鑽研有機保健康的知識，最終成了國際知名的有機專家。張博士創業的成績斐然，然而只要瞭解他的為人與做事的態度，即知他的種種成就屬於意料中之事。

書中提及「有機之父」張明彰博士的聲名，廣泛受到東南亞（包括泰國、印尼、馬來西亞、新加坡等地）及中國各界的推崇，每場聽他演講的民眾少則5、6000人，多則上萬人，場場爆滿。我與內人曾經親身經歷過這樣的盛況，書中所述確實不虛。

回憶1998年時，我們夫婦隨同張博士夫婦前往泰國參加「有機分享大會」，甫下

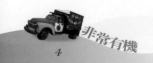

飛機就有數百位民眾前來接機，所到之處皆受到支持者的夾道歡呼，我一輩子從未體驗過如此熱烈盛大的歡迎場面，驚喜之餘也令我終身難忘。我和內人至今保存著當時拍攝的照片，經常自豪地向朋友展示。

　　張明彰博士的人生經驗是一個歷史的寫照，在國民黨一黨統治的威權時代，很多優秀的台灣青年遭到迫害，甚至造成嚴重的後遺症，有人發狂，有人殘廢，有人死亡。張博士卻無怨無恨，不究既往，以寬容的心出國打天下，創業成功之後，更專注在「有機」領域潛心研究，數十年如一日，成為國際間受人矚目的「有機龍頭」，可以說是實至名歸。透過這本書，相信讀者會得到各種寶貴的啟發，包括養生養慧在內。

　　張明彰博士40年一路走來，總是心存原諒，積極向前，未曾有一刻停留在原地打轉。他寬容、奮進的人生觀，不僅成就了他的有機事業，更造就了屬於他的傳奇人生。

蔡仁泰
亞細亞銀行董事長
世界台灣商會聯合總會創會總會長

提倡印尼成為
世界穀倉的張博士

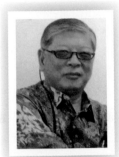

印尼地跨赤道，位於亞洲的東南部，是世界上最大的群島國家，由太平洋和印度洋之間17,000多個大小島嶼組成，海岸線長，天然資源豐富；民族眾多，宗教文化多元多采，各個島嶼都有其特色，青山綠水、四季如夏，加上土地肥沃雨量充沛，農作物如稻米、蔬果、香料等產量豐富，在國際間以「赤道上的翡翠」著稱，也是團結亞洲地區、互助發展多邊經貿的「東盟」及「東協」的重要成員國之一。

然而，在全球經濟衰退的威脅之下，印尼的對外貿易和國內經濟受到嚴重衝擊，產業結構改變，國民生產總值下滑。因此，當局近年來積極地在改弦更張，希望在民生經濟上能找到振衰起敝的良方。4年前，本人在參與規劃提振印尼經濟的國家大政方針之際，經由馬來西亞拿督黃貴華博士的介紹，認識了「有機之父」張明彰博士，見他不遺餘力的推廣有機耕作、保護環境、珍惜大自然，讓我們一見如故。

早在10年前，張明彰博士已造訪印尼，從漫遊蘇門答臘、蘇拉威西、加里曼丹、爪哇，再到巴里島，當時他對印尼美麗的自然景觀和豐富的天然資源非常驚訝，隨即對陪同他攬勝的達爾文教授表示：禁止設立污染性工廠的印尼，只要善用資源，力行有機耕作，成為「世界有機穀倉」將指日可待，不但能確保印尼人子孫萬代，亦是世界人類之福。10多年後，「有機保健康」蔚為世界主流思潮，他當年的預言一一應驗，可見他具有前瞻性的遠見，「國際有機之父」的名號當之無愧。

20多年來，張明彰博士在國際間積極推廣「有機文化」的所作所為難能可貴，讓我感佩。在他的推動和協助之下，我們期待未來印尼能發展成為世界上數一數二零污染的「有機樂園」和「世界有機穀倉」。

古拿旺（Mr. Gunawon）

現任印尼總統顧問

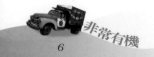

關懷世人健康的張明彰

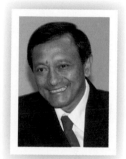

在1998年時，我們印尼蘇門答臘和加里曼丹首先發生森林大火，在山風助長之下，火勢猛烈延燒，空氣中瀰漫著灰屑，此種「霾害」對我國人民的呼吸系統造成相當大的傷害。因火勢迅速蔓延無法控制，滿山遍野燒焦的橡膠樹散發出含戴奧辛的有毒空氣，隨風飄送到東南亞各國，許多地區民眾的呼吸道皆受到嚴重危害，包括各國救災的消防隊員在內，可以說是2004年驚天動地造成20多萬人喪生的亞齊大海嘯（南亞大海嘯）之前，東南亞地區波及甚廣的最大災難。

當時在國際間從事自然醫療的張明彰博士，應《星洲日報》邀請從紐約飛到馬來西亞、新加坡、印尼，舉行巡迴「有機講座」：闡述如何透過有機食品來淨化身體，以免體內毒素日積月累導致基因突變而引發癌症，如此可確保災民和救援人員恢復健康。3年前，在雅加達的「有機文化分享大會」上，經由總統顧問古拿旺先生和馬來西亞拿督黃貴華博士的介紹，讓我有緣結識張博士。

身為西醫，行醫數十年，時時關心印尼軍民的日常生活，每日思索如何幫助國人健康長壽，免於病痛疾苦，以增強國力、減輕國家財政負擔。與張博士相識後，進一步了解他的處事為人，以及在國際間不辭辛勞奔走宣揚「有機文化」的理念。他的理念主要是應用自然醫療來彌補、來輔佐現代醫學的盲點，以促進世人身心靈全方位健康，他的所作所為令人感動。

欣聞《非常有機》即將出版，特以此序文，向張明彰博士表達欽佩之意！

馬迪友醫生（Dr. Mardjo）

現任印尼總統醫療團主席

現任印尼三軍聯合醫院主席

大家的風範

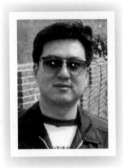

人類文明發展至今天21世紀，一位有著黃色皮膚、流淌著中華民族熱血、被國際間稱譽為「有機之父」的有機界權威人士，正以他滿腔的熱情、不凡的才智、寬大的胸懷，推動著世界有機產業、有機文化的發展，這位華人之光就是張明彰博士。

張明彰博士是一位充滿熱情、聰明睿智和謙虛正直的企業家，不僅我印象如此，他在全球各地也都享有盛譽。

將「帶給人們健康」視為己任的張張明彰博士，凡事親力親為不辭辛勞，曾多次造訪北京，不計個人利益得失，將回歸大自然的「有機保健康」理念，一次又一次播種在中國的大地上，讓反璞歸真促使身心靈都健康的「有機文化」，得以在中國這個有著深度農耕文化底蘊的國度裡萌芽茁壯。

張博士自1982年起，在世界各地倡導有機耕作、有機飲食和自然療法，更創立了「有機生活七大原則」的保健養生理論，並研發出一系列有機保健品。他說，有機生活的積極指導原則即是根據「簡單樸實、回歸自然的生活方式和力行愛護環境的傳統理念而來，重點是日常生活必須和無污染的大自然——陽光、空氣、水完全融合。」

有機耕作在現代農業發展中漸漸抬頭，成為世界農業推廣的趨勢，張明彰博士倡導的「零污染的有機生活」，已經成為全球人類嚮往的主流思維，預料有機食物將成為21世紀的主流飲食，這些都是新世紀人類活出健康的基石。針對當今世界各地污染嚴重的生態環境，他提出了吃有機食物、過有機生活、與大自然為伍的有機理論。

本書真實的記錄了張明彰博士的人生腳印，從白手起家到成功的企業家，從企業家到國際知名的有機之父，一步一腳印踏實勤奮的走來備嘗辛苦，卻充分展現出「大家的風範」、「業界的權威」之姿，相信您讀完此書定會受益匪淺。

海納百川有容乃大，這樣一位傳奇人物所擁有的傳奇人生，給了我們許多的啟發和影響，祝願有機文化在張明彰博士的推廣下能遍及全球，祝願世界人類永遠健康長壽，祝願整個地球永遠平和美好。

畢勇杰

中國有機論壇總召集人

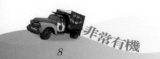

感激張明彰
在有機業的研發和貢獻

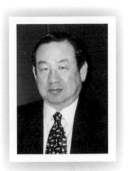

張明彰博士至今協助過很多日本人改善健康，讓很多人都能夠安心過日子。他自1997年起，開始供應有機食品到日本。

　一些健康不佳的人，特別是有糖尿病、視力欠佳、行動不便或便秘等問題的人，使用了有機產品後，逐漸恢復已失去的健康，而又沒有任何副作用。

　我在此再次向張博士道感謝，感激他在有機業的研發和貢獻。

石川崎
前日本出版會社副總裁

無私無我的張明彰

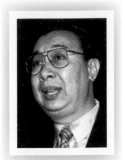

我認識張明彰博士可以追溯到20多年前，當時的張博士已展開有機保健品的研發工作。記得是在1983至1987年期間，張明彰博士帶著他的「發明」來到泰國，在本校馬希竇大學和公共衛生系做保健補助食品的項目實驗，我是校方派出來支援他的研究小組成員之一。

他的「發明」是專門為老年人口研發的健康補助有機保健品，對此我們一起做了很長一段時間的「印證實驗」。當時我們這個研究小組邀請了多位年長者來進行研究，以25微安培的電流量來測試人體細胞感應生命週期的節奏，以便了解一般銀髮族罹患失眠、焦慮、便秘和皮膚搔癢的症狀和身體的可能反應。研發小組由公共衛生系主任繆安明博士（Theppanom Meuangmaen）帶領，本人是整個項目的總執行人，張明彰博士不辭辛勞和我們一起進行。

當初在展開測試有機保健品的療效之前，我們馬希竇大學這個研究小組與張明彰博士的合作實驗，所採行的步驟有三：1.去解析有機補助食品的成分；2.去了解有機補助食品如何幫助人體排毒和解毒；3.去觀察銀髮族在服用適量有機補助食品的身體反應。

在幫助銀髮族健康長壽的大前提下，我們做了多項不同病症的症狀實驗，比如分別針對胃痛、腹痛、水腫的症狀，我們將張博士的有機配方，請多位年長者來服用，從個別的反應去了解效果，再做適當的調整和改善，以確定每一項有機補助食品保健的功效。我們研究小組將整個實驗每一個步驟完整記錄下來，匯集成一份有機健康補助食品「營養價值」總論，連續幾個月在曼谷報章雜誌上發表，讓泰國民眾了解什麼是有機食品、有機保健品的營養價值等等，引起醫學界和同行的關注以及社會各界的讚賞。

接著進行第二階段的研究，了解有機食物對「毒」的排解功效，我們採「實驗與服用」雙管齊下的步驟，我們先透過一群自願年長者來服用有機補助食品，觀察有

機食品如何能加強小腸吸收，如何幫助身體內積存的重金屬類和脂肪排出體外。我們發現有些食物、礦物質本身的分子成分具有正負極的特性，能夠率先聚合毒素，在人體尚未吸收營養時，即將毒素先排除到體外。接著在實驗室裡，我們再將有機食品和重金屬類、脂肪一起進行實驗，同樣地得到分子成分正負極的相互感應，將毒素凝聚，因而印證了上述以人體進行的實驗結果。

　研究小組很用心的分析張明彰博士所研發的配方，發現他的有機健康補助食品採用的原料都是「零污染」的有機蔬果和優良的礦物質，成分至少有二十多種，營養價值非常高，能夠強身也能快速幫助人體排毒；為了確保有機保健品服用者的健康，在我們進行的實驗過程中，張博士毫不保留、也毫不隱瞞的將他的「商業機密」全盤讓我們知道，張博士無私的人格由此可見一斑。

　我們與張明彰博士的這項實驗合作，很快受到泰國食品藥物部和健康衛生部的認可與讚許，因為實驗順利成功，泰國政府相當重視！於是張博士向泰王建議，善加利用泰北廣大的天然資源，鼓勵人民開發有機農場來生產有機農作物，不但可以內銷也可以外銷，不但能直接幫助農民生計，對提振農業經濟和民生保健等多方面也都能有所助益。

　張明彰博士平易近人，專長自然醫學，是有機營養保健食品業界的權威，本人研究領域在毒物學和環境保護。相信我們曾經合作過的實驗，不但對銀髮族、對下一代、甚至對社會人類，在健康長壽上，都有著良好的、深遠的影響。

純普薩波吉斯 博士

（Assoc. Professor Dr. Chompusak Poolkes）

泰國毒物學和環保專家

作者按：本文係純普薩波吉斯教授及其研究小組的實驗心得。張明彰博士認為有機保健品是食品，非藥品。

我見我寫有機之父

為了對本書主人翁張明彰博士有一個實際的了解，2006年7月初，筆者暫離酷熱難擋的南加州，一小時的行程，由飛機載抵比較涼爽的聖荷西，張博士如約前來接機。

駛離機場之後，他開上一條傍山濱海的公路，久聞張博士對海有份特殊的情感，喜歡靜靜地聆聽「海」。在那條彎延有致的公路上，筆者適時地保持沉默，藉機欣賞久違的大自然：藍天、白雲、碧海、青山，一幅幅如圖畫般的沿路風光，讓人目不暇給。當筆者陶醉在當前美景時，張博士已將汽車轉進一家路邊的草莓農場，緩慢小心地在農場附設的小商店前停下。

店裡主要販賣的是一盒盒裝好的新鮮草莓、草莓餅、外裹巧克力醬的草莓、果仁餅乾、果仁巧克力。店裡沒有招呼客人的店員，客人絡繹不絕進出商店，各取所需，各自將該付的錢放進陳物架旁的小籃子裡，張博士拿了一盒新鮮草莓和一塊果仁餅乾，一樣誠信無欺地將錢數自行算好，擺進小籃子裡。臨走前，向後面玻璃窗揮揮手，這時筆者才發現，裡面有位金髮藍眼正在做草莓餅的中年女士，女士一面工作一面向我們點頭微笑。

「嚐嚐看！」走出商店，張明彰博士將那盒草莓遞給筆者。筆者隨手拿起一顆放進嘴裡，啊！真甜！還有那濃濃的草莓香，時下超級市場賣的草莓，雖然比較大比較鮮紅誘人，可是香甜度就差遠了，實在沒得比。

「這是有機草莓！施用天然堆肥，回歸大自然的耕作，沒有農藥、不灑化學肥料。草莓顆粒不很大，也沒那麼鮮艷！」「你注意到了嗎？每一部駛入有機農場的汽車都自動減速慢行，目的是盡量避免污染農場，以保護有機蔬果健康生長。」張博士解釋。

「商店為何沒人看管呢？」筆者第一次到訪這樣的農場和這樣的商店，有些

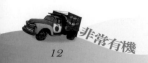

好奇！

「不是沒人看管，是實行良心的交易，店家沒有要坑人，顧客沒有要占便宜，凡是走進有機商店的人，依照標價付款，大家習慣遵守銀貨兩訖、誠信無欺的交易方式。」「人類古代民風樸實，不就是這種各憑良心的交易嗎？」

「對，你說是復古很對，是恢復萬物本性之自然也很對，有機就是依循大自然的定律，吃要吃得健康、行要行得健康，飲食、言行本來就不應該偏離中道，為什麼現在有那麼多不知名的病症，全是因為現代人文明過了頭。因此現在有許多人發自內心地力行返樸歸真，這就是為什麼跨入21世紀後，有機文化大行其道的原因。」

「自從1980年代，我從事零污染的有機食品研發開始，即慢慢了解到，我們每一個人的身體就是最好的醫生，本身的免疫系統就是最好的醫院。世界上絕大多數的長壽人士，他們都有一個共通點，那就是每天食用最天然、最自然的食物，維持最簡單、最自然的生活，完全遠離已經濫用的農藥和化學物品，心情輕鬆自在，身體免疫系統完好無損，身體也因此較少病痛；同樣在人與人相處時身心平和，沒有計較、沒有比較、沒有是非、沒有對待，因此長壽就變得自然又必然了。」

在短短幾分鐘裡，張明彰博士就把什麼是「有機」？向筆者作了一個比較具體的說明，讓筆者清楚的了解：「有機」不是現代文明的流行風潮，是人類保持身心健康的生活本性和文化底蘊。

在美國，張博士有「亞裔有機之父」的稱號，許多媒體先後將他倡導「有機生活──健康之道」的理念加以報導，讚揚他表裡如一，與大自然相融相合的「有機」生活態度。美國有機領域裡的許多專家學者，和有機生活的愛好者，經常與他切磋琢磨有機耕作，與有機意識型態的相關問題。在全球人類「環保與健康」的生活時尚驅動之下，有機耕作也在亞洲各國抬頭，因此奔波亞美兩地，成為他近年來的生活寫照。

在中國，張博士有「國際有機之父」的稱謂，曾經於1997年聯合國糧農組織選定

該年為「有機年」之後，他接受中國國務院衛生部與老人保健協會的邀請，前往北京與國際間450位醫學保健專業人士舉行研討會，他當時的講題是「中國老年人口與保健」，獲得與會人士熱烈的迴響。光是在2005年12月24日到30日，短短6天匆忙的行程中，在國務院與北京農業大學，他就作了10幾場「有機與健康」、「有機耕種與經濟效益」、「有機生活與保健」等專業演講，受到新聞媒體的特別關注，將張博士的有機理念和演講內容詳加報導，並讚譽他是「華人之光」。

中國國務院農業部為了響應全球環保綠化、有機耕作的思潮，隨即成立有機發展國際部，聘請張明彰博士為首席顧問，並撥下北京市郊密雲水庫旁1萬英畝的土地，作有機耕種發展基地。與此同時，國務院還指定在內蒙古蒙特牛旗區，規劃一個有20萬英畝大面積的土地，專業從事「有機耕作」，邀請張博士前往指導耕種，計劃擴大有機農產品的生產量，以供應美國、加拿大、日本等國際間日漸增高的有機食品市場需求。

1980年初離台赴美，張明彰第一站抵達紐約，無意間買下一家小型商店後不久，好像上天早有安排那般，從此一步一步開展了他的有機天地，到賀里斯大學攻讀自然醫學碩士和博士學位、經營健康食品總匯、再集資籌辦香菇農場、開發有機農作物、拓殖有機農場、長年為設置有機農場的美國大學農學系提供獎學金，研發預防疾病、增加免疫力的各項保健品，在國際有機產品領域創建聲譽，不時的應邀到各地作專業演講，固定捐助孤兒難民與有需要的人事物。

特別值得一提的是1998年時，發生在印尼蘇門答臘和加里曼丹的森林大火，造成對當地民眾呼吸道嚴重傷害的霾害，有毒空氣由印尼蔓延到新加坡、馬來西亞、泰國和菲律賓等國，可以說是2004年驚天動地的南亞大海嘯之前，造成東南亞地區死傷慘重的最大災難。張明彰掌握「救人救急」的第一原則，從紐約親身飛往雅加達，由印尼衛生部長達爾文陪同前往萬隆，實地勘察、了解災情，搶時間的一批又一批將成千上萬的「有機保健品」、「有機食品」寄往東南亞各國。

說也奇怪，各地染上莫名其妙病症的民眾，服用過他研發的「有機產品」之後，

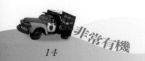

有的藥到病除，有的病況減輕，自動告訴傳媒這一現象，印尼、馬來西亞、新加坡、泰國幾個國家的當地報紙、電視台、電台不約而同的報導了這項消息，不但引起東南亞各國政府的重視，國際救援組織與國際傳媒大加讚許張明彰博士的「善心義舉」，張博士受國際推崇的事蹟，從那時開始愈傳愈廣。

「在今天的有機領域，沒有人比他更專業！『有機之父』當之無愧！」這是美國友人對他的了解。他一步一腳印，辛勤耕耘用心灌溉，每一步走得艱辛、走得踏實，流血流汗都在所不惜；莫非他真是上天派來的「有機使者」？在有形、無形中喚醒人們，要保持天生勃發的身體機能、健康沒病痛，必須趕緊重返大自然！本人每次見到張明彰博士，「有機使者」的感覺就特別鮮明。

人生的起跑點各不相同，張明彰博士生長在台灣早年政治嚴峻、工商業不發達的年代，遭受過種種白色恐怖的迫害，卻意志堅強不受命運擺佈，待人接物處處盡顯「人性的光明面」，像隨方就圓的「水」，在厄運中不曾喪失鬥志，在困境中懂得化危機為轉機，正如老子所說：「上善若水，水善利萬物而不爭，處眾人之所惡，故幾於道。」反而讓他步步為營，開創出美好的「有機天地」。

今天張明彰博士研發的有機系列保健品行銷全球，企業遍及歐亞美三洲，特別是他的有機理念，近十年來風起雲湧，受到美國、加拿大、中南美、日本、中國，以及東南亞各國的關注與推崇。

黑暗之後曙光即現，也許幸運之神喜歡眷顧經得起命運考驗的人，也或許是毅力堅強者人定勝天的際遇。今天的張明彰博士是人人公認的跨國大企業家，本書的內容，清楚地記載了他「從無到有」（由0到1）的有機人生經歷，他精心拓展的事業早已為他賺得無數桶金，如果他不想工作，完全可以退休養老，他卻說「退休」不曾在他人生的字典中出現過。張博士曾經開玩笑地說：不論從何種角度來看人生，都是0與1的課題，現今的他既然被筆者認定是上天派來的「有機使者」，那麼「當仁不讓」的到世界各國宣導「有機」，是他責無旁貸捨我其誰的新課題，否則豈不有辱上天的使命？這就是「有德之人」謙恭的表徵吧！

當初決定寫這位「有機之父」的故事，主要是被他早年坎坷的人生遭遇所吸引，然而當筆者振筆疾書之後，發現人生的坎坷是本書主人翁邁向「成功」的墊腳石，筆者其實是在描寫一部值得世人借鏡的「有機專業」開創史，與成功企業家不畏艱難的事業打拼史。（筆者將本書主人翁坎坷的人生故事保留，不在本書中呈現）

　　其實不論「有機專業」開創史，亦或企業打拼史，「成功」絕非偶然，吸取他人的奮鬥經驗，借鑑他人的創業才華，讓自己有靈感突破困境、創造順境才至為重要，否則被命運挫敗，豈不白白浪費生命？正如張明彰博士的人生理念：「人生處處有機，我能把握，您也能！」他指的「機」是人身本自具足的勃勃生機，亦是生命中創造美麗、健康、快樂和財富的諸般契機。

　　多年來，張明彰所從事的「有機」推廣工作，跟隨著他傳奇的人生腳步，早已超越了國界、種族、政治、文化、宗教、黨派……等不同領域，同時又將所有領域圓融地結合在一起；事實上，「兼容並蓄」、「包容互惠」即是「有機世界」的真正涵義。筆者忠實地記述這位平易近人的「有機之父」，以超過四分之一世紀的時間奮發精進，開創出的專業人生經歷，期望呈現給讀者朋友一本值得研讀的有機新知與有機文學。

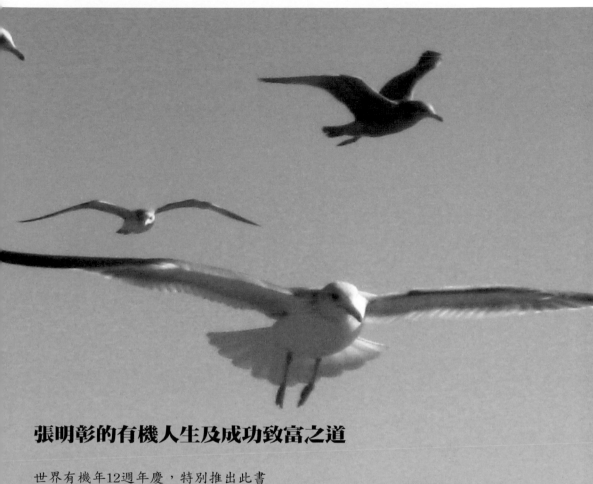

張明彰的有機人生及成功致富之道

世界有機年12週年慶，特別推出此書
願天下所有人都成為：
美麗、健康、快樂又富有的「有機文化人」

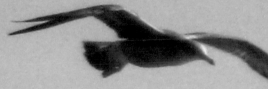

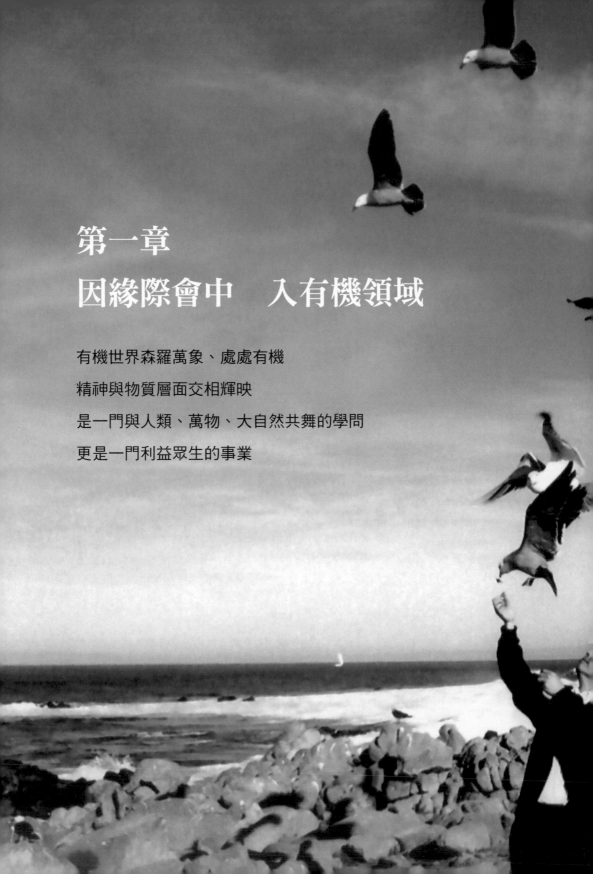

第一章
因緣際會中　入有機領域

有機世界森羅萬象、處處有機

精神與物質層面交相輝映

是一門與人類、萬物、大自然共舞的學問

更是一門利益眾生的事業

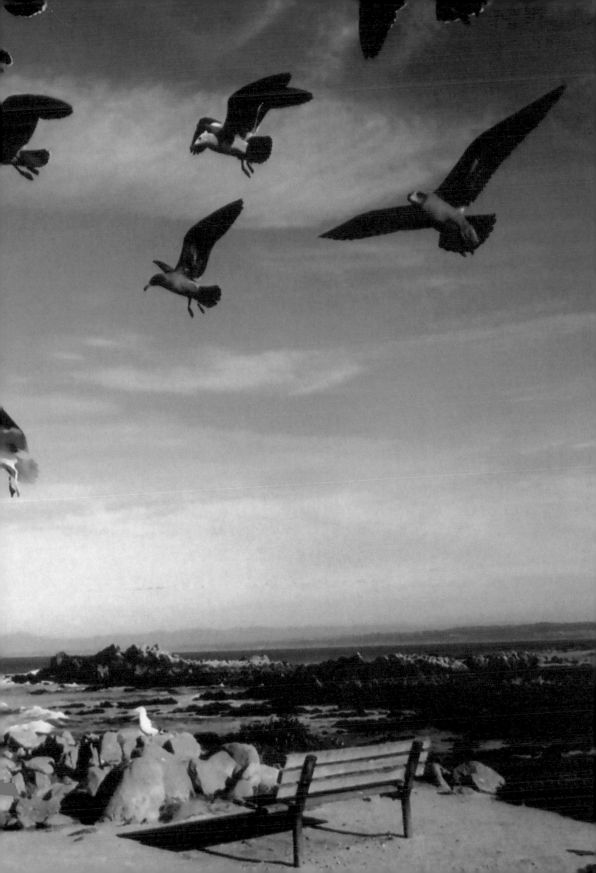

創業之路從食品業開端

天地間的機緣,奇妙得難以言喻,超乎人為與想像。1980年初,剛抵達紐約,在異鄉展開新生活的張明彰,對茫茫前途不知何去何從,在沒有退路可走的情況下,他日夜在腦中盤旋的兩個字,除了「創業」,還是「創業」。

不知是誤打誤撞走進食品業?亦或是上天巧妙的安排!一年之後,他買下了M&H商店,從一無所知到經營得法,「0」與「1」之間,只不過短短12個月的時間,不但還清借貸,完全擁有M&H,業績還成長了雙倍之多,這是他赴美創業的「第一張成績單」。

一頭闖進食品業,一面經營一面學習,專業經驗與知識開始累積,於是信心滿滿的朝中型超市進軍,以為擴大規模是歷練營商的下一步。找店、談判、議價等幾經波折,一時間難以找到樣樣都合心意的理想目標,打算購買中型超級市場的熱度漸漸退燒。

一天早上,因沒有買到「紐約時報」而改買「每日新聞報」,在翻閱新聞時,張明彰無意間看到一則「紐約健康食品總匯」出讓的消息。當時他從不曾介入過「有機領域」,何謂Organic?何謂有機食品?他一概不清楚,更從未探索過有機食品與人體健康有何關係。好奇心的驅使,隨手拿起電話撥了過去,電話中他詢問一些買賣的基本問題,感覺對方有相當大的「出讓」誠意,他決定登門拜訪親自作番了解。

店主是兩位猶太裔美國人——爾尼(Ernie)和貝雷(Barry),看起來都受過高等教育,溫文儒雅、談吐商業氣息不濃,他倆都是素食主義者。1977年春,兩人合資開創這間大紐約地區第一家健康食品店,經營已然5年,專門銷售五星級健康食品及有機蔬菜水果的批發與零售,可以說是美國有機領域的拓荒先驅之一。然而,他倆也許有開「有機」專門店獨到的眼光,也許「有機食品」供需市場發展得太緩慢,成熟時機未到,也或許具有創業前瞻性眼光的人,

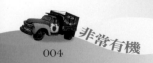

不一定懂得經營之道。

這家店的生意一直毫無起色，營業資金已然短缺，他倆卻無意也無法改弦更張。

貝雷從前是一家有機飲食廣播電台的播音員，認為重返老本行、重操舊業，是最適合他的選擇；爾尼仍然喜歡健康食品業，選擇不作老闆作打工仔，轉往一家專營健康食品的批發公司任職，各有各的打算，於是決定將公司割愛讓售。

張明彰曾經讀過一篇經濟新聞報導——美國商務部作過統計報告，全美新開業的公司中，大約有60％會因為經營上的種種問題，在半年內關門歇業；能夠支撐到5年以上，而不被市場淘汰的公司，大約只有30％剩下。

這家「紐約健康食品總匯」已經經營了5年，「風險期」應該已經挺過去了，卻在這個時候要賣店，張明彰替他們可惜。當然他也意識到光顧健康食品的消費者，可能是身體有特定需求或崇尚大自然的小眾，比如素食主義者、有健康顧慮者、宗教信仰者、只能吃有機動植物者，以及偏好生食蔬果的人等等，營業額相對無法大眾化也是可以理解的，不像經營M&H商店，面對的是沒有局限的廣大消費者。

從談話中得知，除了營利對象是比較狹窄的小眾之外，該「紐約健康食品總匯」的營業額不高，卻僱用了5名店員，經營上沒有特別不妥的大問題，主要在於「營業額」和「人手」都需要改善，因為就原有的「營業額」來評估，大概2~3名職工就夠了，節省不必要的薪資，也算是提高營業額呀！

張明彰自認從M&H商店的經營中，已然摸索出一些「銷售食品」的營利心得，即使營利的對象不是大眾，似乎可以「觸類旁通」的運用到健康食品的經營與管理上，而「大眾」與「小眾」消費者的數量，應該取決於經營者努力得夠不夠？是否經營得法？而不是只

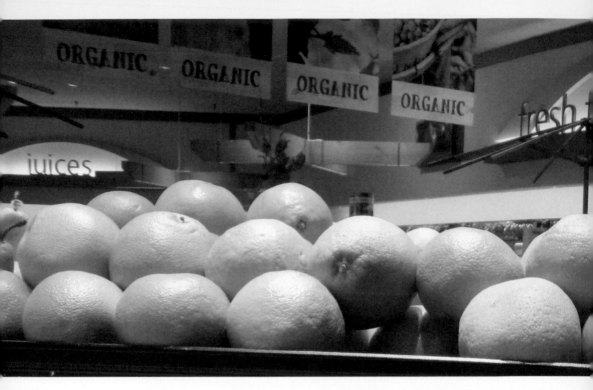

看到「小眾」就裹足不前，「自我設限」不是「經營之道」！那麼「第二張創業成績單」等待他去努力的，會不會就是這新興的「健康食品業」呢？他當機立斷當場決定把店買下，並與賣主相約各自聘請律師，於兩個星期後一起簽定買賣契約，辦理交店事宜。

張明彰委託的律師是來自香港的常健，年輕進取負責任，他因循美國普遍採用的置產法律程序，為慎防原店主有欠債與未付貨款等種種可能存在的因素，避免買賣後產生不必要的糾紛，堅持在成交時，買方先付給賣方總價款的一半費用，將另一半價款存入地產託管帳戶Escrow Account，由處理買賣交易的Escrow託管公司替買方保管，待過戶手續完成，若有欠債與應付款項付清後，剩下的餘額才能完全付予賣方原店主。

爾尼與貝雷堅稱沒有欠債，強調賣店的最大原因是已經沒有資金週轉，在經營不下去的情況下，渴望能早點成交、早點拿到全部賣店金額救急，因此託付他倆聘請的律師，掌握「銀貨兩訖」一手交錢一手交店的賣店原則。

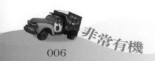

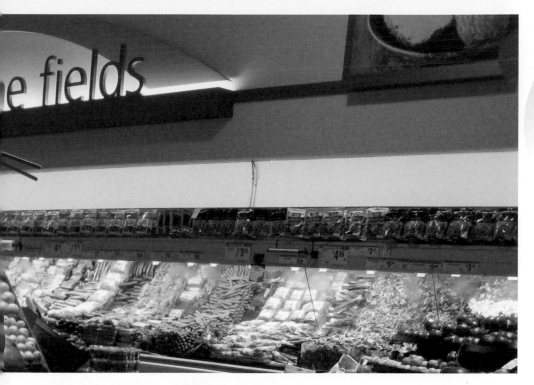

簽約之日，出現了一場戲劇性的談判場面。

爾尼的律師為了完成他倆的重託，堅持在簽下買賣契約的同時，一次性的收取買方應付的金額，因此禮貌又強硬地執行這項使命；而張明彰的律師常健認則為十分不妥當，無法同意，堅持先支付一半金額，另一半開立Escrow Account，堅守立場不願退讓。你來我往之後，兩位律師忍不住吵了起來，雙方據理力爭愈吵愈激烈，時間拖延了很久，兩位律師一直找不到協商的共識，以致無法簽字成交。演變成這樣的談判場面，出乎買賣雙方的預料，都有點尷尬與不耐，爾尼各看了兩位律師一眼，主動拉了拉張明彰的手腕，轉身指指屋外，示意到辦公室外說話。

一走到戶外，爾尼即開誠佈公地表示：「亨利！我們已經相識了兩個星期，我真誠的要賣店，你真誠的要買店。我相信你是位正人君子，希望你也能同樣看待我、能信得過我。我以人格向你保證，我們這家店沒有欠債，也沒有積欠別人貨款。現在我有個想法，你聽聽看！兩位律師為維護各自客戶的權益，在裡面爭執不休，互不

相讓難以妥協，我理解他們的立場，相信你也一樣！我的建議是我們倆乾脆各付各的律師費，跳過這一個步驟，不用他們代我們簽字作保了。反正是我賣店、你買店，說一不二，我馬上把買賣合約簽給你、店門鑰匙交給你。你接著把價款直接付給我，立刻成交，你覺得這樣好嗎？」

「好，一言為定！」張明彰正有此意，只因彼此交情不深，不便啟齒，既然爾尼想直接了當的解決問題，正中下懷。

快刀斬亂麻、不拖泥帶水，爾尼在買賣合約上大筆一揮簽下了名字，將買賣合約與鑰匙一併交到張明彰手中。張明彰用鑰匙打開店門進去，表示已經擁有該店的所有權，兩人再一起走下地下室倉庫，張明彰大致看了一下庫存紀錄，沒有仔細清點倉庫裡儲藏的貨品，就把早已準備好的買店現金，一手交錢一手交貨、一次付清給爾尼。

爾尼十分滿意地說：「亨利！你真是位正人君子，果然不出我所料，你我這筆買賣就這樣成交了！」接著又補了一句：「從現在開始，你是這家店的主人，祝你好運！」彼此推心置腹、肝膽相照，買賣交店幾分鐘內完成，爽快又順利。

「真誠」是自古以來作生意的「不二法門」，張明彰謹守這個法門，化繁為簡的作生意、化繁為簡的買賣交易，自己也相當滿意！當時是1982年初夏，買下「紐約健康食品總匯」，張明彰將店名改為「皇后健康食品總匯」。

知名度從一塊小招牌開始

擁有這家店後，一股沉重的心理壓力也油然而生：該如何將這家店經營得比爾尼和貝雷時代更好呢？動動腦「提升營業量」是張明彰的當務之急！

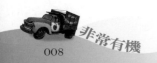

　　張明彰仔細觀察了週遭的環境，「皇后健康食品總匯」正好緊鄰長島高速公路。長島高速公路是通往紐約市的主要幹線之一，也是全美數百條高速公路中，名列最為擁擠的前十名之一，它有六條主幹道，外側各有兩條輔助車道Service Road。張明彰花了兩天時間計算，如果不計主幹道上熙來攘往的車輛，光是經過「皇后健康食品總匯」門前，那兩條輔助車道的車輛，每半小時流量中，大約有225輛。張明彰想：「只要將那些來往的過客吸引進門，對提升營業

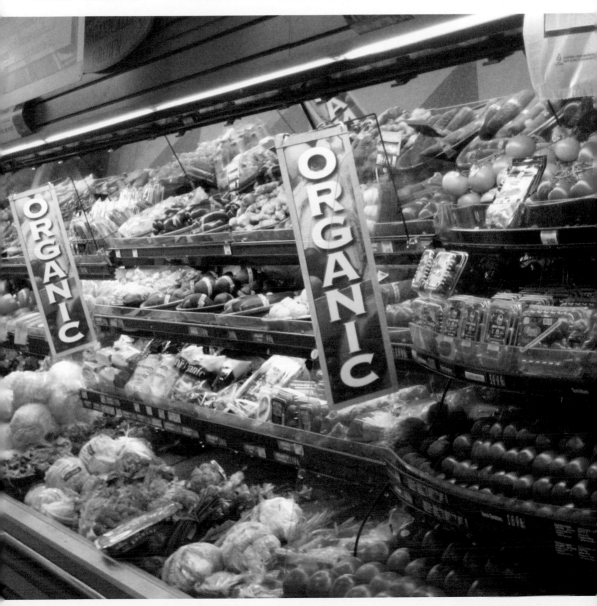

量一定有幫助，也必然能改善業績。」但是，該如何吸引他們的注意力呢？

「美國人的眼睛是直的，要引起他們的注意，必須抓住他們的視線，把東西擺在他們眼前。」朋友一針見血的分析，給了張明彰很好的指引，對了！對象雖然是「小眾」，但是也應該要讓更多的消費者知道這家「店」的存在呀！事不宜遲得趕緊向大眾「自我介紹」一下。

他立刻委請一家廣告招牌公司，製作一座站立式可以活動的路邊小招牌，招牌上寫著店裡主要營業的項目，將招牌擺放在店門外的馬路邊，位置與迎面車輛駕駛人的視線恰好垂直，除非那人對健康食品沒有興趣，否則不論左轉右轉，只要路過這裡就一定能看到。

果不出其然！將站立式小招牌擺出的當天，即收到「以廣招徠」的效果，「下馬尋寶」一探究竟的顧客明顯增加，並且日漸增多。

許多新顧客一進門，不約而同地抱怨自己、責怪自己粗心大意：「我就住在這個地區、離這家店只隔幾條街而已，天天開這條路上高速公路，去曼哈頓上班，經過幾千次了，竟然不知道這裡有家健康食品總匯，以後就可以來這裡採買了。」

「我曾經到處打聽，要上哪兒可以買到健康食品？跑到市區去找過好多次，都找不著，這下可方便了！我要趕緊告訴那些吃素的朋友，趕快來這裡看看！」

「啊呀！現在才看到，原來離家這麼近，有賣『有機蔬果』的商店，太好了！」

「大大地寫著Organic Food，我卻一直沒留意，真是踏破鐵鞋無覓處，原來就在家附近！」

幾個星期後，有一天，前店主爾尼路過順道來訪，看到那塊路邊小招牌，情不自禁連聲稱讚：「Good idea！好主意！」

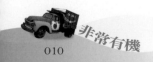

非常有機

010

了解什麼是有機

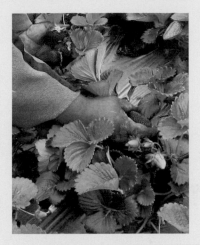

Organic的中文直譯是「有機」，
「有機食品Organic Food」或
「有機蔬果Organic Vegetables」就是
指無農藥、無污染、不以任何化學肥
料及化學合成藥物或添加物施肥、並
且亦無幅射侵害的天然食品和天然蔬
菜水果。

「有機農場Organic Farm」則是種
植有機蔬果、稻米等作物的農場，農

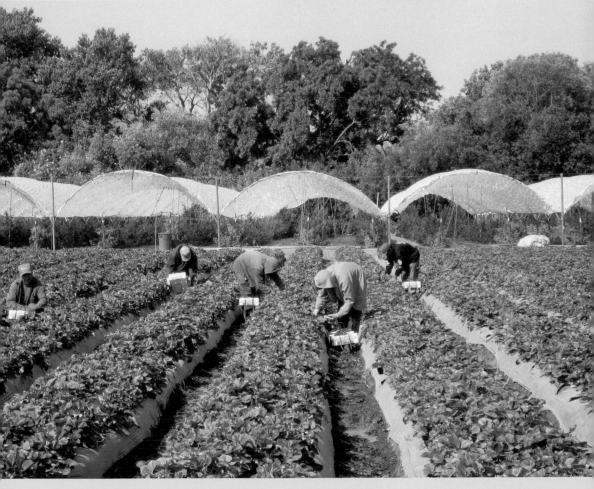

場四周必須設有符合規定的污染隔離區（Buffer Zone），以避免周遭其他非有機農場的種種污染物質，藉著風力、水力、人力，以及任何可能媒介帶過來破壞了農場的有機生態，同時「有機農場」絕對禁止基因改造農作物。

「有機飲食Organic Diet」則是強調以有機食品和有機蔬果作為餐飲料理，食用者藉著食物中未經破壞的天然酵素來排除體內積存的毒素，並且以充分的纖維素來達到消化系統的通暢，讓人體完全吸收有機食物中豐富的營養，達到有病治病、無病強身的雙重目的。

在美國，崇尚「有機飲食Organic Diet」的群眾，可嚴格區分為兩派：極端派和溫和派，兩派人士大都有自己主觀的認定和信仰，崇尚素食者則不一定與宗教有關。

極端派的素食主義者，堅持生食蔬果，飲用不煮沸的天然礦泉水，認為如此方可直接吸收食物中的營養，不會在人體內造成毒素，被學術界歸納為印度派，以安‧威格莫爾博士（Dr. Ann

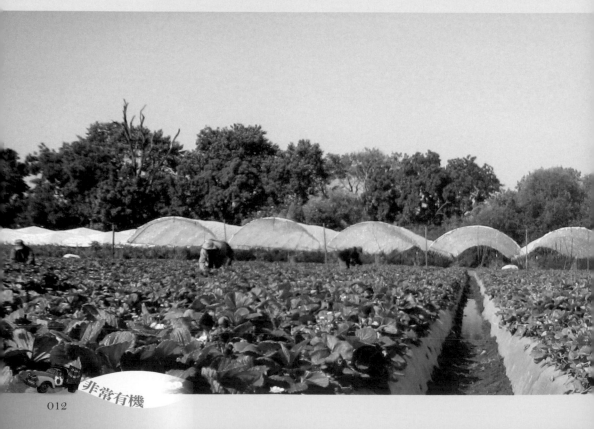

非常有機

Wigmore）為代表；溫和派的素食主義者，不堅持生食、葷素均可，強調視每個人的體質需要而定，只要對本身健康有益，生食熟食均可、悉聽個人尊便，被學術界歸納為日本派。

　　另外在天然保健品上，針對一般健康食品經營者而言，凡是所有

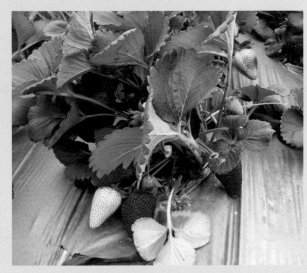

能促使人類身體健康，不論吃的、穿的、用的，只要取自於大自然、不摻雜任何非天然的成份，都是屬於可以銷售的「有機產品」，至於「天然維他命」，當然屬於健康食品業界銷售的項目之一。

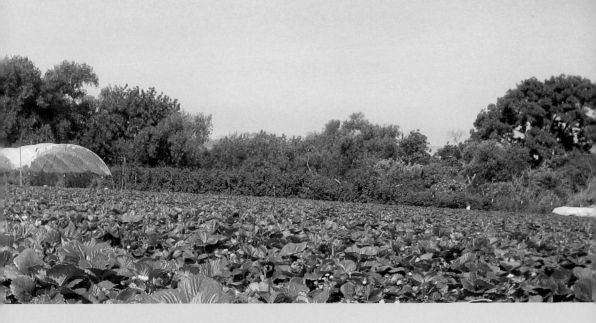

照顧所有消費者的需求

「健康食品總匯」前店主爾尼和貝雷是溫和派的素食主義者，也就是日本派，葷素雖然不忌，但是三餐飲食絕對堅持食用有機。不過，爾尼和貝雷也認為：如果要吃「維他命」，就直接吃有機蔬菜水果就可以了，再吃經由有機產品、有機蔬果提煉的「天然維他命」，是謂多此一舉。因此原先的「紐約健康食品總匯」，並不銷售瓶裝或罐裝的補充營養與保持體健的「天然維他命」。

張明彰卻認為：既然開店作生意，就該照顧到所有消費者的需求，店名為「健康食品總匯」，也該盡可能地滿足對健康有要求的各類消費者，應有盡有地鋪貨，絕不能以經營者本身的好惡為依歸，劃地自限並不可取。

張明彰主意既定，馬上將天然維他命系列擺上貨架以方便顧客，

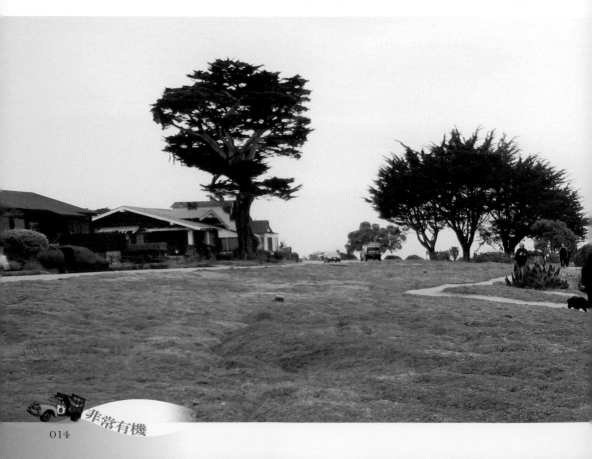

沒有想到顧客的反應非常好，購買者非常踴躍：「啊呀！我找了很久，原來這裡有賣。」

「你們早就該賣這些補充營養品了。」

「有些天然維他命要到特定的地方去買，好麻煩喲！好在這裡有賣！」這樣一來，讓張明彰在經營理念上得到很大的鼓舞。

接下這家店兩個月之後，營業額已經超過原先的10%，看到業績等於吃到一粒「定心丸」，證明這是一個有前途的行業，讓張明彰信心大增；同時也證明自己當初的理念是正確的──任何行業，只在於經營得用不用心，不在於經營對象是小眾還是大眾。

對健康食品原本外行的張明彰，自從一腳跨進有機領域之後，馬上像吸水的海綿，趕緊吸收「有機」知識，為了促使健康食品總匯能經營得更好，他決心在「有機」領域下功夫。

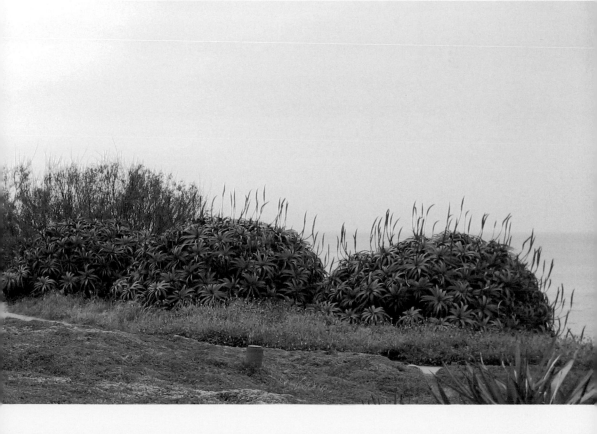

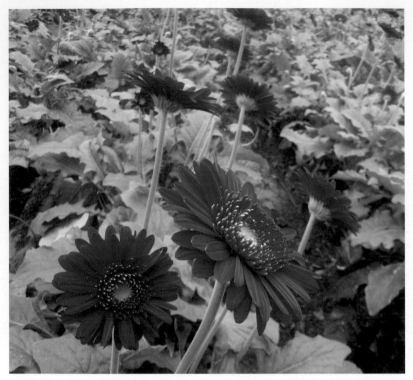

一跨入「有機世界」才發現，原來森羅萬象處處「有機」：有形而上與形而下的「有機」，包含了精神層面與物質層面，兩者皆與大眾的身心健康息息相關。

物質層面，主要在飲食和營養方面，而精神層面則包羅萬有，包括文化、哲學、宗教、瑜伽、冥想、道德、行為和一切心靈活動。總體來說，「有機」是一門與身、心、靈密不可分的學問，也是一門利益眾生的事業。

張明彰告訴自己要掌握這門生意，必須先掌握「有機」的內涵，功夫下得深，學問才能「從無到有」、事業才能「由0到1」，「學問」若不能研究專精，「生意」必定不能作得專精。

前人種樹、後人乘涼，感謝前店主爾尼和貝雷為「健康食品總匯」設置的健康書籍門市部，對想要增進「有機專業知識」的張明彰幫助很大。這個健康圖書區裡有關Organic的著作，多達幾百種。無論在精神層面或物質層面，各有分門別類鉅細靡遺的「有機」專著，從自然療法、健康理論、如何吃出健康、有機與食療、有機耕作，到有機哲學、有機思維、心靈指導和冥想觀照等等。

向來享受閱讀、喜歡從閱讀中增進知識的張明彰，好像找到「寶藏」般，在現成的「有機」書庫中，有系統的為自己規劃出100多種

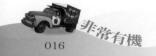

必須研讀的類別，不論有些著作引經據典學術性太濃，或是專業剖析太過生澀，他規定自己以6個月的時間作期限，每天在店裡抓緊時間潛心閱讀，讓每本專著的筆者，成為他跨入「有機領域」的入門導師。

遵照自己6個月的讀書計畫，張明彰埋首文字的「有機世界」中，持續研讀、堅持不輟，凡是遇到不明白的地方或者有讀書心得，就利用營業時間，與熟稔的顧客交談、討論、印證。

開卷有益、日積月累，在經營與閱讀相輔相成之下，張明彰對「有機領域」了解愈來愈深，愈來愈廣，漸漸地能夠有系統的將研究心得與朋友、顧客一起分享；上門的顧客也會很自然的邀請他參加「有機圈」的聚會，而他則把握每一個與Organic people相聚的機會，懷抱著「分享」的歡喜心前往，常常會主動地將自己的探索心得回饋出來，讓大夥一起分享、一起探討！

參與這類聚會的有機人士，十分重視「生活」就是「健康教室」、「身心靈導師」的聚會。各自會主動地以「有機蔬果」做一些生食熟食，如沙拉、涼拌瓜果、青炒素菜、炒素什錦、素義大利麵、蔬果炒飯、燴飯、核桃蛋糕、杏仁餅和各種冷熱飲湯水，大家很自然地呼朋喚友前來，在談「天地」、說「有機」、聽「心得」的同時，享用大自然中取之不盡且營養豐富的「有機飲食」，大家輕鬆和樂在一起，對「有機」知識的傳播與交換，發揮激勵的影響作用。至於張明彰的加入，則讓更多的「有機人」間接認識了「皇后健康食品總匯」。

與「有機電台」主持人的相知相惜

紐約有一座「有機電台」，是有機人口的精神糧食主要來源之一，該台有位叫凱瑞・諾爾（Gary Null）的知名主持人，聲音清

晰、口才流利、學識淵博，主持的節目內容廣泛生動有趣，已與聽眾建立良好的互動關係，是有機圈內極受推崇的人物。

他聽說「紐約健康食品總匯」更名為「皇后健康食品總匯」，並且換了新主人，新店主是亞裔人士，就向聽友打聽該店的種種。得知張明彰經營得兢兢業業、實實在在，完全能掌握「有機人口」的需求：不論顧客的素食態度是極端派還是保守派，不論顧客是亞裔移民，還是美國本地人士；並且只要新產品對人體健康有益，即從善如流地增加「有機新產品」，讓這家店的銷售種類增加了許多。

於是，凱瑞‧諾爾親自出馬，專程登門拜訪新店主，並順便參觀食品總匯。

凱瑞‧諾爾的外表稱得上英俊頎長，相當有親和力，好像一只吸鐵，一踏進「皇后健康食品總匯」，顧客與店員馬上認出他來，每個人都興高采烈地接受他的訪問，張明彰更是欣然接受這場純粹為推廣「有機」而作的訪問，凡是有關Organic的話題，天南地北無所不談，不論是形而上的人性思維或是形而下的市面商品，以及有機飲食與健康DIY，一問一答間氣氛相當融洽，兩人愈談愈深入，內心激起的共鳴也愈大。

凱瑞‧諾爾沒有想到張明彰對「有機」的了解既深且廣，張明彰則沒有想到凱瑞‧諾爾的Organic廣播節目，可以作得寓教於樂輕鬆有趣，難怪有那麼多欣賞他的聽友。雖是初次見面，兩人一見如故，雙方對這場專訪十分滿意。

專訪播出之後，顧客人數明顯增多，於是凱瑞‧諾爾向張明彰提出構思，既然雙方都有盡心推廣「有機」的意願，何不在「皇后健康食品總匯」二樓辦公室，舉辦一次「有機」專題講座？凱瑞善意的建議，張明彰立刻應允，心想：再好不過了！

從上次專訪得到的經驗，張明彰了解到：電台有節目製作與播出的流程，不論事前事後，主持人都會在節目裡預告活動的內容、

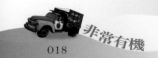

活動的意義，提醒聽友屆時前往參加；至於活動之後，亦會截取活動重點在電台節目裡播出。如此一而再地重複說明，次次都能加深聽眾對「有機」的認識，同時又很自然的提及「皇后健康食品總匯」，等於一次又一次地在作免費宣傳，對提升「皇后健康食品總匯」的聲譽相當有幫助，何樂而不為？

於是，凱瑞‧諾爾就開始籌劃：認識「有機生活」與「健康飲食」的講座。

經由電台的宣傳，在該場專題講座舉行當天，吸引了100~200位素食者前來參加。專人演講之後，與會者大家熱烈地進行「有機」話題討論，可說是一場相當成功的演講會。

在與張明彰有共識與默契的情形下，凱瑞‧諾爾自此不用為辦活動尋找場地而煩惱，而是經常借用「皇后健康食品總匯」二樓，作主辦「有機」活動的場地，不但因而促使「健康食品總匯」與「有機活動」很有意義地結合在一起、相輔相成相得益彰，更讓兩人成為齊心「推廣有機」的好朋友。

同時，由於凱瑞‧諾爾是有機界的知名人士，瀟灑有說服力，一種經由他背書推薦的「天然維他命」，一擺上銷售櫃架，就因「名人效應」而受到顧客青睞，這也算是另一種相輔相成相得益彰！

由於凱瑞‧諾爾對「皇后健康食品總匯」的日益了解，以及他個人與張明彰有增無減的友誼，每當他主持節目時，有聽眾Call-in請他推薦「貨真價實」的「有機商店」、「有機產品」、「有機蔬果店」，或者有關健康問題、有機問題、甚至探討經營理念等等，他總是會自然而然的向聽友推薦「皇后健康食品總匯」，或者拿張明彰管理該店的實際情況作範例，在空中即時地向聽友作說明。

短短一年時間，因為凱瑞‧諾爾的關係，「皇后健康食品總匯」的信譽與知名度大大地提升，而張明彰也從一名「健康食品」的門外漢，朝「有機專家」慢慢蛻變。

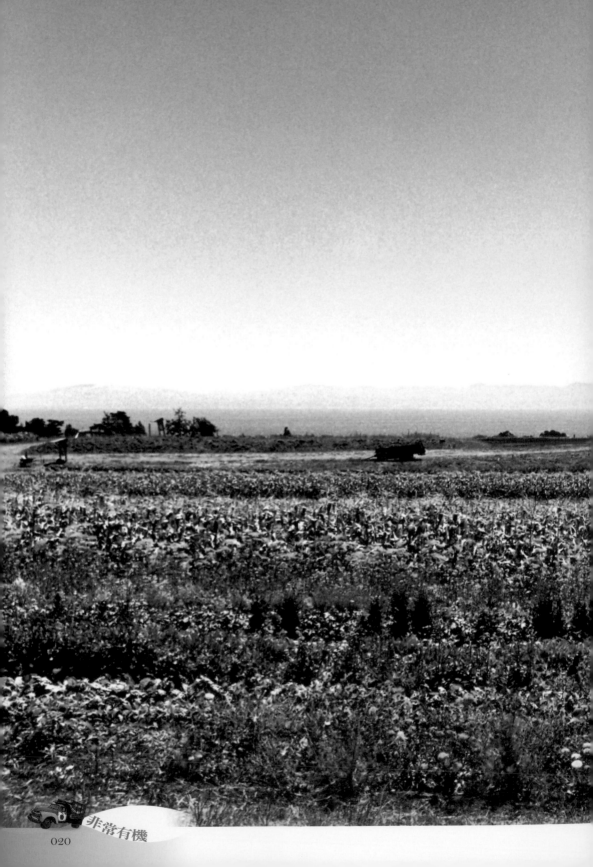

張明彰的有機研發與推廣

千禧年前後，在國際間講求「有機生活」、「減肥風潮」的流行文化驅動下，許多有心人士在全美各地陸續開設「有機商店」或「健康食品連鎖店」，以因應民眾健康保健的意識覺醒。

以紐約市而言，除了印度瑜伽大師Sri Swami Satchidananda最早在曼哈頓市區，開設瑜伽學院以推廣瑜伽健身之後，為了讓生吃「完全食物」、作「瑜伽健身」配合「冥想觀照」來達到身心平衡的理念落實，他在1979年開設了Integral Yoga Natural foods有機健康食品店。

筆者經過多方探訪發現2001年「911事件」後，前往學習瑜伽、

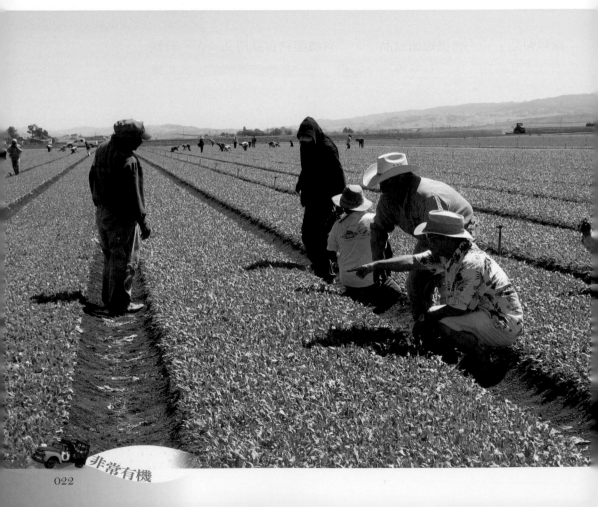

光顧有機食品的人比之前明顯增多，也許災難之後，民眾下意識地渴望重建「身、心、靈」，讓Integral Yoga Natural foods成為目前紐約曼哈頓市區最大的有機商店。

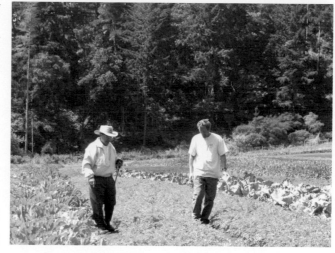

再看「皇后健康食品總匯」，２０多年來在「有機食品」的領域兢兢業業，沒有依靠瑜伽術或宗教理念，純粹站在顧客「健康至上」的經營原則，與顧客建立起良好的雙向溝通，銷售產品不斷擴增，如「有機新鮮蔬果」、「有機五穀類」、「有機乾貨」、「有機米類麵類製品」、「有機罐頭食品」、「有機嬰兒食品用品」、「有機禾草產品系列」、「有機維他命系列」、「有機茶系列」、「有機零食系列」、「有機化妝品系列」、「有機保養品系列」、「有機寵物食品用品」，以及「有機書籍系列」等等，在有機領域享有不錯的聲譽。

張明彰自從1990年開始，投入有機保健品的研發之後，陸續在加州開創了兩家保健品生產工廠，同時向世界各國推廣有機生活、應邀到各國從事「有機與健康」專題講座，以及舉行有機文化系列活動，早已不再介入店務。

「皇后健康食品總匯」目前由第二代接班全面掌管，與時並進地採用電腦化經營模式，將店內銷售的兩萬多種各式各樣的有機產品全部納入電腦系統作業，並且持續的藉由關懷顧客、關懷社會各階層，進而將「有機理念」由成年人推廣到青少年，成為當今全美國有機商店之中，產品種類最齊全，經營管理最專業的有機商品銷售公司之一。

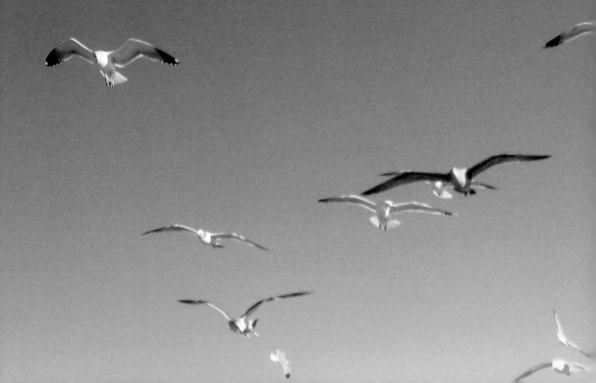

第二章
洞燭加機先　創有機菇場

看準了有機香菇和鮑魚菇的市場

以及它們的食療價值

張明彰設立了有機菇場，親力親為研發和種植

不但被譽為養菇醫生，更向有機事業邁前一大步

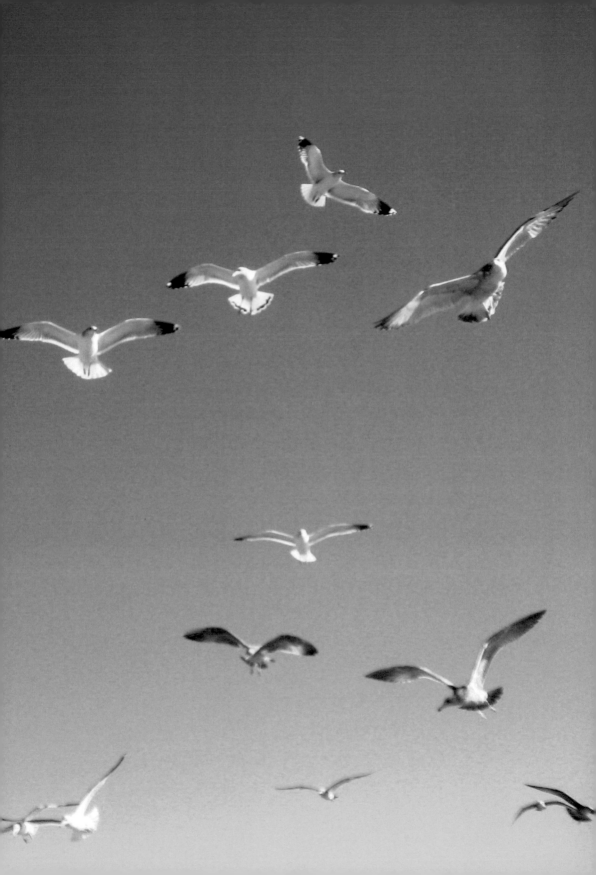

看準美國新鮮香菇的市場

由於經營「健康食品總匯」，張明彰對食物與人體的健康關係，愈來愈有深入的認識，對於蔬果中的菇、菌類營養價值，了解得也愈來愈多。

當醫學界感嘆人體免疫系統遭受化學藥品嚴重破壞，腫瘤病變日漸增多之時，科學界注意到許多植物中，含有特殊的營養成份，尤其是菇類菌類植物，可以對症下藥，具有「食療」的治病價值，而陸續發表的科學研究報告也得到證明：食用菇類菌類能增強人體免疫功能、對抗腫瘤活性、降血壓、降血醣、降膽固醇、抵抗病毒、改善癡呆症，以及強心保肝等10種以上的醫療功效。

1986年5月，美國農業部通過了「香菇為可食性作物」的法案，看到這則消息，張明彰好像得到無以名狀的啟示，一股要做些什麼的「使命感」油然而生，內心更激起難以言喻的澎湃思潮。

香菇，美國人稱之為Shiitake Mushroom，它的學名是Lentinusedodes（Berk），含有豐富的多醣、維他命B群和礦物質，另外所含的麥角固醇，可藉由紫外線轉化為維他命D1，不含脂肪，熱量很低，加上烹調時香氣引人，食用時口感爽脆，在亞洲國家被食用已有千年之久。

亞洲人習慣在採摘新鮮香菇後，加以曝曬，待水分消失、愈曬愈香時，以乾爽儲藏長久貯存。在食用前再拿出少許，用水浸泡數小時，使其恢復原狀，依菜餚所需，或個人所好，切絲切塊再行下鍋；美國人則習慣以食用新鮮香菇為主，不論與時鮮蔬菜混在一起成蔬菜沙拉，或者單一配上辛香料加橄欖油攪拌成香菇沙拉，皆以生食為主；近年來，法國菜與義大利菜中，不少新菜色也選用香菇、蠔菇（俗稱鮑魚菇）為主要材料，生食、熟食均有。

1990年代初期，香菇種植業在美國剛剛萌芽，美國農業部通過這

項法案，對營利市業而言，有其深遠的影響：讓那些在美國從事香菇與菇類種植的人，得到莫大的鼓舞。

　　張明彰以當時日本的國民生活消費報導作為參考依據，注意到飲食類項目的統計數字中，香菇的消費量日漸提高，平均每個人每年至少食用兩磅之多。日本全國人口大約是1億1千萬人，他依此推算日本全年的香菇消費總量，應該至少是2億2千萬磅。然而以日本人習慣吃曬乾的香菇來估算，每磅乾香菇等於是7磅新鮮香菇，那麼2億2千萬磅乾香菇，就是15億4千萬磅新鮮香菇。

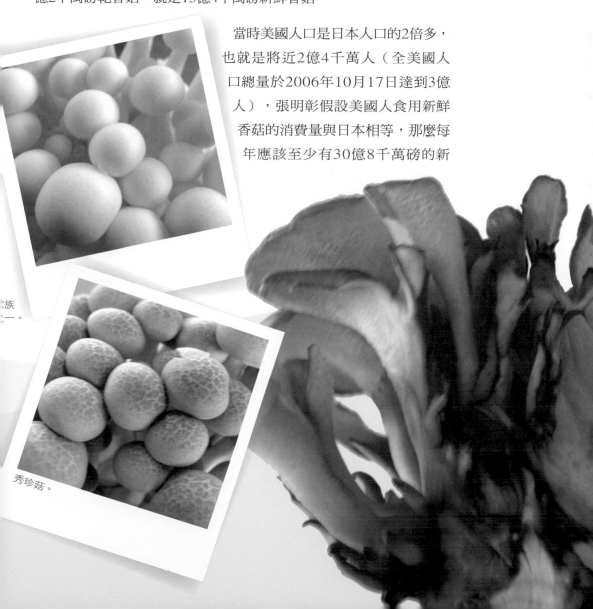

　　當時美國人口是日本人口的2倍多，也就是將近2億4千萬人（全美國人口總量於2006年10月17日達到3億人），張明彰假設美國人食用新鮮香菇的消費量與日本相等，那麼每年應該至少有30億8千萬磅的新

族
一。

秀珍菇。

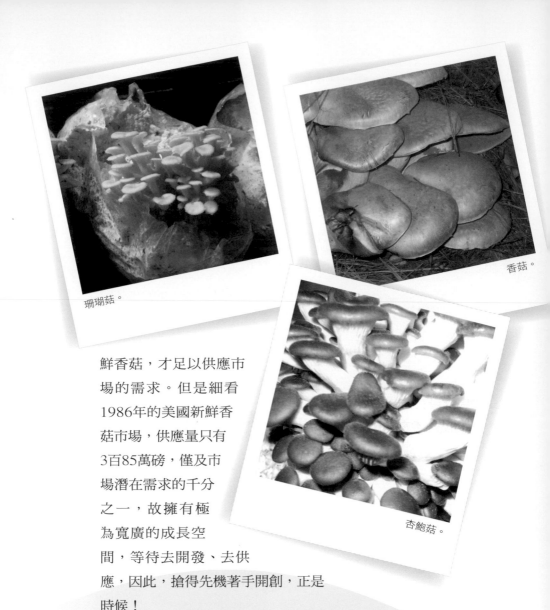

珊瑚菇。

香菇。

杏鮑菇。

鮮香菇，才足以供應市場的需求。但是細看1986年的美國新鮮香菇市場，供應量只有3百85萬磅，僅及市場潛在需求的千分之一，故擁有極為寬廣的成長空間，等待去開發、去供應，因此，搶得先機著手開創，正是時候！

開始研究香菇種植的相關課題

蠔菇（Oyster Mushroom），俗稱鮑魚菇，營養價值與香菇相仿，吃起來口感像鮑魚，十分脆爽。放眼美國菇類市場，尚未有人開發蠔菇的種植，就連香菇也是在起步階段，張明彰卻認為一般喜歡吃草菇、洋菇的美國人，必定也會喜歡香菇和蠔菇，因此相信這

兩種菌菇都適合在美國推廣。

　　主意既定，張明彰首先委託在台灣的朋友，盡可能的收集有關香菇和蠔菇等菇類的書籍，郵寄來美，更立刻前往紐約第5大道和42街的市立圖書館，先借閱相關的書籍，對菇類生態展開研究，接著再蒐集美加地區所有香菇農場的資料，探索他們的種植技術、管理、經營和銷售等方法。

　　在研究歸類中，張明彰發現有兩座種植菇類的農場，值得進一步去觀摩和借鏡：一座位在賓夕法尼亞州，美國東岸80號公路附近，一個名叫華盛頓村的小鎮上；另一座位於維吉尼亞州鄉間、由4位韓國教授合資創建的養菇場。張明彰與兩座菇場主人連繫上後，即前往參觀他們的設施，盡可能的去了解菇類的種植情況，並相詢書本上的疑問，以加速增進自己在種菇方面的知識。

　　這兩處農場在當時的美國東岸，算是較具規模的香菇生產農場，兩者開辦的創業資金都是向鼓勵少數民族投資創業的銀行貸款，也都以橡樹（Oak）原木作為種植香菇的段木，前者生產的香菇以大紐約地區批發商為主要銷售目標，後者的銷售市場則包括維吉尼亞州以南一直到佛羅里達州，也就是東岸的南部各州。（註1）

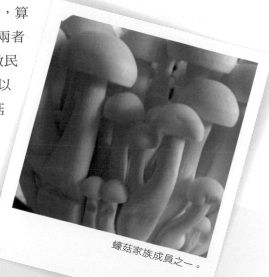

蠔菇家族成員之一。

註1　發展到21世紀的今天，賓夕法尼亞州的兩大重鎮Avondale和Kennett Square，兩地合起來已然是美國東岸的「產菇中心」，在這一帶種植與生產各種菇類的農場，少說有5、60座，有的農場經營者更已歷經兩三代了，菇類銷售網相當穩固，大都由蔬菜批發商和食品供應商分銷到美東各州。
在美國西岸各州和中北部威斯康辛州，有不少亞洲移民，從1990年代初期，就開始陸續在嚐試香菇的種植事業，卻總是「好事多磨」難以成就。

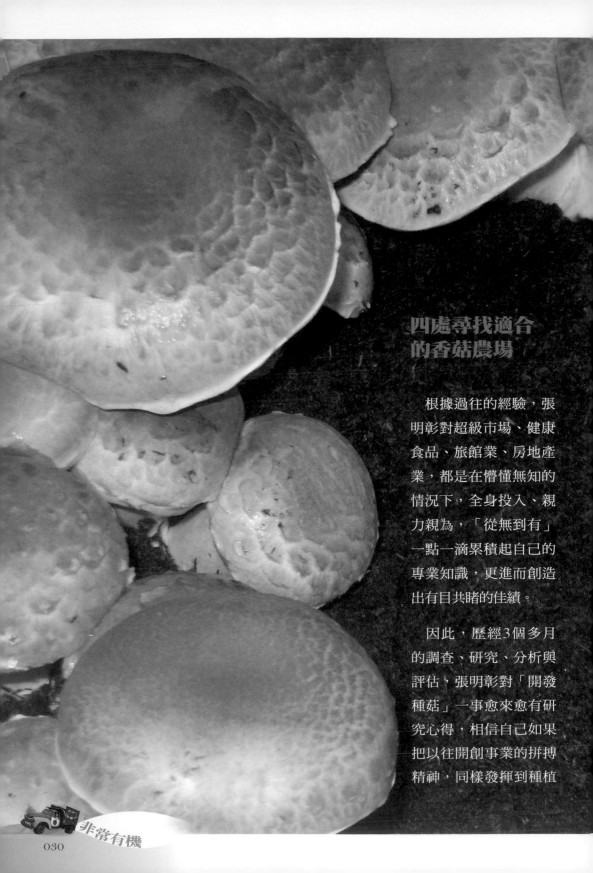

四處尋找適合的香菇農場

　　根據過往的經驗，張明彰對超級市場、健康食品、旅館業、房地產業，都是在懵懂無知的情況下，全身投入、親力親為，「從無到有」一點一滴累積起自己的專業知識，更進而創造出有目共睹的佳績。

　　因此，歷經3個多月的調查、研究、分析與評估，張明彰對「開發種菇」一事愈來愈有研究心得，相信自己如果把以往開創事業的拼搏精神，同樣發揮到種植

非常有機

菇類的工作上，吸取別人的優點，將「研究心得」確切實施，他自信在香菇與蠔菇的生產事業上將有所作為，於是雄心勃勃、躍躍欲試，開始著手一連串的規劃工作。

不久，當年政治獄難友之一的林中禮來美，他鄉遇故知，兩人備感親切。林中禮相告出獄後，經營生意被合夥人坑害，對方曾開車撞他，蓄意想撞死他！張明彰聽了十分難過，於是就把打算開發「種植香菇」的計畫和盤托出。林中禮聽了認定「大有可為」，表示值得開創。

隨後，張明彰四處去尋覓適合的農場地點，在紐約州、賓州、紐澤西州作地毯式的搜尋，從早到晚足足忙了一個月，仍無頭緒。後來看到《世界日報》上刊登，在賓州的Kennett Square鎮有一座洋菇農場要出讓，該座洋菇農場有3棟菇舍、1棟洋房，占地3英畝，約4500坪，開價12萬美元。接著，又發現另一處較大的菇場，包括5棟菇舍、1棟洋房，占地10英畝，要價則是15萬，算起來比前一座更便宜。

當時由於美國進口了大量的洋菇（Domestic Mushroom），衝擊了美國本土的洋菇市場，使得洋菇種植商的利潤削薄了許多，市場出現不穩定的現象，因而有不少人打算放棄種植洋菇。

最後，股東們商議決定購買鄰近賓州「長木花園」的一座有原始森林、占地4.27英畝的「長木農場」。當時林中禮正好有要事回台灣，張明彰於是請他趁回台之便，訂購種植香菇的全套設備，以及一批台灣研發成功的香菇生產太空包，並且收集相關的資料與書籍作日後參考。

正式展開有機香菇的事業

有機香菇種植事業正式展開，當時是1986年5月。張明彰購買了50噸橡樹段木，僱用了10多名墨西哥工人，「菇菌」則是向倫姆勃斯搒公司（Rumber Spawn）採購。因為是草創時期，因陋就簡，加上工人來源不確定，人手不足情況嚴重，於是他和林中禮兩人，都分別承擔了好幾項重任，每天都必須親自帶領工人們一起操作。

張明彰是總經理、場長，也是小工，林中禮是副總經理、場長助理、雜工，還身兼洗衣工。

他倆每天在清晨與黃昏時分，開車出去，上大街小巷尋找工人，找到工人後，馬上載回菇場工作。張明彰說那個時期，接送工人上下班，與工人一起種菇、燒菜煮飯，每天至少16個鐘頭在馬不停蹄的忙碌，真是備嘗辛勞！許多朋友常開他玩笑：「不在紐約當老闆，跑到賓州作苦力。」但是，為了開創另一番有機新事業，張明彰和林中禮完全沒有怨言，一起篳路藍縷披荊斬棘，共同為創業打拼。

1987年6月底，50噸橡樹段木全數種植完成，排列在農場的原始森林下，等待菇菌發育。

張明彰認為：美國市場上雖然尚未出現過蠔菇（鮑魚菇），然而蠔菇本身的菇性很強，比較不容易感染雜菌，生長期又比香菇短，只需要25天就可以採收，頗值得全力開發，於是選擇以來自印度的中溫多濕系統Sazakaza種來生產，至於整套製造生產香菇用的太空包設備則從台灣運抵，他們以3天時間，把機器安裝就緒後，立即著手生產太空包，接著在6月29、30日連續兩天，兩度測試種植有機蠔菇，結果都非常順利。

測試成功後，張明彰覺得事不宜遲，應該早點展開種菇工作，好讓大夥早點擁有一些「實質的收穫」，於是小心謹慎地將10萬個太空包種植上Sazakaza蠔菇種菌。

在完成蠔菇種菌的種植後，身為總經理的張明彰，馬上面臨：「如何開闢市場？如何推展銷售管道？如何尋找大宗買家？」等等問題，並且，需要在25天之內尋找到解答。

成功開拓有機香菇的市場

張明彰一直維持著打網球的習慣，即使在忙著開創種菇事業之際，還是每天至少打一個鐘頭的網球、從不間斷，以保持良好的體能。

有一天，正當他在思考如何開拓市場時，突然靈機一動，兩位網球夥伴的名字在腦中閃現，他們是「賓州洋菇中心」的總裁爾尼斯（Ernest）和經理裘伊（Joe）。張明彰心想：對了！何不去請教他們！坐而思不如起而行，他立刻去電相約登門造訪的時間，爾尼斯和裘伊都表示歡迎。

張明彰在約定的時間前往「賓州洋菇中心」，見到他們後開門見山地說出自己的需求：「我們菇場種的鮑魚菇，25天後可以採收，未來將可能有2千磅的日產量，我急於尋找大宗的銷售對象，你們能不能幫幫忙？」

他們點點頭思索了一下，相互探討了幾個可能的買家，接著爾尼斯若有所思地看著張明彰反問道：「要怎樣的買家？你看Campbell Soup怎麼樣？」

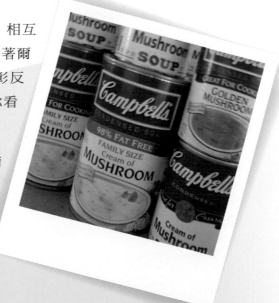

張明彰嚇了一跳！沒聽錯吧？「Campbell Soup康寶濃湯」可是全美國最大的湯料餐點食品公司之一（如今已被百事可樂集團

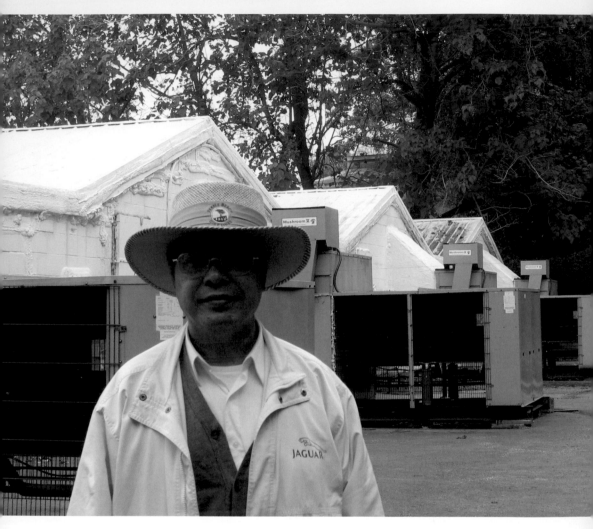

合併），這樣的買家當真是作夢都沒想過，其實，也是不敢想！卻沒想到爾尼斯這麼罩得住，一開口就是這樣的大買家，張明彰喜出望外，不加思索地脫口而出：「好呀！實在太好了！求之不得！感謝！感謝！」

爾尼斯抓起電話立刻打到位在紐澤西州漢普頓市的Campbell Soup總公司，找採購部經理麥克·雪佛（Mike Shaffer），除了向他推薦鮑魚菇之外，還問他是否有時間碰面，如果可以馬上載張明彰過去，介紹他們相識。

麥克·雪佛答說：「不用麻煩你們過來，兩地相隔80多英里，要

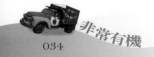
非常有機

開很久的時間，我們約定3天後見面，好嗎？我請我的上司一起開車過來，親自來看看你們，並且也要實地看看那座鮑魚菇場。我們採購新產品新材料，都必須自己親自上門看看，深入地了解產品與產地。」

到了約定之日，爾尼斯果然載著麥克・雪佛和Campbell Soup副總經理前來長木菇場。

小小的辦公室裡只有兩把椅子，3位貴客中有1人沒椅子坐，張明彰連聲抱歉！麥克・雪佛則表現出職場上「敬老尊賢」的禮貌，站著談話，爽朗又讚賞地表示：「沒關係！這才是真正在創辦事業。我看過一些公司，在生產設備還沒弄好之時，卻搶先把辦公室布置得很堂皇氣派。結果，不到6個月就倒閉了，我欣賞你這種實實在在的做事態度。」

張明彰首先向他們介紹Sazakaza鮑魚菇，接著帶領他們參觀農場的每一部份，仔細地介紹菇舍，以及種植與管理的情況，並且詳細解說太空包的製造流程。對於他們提出的問題，也一一的回答。

兩位來自「康寶濃湯」負責採購的人士頻頻點頭，表現出對採購鮑魚菇的濃厚興趣。臨別時，更熱忱邀請張明彰去「康寶濃湯」總公司參觀，作個知己知彼的清楚了解。

兩天之後，張明彰開車前往紐澤西州Campbell Soup總公司，受到麥克・雪佛誠摯的招待。麥克在簡報「康寶濃湯」的公司概況後，引領他參觀進貨、貯存、生產、包裝和運送等每一個部門，又特地將他介紹給會計部門的職員，以方便將來運貨來時，向會計部門申請貨款。

重回辦公室後，一坐下，麥克・雪佛即言歸正傳慎重地說：「你的鮑魚菇採收後，請馬上送過來，我們將遵照爾尼斯的推薦，採購你們的鮑魚菇，只要你們維持穩定的產量、定期送過來，這合作可以一直持續下去，好嗎？」雙方一言為定，張明彰心頭頓然底定，

有這樣的大買家，好像為新事業背書一般，給他們這個「創業團體」奠定了穩固的基石，張明彰至今心存感激。

8月中旬，第一批鮑魚菇長成了，一朵朵肥碩、緊緊相依的鮑魚菇，在一根根橡樹段木上，像盛開的鮮花一般，亭亭玉立翹首昂揚，每一朵皆姿態豐盈、生趣盎然，充滿著無窮的生命力！

張明彰和林中禮看到造物者的神秘力量在朵朵蠔菇上展現時，心頭的喜悅實在難以筆墨形容，5個多月以來往返紐約與賓州之間，千里迢迢奔波勞累的辛苦，在剎那間化為甜美的成果，兩人實在太感動、太興奮了，笑逐顏開地趕緊拿起相機拍照留存。

接著，兩人即與工人展開採收的工作，趕緊收成、趕緊將鮑魚菇送到康寶總公司去，麥克‧雪佛見到飽滿又大朵的鮑魚菇，滿意的點頭微笑。第一次收成、第一次讓公司有進帳，每一位股東都很興奮！

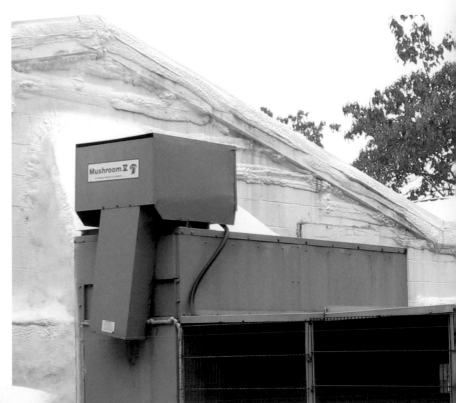

開創菇場事業的艱辛歷程

　　為了實踐種菇的理想，為了對
股東有所交待，身兼總經理與場長
的張明彰在創業歷程中的每一個階
段，都責無旁貸地肩負起成敗的重責
大任。

　　為了完全能掌握有機種菇的方法，
張明彰在未著手種植之前，雖然已將
相關書本上的知識讀得滾瓜爛
熟，可是當實際種植時，往往
出現許多超乎想像的狀況，比
如：有時眼看發得不錯，以為會
長得很好，誰知第二天卻莫名其

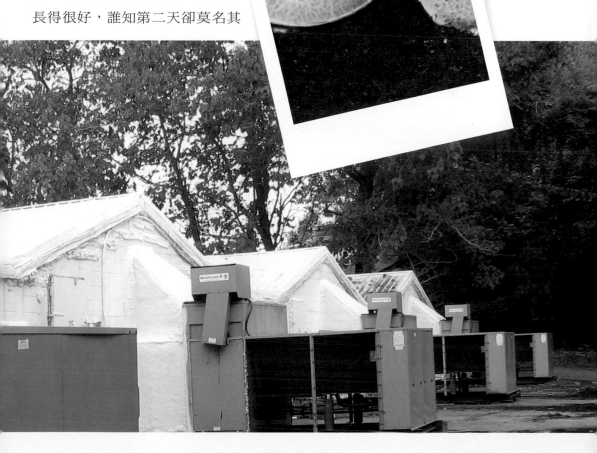

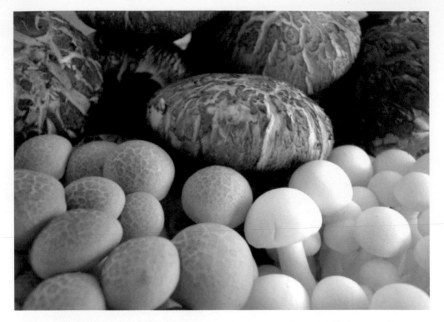

妙的發黃腐爛了，或者不明所以的枯萎了；有時開始的生長條件完好，長到一半卻停頓不長了。讓他很納悶、也很洩氣！

張明彰和林中禮兩人，一天24小時裡，進進出出菇舍不知多少趟，仔細觀察、研究分析，詳加討論後，再把心得詳細記錄下來，一心要探究出「問題」所在來加以改進，後來發現最主要的癥結，出在美國大陸性氣候的變化對菇類生長發育所產生的影響。

張明彰告訴筆者，那段時間為了掌握種植Sazakaza的準確方法，晚上睡覺前都會將鬧鐘設定為每2個鐘頭響一次，然後一次又一次地起身、觀察，並記錄鮑魚菇每一個階段的生長情形，有時白天事務太繁忙、晚上太疲累，即使幾個鬧鐘一起響，也不能把他們叫醒，然而皇天不負苦心心，許多的問題就是這樣從一試再試中找到了答案。

同時，農場的業務也日益繁忙起來，接送工人、帶領工人製造太空包、種植鮑魚菇，也要看管菇舍，張明彰和林中禮兩人都忙得兢兢業業。

9月底，他們再次享受到收成的喜悅，第二批採收的鮑魚菇不但產

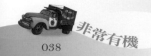

量豐富，品質也很好，朵朵厚實、飽滿趣致，光是外觀就教人讚賞。

張明彰立刻開車將幾十箱鮑魚菇載到賓州蔬菜批發市場，藉此試探市場的反應。沒想到經銷商們見了紛紛搶購，表示：有多少、買多少！有的人甚至表示：最好能大量供應，以便直接批發到紐約、波士頓和芝加哥。大家都搶著向張明彰下訂單，只希望能盡快交貨，如此供不應求的市場反應，讓張明彰信心大增！

第二天，張明彰主動接洽到一家東岸屬一屬二的經銷商，對方是位在馬里蘭州靠近華府的一家大型蔬果批發商人，在美加地區擁有很好的經銷網。當張明彰在約定的時間，帶著幾十箱鮑魚菇和那位美國商人會面時，他一直問張明彰：鮑魚菇Oyster Mushroom是不是在海裡生長的？怎麼沒有鮑魚殼包住？是用什麼方法把外殼拿掉的？要怎麼吃鮑魚菇？（註2）

那個年代，不要說鮑魚菇，就連香菇，美國的食品批發商們的所知也很有限。張明彰不但要作生意，還要向食品經銷商和批發商說明：什麼是香菇和鮑魚菇？它們的營養價值為何？並且告知各種生食、熟食的烹飪方法，諸此種種，張明彰直到現在想來都覺得有趣。

因為這次的成功出擊，讓股東們寬心不少，相信種菇業的確很有前途，於是大家一致決定：第一階段，先大量生產鮑魚菇，以趕上10月、11月、12月這未來3個月份的旺季需求量，等鮑魚菇生產穩定了，再著手進行第二個階段，種植香菇與木耳的計劃。

從那時起，美國的蔬果批發商都認定：張明彰是在美國生產與銷售鮑魚菇的第一人。

註2 在美國菇類市場，香菇和鮑魚菇列屬新產品，消費者的反應雖然不錯，只是一般美國人，其實不能分辨香菇和鮑魚菇兩者有何不同，因此在銷售市場上，兩種菇類採行的是單一計價方式，批發價都是每磅2美元，只有在零售市場上的售價才有區別，香菇每磅5美元，蠔菇（Oyster Mushroom鮑魚菇）每磅3塊美元。反觀生產成本，香菇每磅大約1.5元，鮑魚菇較低廉，大約是0.7美元，算算投資報酬率，蠻誘人的！因此近年來有不少來自中、港、台的華人移民，包括台灣農業博士在內，選擇到美國加入投資香菇與鮑魚菇的種植行列

降低成本以增加事業的利潤

進攻有機養菇業，以種植鮑魚菇「旗開得勝」後，張明彰馬上面臨經營上的各種問題，首先，從創業與營利的角度來看，降低成本、節省開銷是第一要務，因此張明彰積極尋找各種降低成本的方法。

因為生產菇類的太空包，裡面的主要材料是木屑，於是張明彰四處尋找適合且價廉的木屑，最後發現美國東岸80號公路旁的木材場，每天在鋸木之時，產生大量的木屑需要拋售，每40呎貨櫃量的木屑加上運費，只要500美元，而且是純正的橡樹木屑，完全符合生產鮑魚菇的需要。至於一個貨櫃的橡木屑，可以生產3萬8千個太空包，成本低廉到幾乎可以不用計算成本。

至於生產鮑魚菇所需的種菌，張明彰則繼續向倫姆勃斯塝公司（Rumber Spawn）採購。該公司在賓州經營「洋菇種菌」銷售，已有60年的歷史，後來因財務發生困難，一度轉手易主。改換經營者之後，為了順應市場的需求，特別增加香菇與鮑魚菇的種菌銷售項目，又碰上美國農業部通過了「香菇為可食性作物」的法案，倫姆勃斯塝也開始試種香菇，預計如果成功的話，未來也將大量種植鮑魚菇，大量供應市場。

倫姆勃斯塝公司正蓄勢待發！然而，當時許多菇類農場的生產者卻尚未意識到、也未察覺到這一點：今日的種菌經銷商，未來極有可能成為他們難以抗衡的潛在「市場競爭者」。

張明彰以6個月的時間開闢出種菇場，並且選擇以Sazakaza鮑魚菇作為試種產品，大夥通力合作，辛勤種植，有了不錯的成績，進而打算大量生產這個市場滿意的品種，以供應菇類市場即將來到的「旺季」需求量。

由於鮑魚菇的種類有60多種，Sazakaza只是其中之一，為了慎重起見，避免傳話有誤，張明彰每一次都親自帶著自己種植成功的

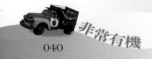

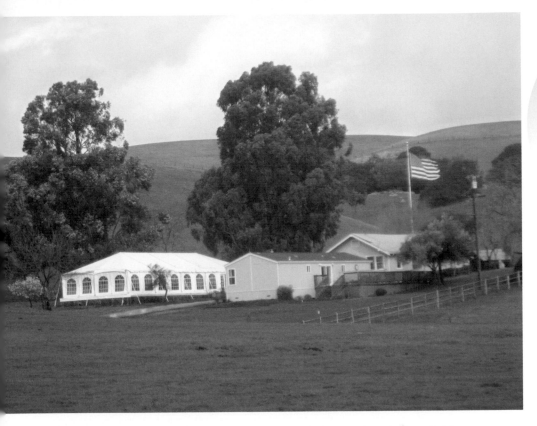

產品前往該公司，指定購買Sazakaza鮑魚菇種菌，同時商請在賓州
大學生化研究所執教、有美國「菇類權威」之稱的丹尼爾‧羅易士
（Daniel Royse）博士，作為「特殊菇類」的種植顧問。

To be or not to be 張明彰陷兩難

　　1988年3月底，「長木菇場」創辦滿週年，菇類的生產量、品質、
市場產銷情況和獲利，都為股東們帶來十足的信心。在召開週年慶
股東會議時，大家都興高采烈，許多人熱列地討論著：該是將公司
擴大、邁向大型企業來經營菇類生產的時候了！

　　當時亦是股東的黃信介，一直是張明彰生命裡的「導師」，兩
人相識的時間雖長，相聚的時間卻總是短暫，還記得他曾經語重心
長地對張明彰說：「種植香菇和鮑魚菇在美國是新興事業，好好經

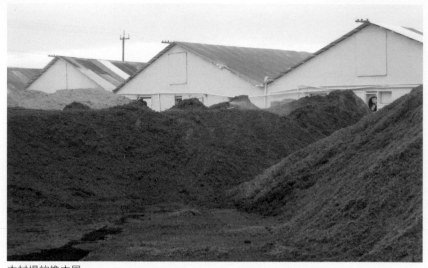

木材場的橡木屑。

營，以你的才華，將來行銷全美國，絕對是指日可待，我對你有十足的信心！」

「現在的農場只有4英畝多一點，太小了！至少該買個100英畝的大農場，以現代化工廠作業流程來建造菇舍，以企業化的方式來經營。相信你只要花同樣的時間精力和智慧心血，就可以從現在的全美生產鮑魚菇第一人，躍升為全美行銷香菇和鮑魚菇的第一人，那時，你就是全美種菇事業的菇王。」

「要做，就要有將小公司變成大企業的大氣魄，你非這麼走不可！這是我以你的才華和魄力所作的分析。看你從一個種菇的門外漢，到種菇專家，短短一年的時間，你就苦幹實幹地做到了，我也自嘆弗如！」

「現在對你而言，保持現狀就是浪費人才！更何況，當初聽你說過，種菇是理想而不是目的，既然是這樣，你更要好好想清楚：什麼是你開發種菇事業的目的？然後全力以赴！」

張明彰一時間無法釐清自己當初想在「種菇」領域做些什麼的「目的」，只是憑著內心深處的那份「使命感」，下意識地驅動自

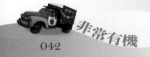

己孜孜不倦地前進。

面對欣欣向榮的種菇業績，大部份的股東都興致勃勃地想要擴大生產量，以提升營業額，然後向「大企業」進軍，他們一致認為，照公司發展的趨勢來看，「全美菇王」的名號，勢必非張明彰莫屬；同時，也有些股東卻堅持應該維持現狀，反對企業化擴張而增加開支。

不同的意見讓公司在「經營與管理的理念」之間，產生相當大的矛盾。對張明彰而言也是，因為努力向前無古人的「菇王」邁進，似乎不是他的目標，但維持現狀繼續小規模的經營，也不是他開創「種菇事業」的初衷。

此時，他想起亦師亦友的黃信介一番發自肺腑的分析，不但是鼓勵、更是提醒——慎思種菇事業的未來！於是他開始思考自己未來真正想走的路。

為康寶賓州菇場出診的插曲

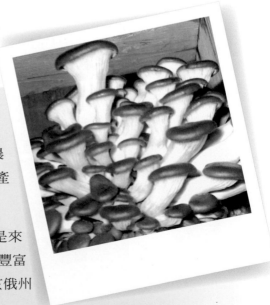

當時，長木菇場供應的有機香菇和有機鮑魚菇，只占康寶濃湯需求量的很小一部份。基於社會責任，也基於營運策略，在關注消費者健康的前提下，康寶公司繼採購香菇和鮑魚菇為湯料食材之後，也著手在全美9個州10幾處農場，闢建自己的養菇場，以落實大量生產的企業策略。

康寶公司研發部聘請的種菇專家，是來自台灣、曾經在台灣大學教過書、學養豐富的吳龍溪博士。他的實驗室就設在俄亥俄州

的康寶分公司內，為了推展菇類產量、開發種菇工作，常常需要搭乘飛機在賓州與俄亥俄州兩地往返。

事有湊巧，當吳龍溪博士在賓州康寶農場，監督香菇和鮑魚菇研發的那個冬天，正好碰上美國東岸異乎尋常的低溫，冷氣團經常滯留在賓州與紐約州一帶。康寶賓州種菇場的職工，小部份是美國人，大部份是墨西哥裔或中南美洲人，這些人完全沒有養菇的知識，對種植香菇和鮑魚菇更是一竅不通，吳博士指揮得很吃力，壓力很大。

兩個月的試驗種植花費了16萬美元，卻毫無起色，看不到發菇、長菇的進展，康寶總公司對吳博士漸有微詞、頗不諒解，急切期待在短期之內，能看到香菇和鮑魚菇成長的研發成果。

康寶銷售部經理麥克‧雪佛在別無選擇之下，趕緊找張明彰這個「特殊菇類專家」求救，希望已摸索出「養菇訣竅」的張明彰，能找出他們賓州菇場的病因，來扭轉乾坤。

張明彰緊急「出診」，趕到康寶賓州菇場，找出了技術操作上的缺失，作出適當又適時的補救。過了3天，香菇和鮑魚菇就爭相地冒出芽來，一個星期接一個星期，明顯地看到它們在成長茁壯。到了鮑魚菇收成之時，只見朵朵飽滿厚實十分壯觀，產量之大，超出他們的想像，於是採收部門的員工上上下下，忙得不可開交、不亦樂乎！

已與張明彰建立起友誼的麥克‧雪佛，好奇地向他詢問「妙手回春」的醫病秘訣？張明彰輕鬆地回答：「莎士比亞曾經說過：用對了，壞的變好的；用錯了，好的變成壞的。我只是

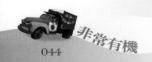

把壞東西變成好東西罷了！」

自此，康寶賓州農場的員工暱稱張明彰為「養菇醫生」，一有問題就打電話來請他過去解決，康寶總公司得知後，透過麥克‧雪佛向張明彰表達感謝之意。張明彰表示，當初種菇事業剛剛起步，在急於找尋大買家之時，麥克‧雪佛大力採購鮑魚菇，他銘記在心，現在得以「回報」，是「禮尚往來」！

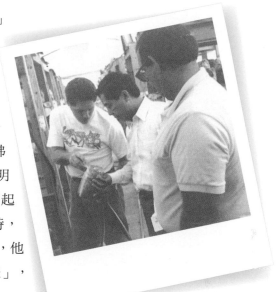

8月25日早晨，張明彰趕往費城機場，搭機前往喬治亞州的亞特蘭大市與麥克‧雪佛會合，一起到康寶公司位於喬治亞州新開的菇場，為來自9個州的10位農場主管們講習。佔地250英畝的喬州養菇場，創辦才1年多，生產設備與場房工程由一家荷蘭公司承包，菇舍內從下而上分9層，採預鑄式力霸鋼架組合而成。室溫、濕度、二氧化碳、PH值、光線，全部以電腦自動控制，十分現代化，可以完全掌控菇類成長的過程，相對地產量也必然可觀。張明彰心想大企業的經營「手法」，果然很有魄力！

在麥克‧雪佛和該座農場經理陪同下，張明彰將養菇場整個走了一遍，了解清楚之後，講習課程展開，主題是「特殊菇類的種植與管理」，由張明彰主講。

「特殊菇類」英文名稱是Exotic Mushroom，也就是香菇、鮑魚菇、金針菇和木耳等菇類的總稱。麥克‧雪佛首先向在場人士表示，在美國很難找到像張明彰這樣既懂學術理論又很有實務經驗的「特殊菇類專家」。而營養價值高的特殊菇類是康寶公司為消費者，積極開發「康寶鮮菇濃湯」的主要食材原料，舉行這場研習會

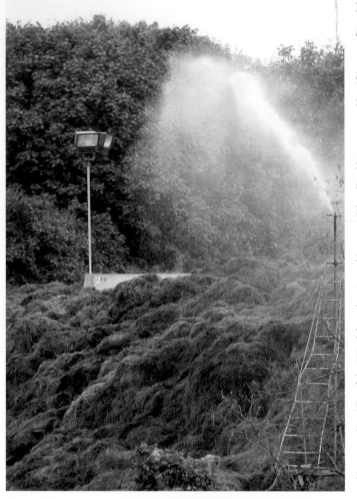

木材場拋售的橡木屑，售價十分低廉。

意義重大，請與會的農場主管們要好好「挖寶」，專心聆聽張明彰的「現身說法」。

來研習的農場主管幾乎都是洋菇專家，都擁有豐富的種植洋菇的專門知識，對於「特殊菇類」雖然沒有種植經驗，卻很容易觸類旁通、心領神會，因此當張明彰講解時，他們不但十分關注理論部份，在作現場示範時，也都觀察得很仔細，「講者」欣然傾囊相授，「聽者」更是聽得饒有趣味。

這場專題演講持續了整個下午，張明彰把自己2年來融會貫通的書本知識，歷經實際種植的各種狀況，以及管理上的種種問題，所匯集而成的「研究心得」，毫無保留的講述出來，在場的每一個人都很感激。當天在講習活動結束時，大家向張明彰報以熱烈的掌聲，感謝他鉅細靡遺、生動活潑的講解。

第二天，針對種植「特殊菇類」的臨床問題，繼續展開研究討論，張明彰反覆地說明不同菇類的成長過程，直到大家都能理解為止。

在研習結束之前，張明彰特別把「特殊菇類」的營養成份，清

楚地作了扼要的分析與說明。有位來自威斯康辛州的農場經理，不但關心香菇和鮑魚菇的種植情形，也提出許多在種菌和發菇時的疑問，更把「特殊菇類」的營養價值詳細地記在筆記上，他表示希望自己管理的威州農場，將來也能把「特殊菇類」種出好成績來。

講習結束後，在回程的路上，麥克‧雪佛向張明彰表示：「亨利，這次很謝謝你能大公無私的移樽就教！你寶貴的種菇經歷，全美不作第二人想，卻能毫無保留地讓大家分享、學習，我們實在獲益良多，這是康寶之福！我代表康寶公司真誠地感謝你的教授和指導。下個月康寶在加州農場也將舉行菇類研習會，別忘了你可是特殊菇類主講人，等確切的時間訂出來了，再通知你好嗎？」張明彰答應之後，雙方握手道別。

找到自己的路

這是一次愉快的「傳道、授業、解惑」的經驗，超越了經營者的層次。

「特殊菇類專家」的名號，是張明彰辛勞加心血的成果，雖說得來不易，他卻沒有沾沾自喜。因為，他當初只是單純地認為香菇營養豐富，具有很好的有機「食療」價值，所以一股腦地朝「特殊菇類」領域專研，沒想到如今贏得專家的頭銜，既然如此，他更要將「研究心得」毫無保留地推薦給更多人，於是除了康寶公司之外，他陸續在美國東西兩岸的正式或非正式場合，講解種菇的「訣竅」與各種菇類的營養價值。

對張明彰來說，能將自己的研究心得傳授給有需要的人，「無私無我」真誠付出，這種感覺真好！而這一連串因緣際會的事件，也在不知不覺中引領著張明彰以 "Know How" 走上了為社會大眾傳遞「有機理念」，藉此增強每個人「身、心、靈」的宣導解說之路。

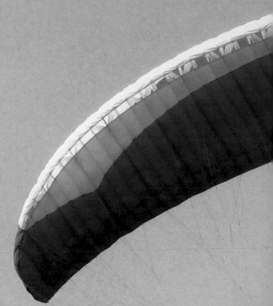

第三章
有機業抬頭　亨利乘風起

愛樂蘋果事件，喚醒人們的健康意識

紛紛開始食用有機產品，讓有機業界受到關注

張明彰順應這股飲食潮流

將自己的有機事業推上高峰

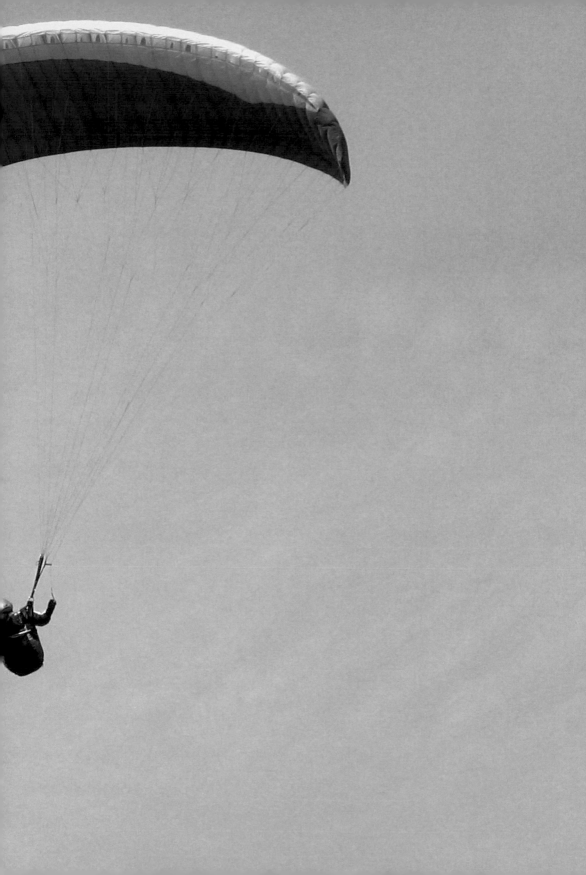

愛樂蘋果事件造成的正反影響

1989年2月26日，美國哥倫比亞廣播公司CBS「60分鐘」電視新聞節目，首先報導了轟動全美的「愛樂蘋果事件」。這項消息一經CBS披露，其他傳播媒體立即跟進報導，不利的消息如排山倒海般，強而有力地重創了美國廣大蘋果業者，稱得上是一場相當致命的打擊。然而，另一方面來說，也正因為有「愛樂事件」的刺激，讓消費大眾開始捨棄「化肥水果」而選天然種植的「有機水果」，此抉擇不但為健康食品業界增加了許多消費者，並且帶來翻天覆地的良性改變。

那麼「愛樂」是什麼？「愛樂事件」又是怎麼一回事呢？

愛樂的英文全名是Daminozide，俗稱Alar，中文翻譯為愛樂或亞拉，是一種化學藥劑，噴灑於蘋果生長期間，可以抑制病蟲害的生長與侵蝕、增加蘋果外觀的豔麗、減少掉果率、提高25％左右的產量，因為效果良好而廣受果農的青睞。

然而，醫學界一連串的追蹤研究之後卻發現：一些癌症病例的產生，Alar是罪魁禍首，因為它含有致癌的危險成份，致癌的機率是0.024％，也就是說，如果以台灣2300萬人口來計算，至少有4800人可能致癌，以此類推，當時美國2億6千多萬人口之中，可能有4、5萬人有機會罹患癌症！

這是一項相當驚人的警訊，也是一項影響深遠的發現，於是傳播媒體為消費大眾著想，爭相加以報導，不但讓美國消費者避「愛樂」唯恐不及，國際間凡是進口美國蘋果的國家，更是對美國大加聲討譴責，認為美國不該銷售會致癌的蘋果到其他國家去。

當時台灣關注消費者權益的有心人士，曾經舉行記者會斥責政府食品衛生檢驗單位把關不力，以及水果進口業界盲目圖利的行為，社會上更是出現許多批評的聲浪：缺德人賣致癌蘋果！不要吃美國

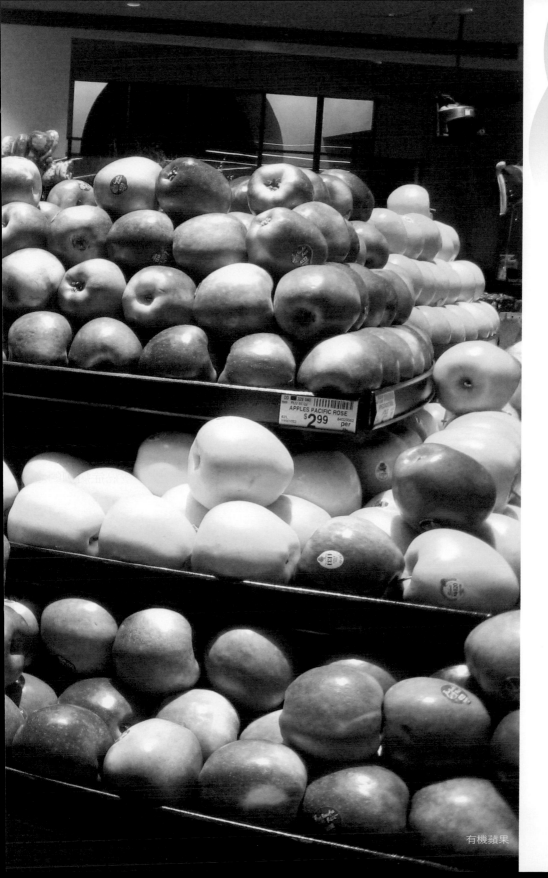

APPLES PACIFIC ROSE
$2 99 per

有機蘋果

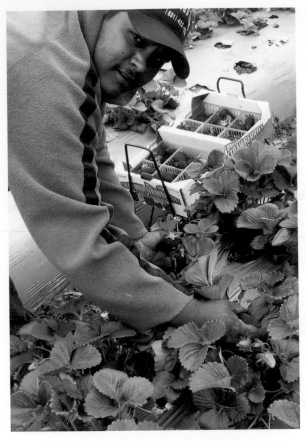

的「毒」蘋果！美國不該傾銷「問題蘋果」……。輿論界一致在保護消費者健康的前提下，大肆抨擊不負責任的食品安檢單位，抗議美國強勢傾銷農產品的作法。

筆者時任華視駐美國西岸特派記者，為了解真相，曾經實地前往盛產蘋果的奧勒岡州和華盛頓州幾家大蘋果農場，為台灣消費者作追蹤分析報導。

事件發生後，除了台灣之外，亞洲、歐洲、南美洲許多國家，也都相繼作出暫停進口美國蘋果的決定，一時之間，蘋果果農與美國經濟受到前所未有的衝擊，損害程度可謂不輕；同時，美國的消費大眾則不論是否為素食主義者，為了遠離化學藥品危害健康，紛紛前往健康食品店，去採購不灑農藥、不施化學肥料和沒有任何污染的有機蔬果。

這樣一來，凡是經銷有機蔬果的健康食品商店，都湧進了許多顧客，「人人搶購、生意興隆」是當時人們突然光顧有機食品店的寫照。

在這個大前提下，顧客也從四面八方湧進了皇后健康食品總匯。張明彰回憶起當時的盛況，至今歷歷在目：店外車水馬龍、門庭若市；店裡付款的人潮得大排長龍，應接不暇的店員還必須應付不斷打來的查詢電話。他指出那段時間，可說不用吹灰之力，就有顧客自動上門，生意好得讓他吃驚！

經營門市生意的人，遇到這種突如其來的「利多場面」，最需要

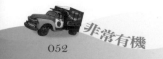

的就是玲瓏活潑的頭腦和當機立斷的果敢魄力！張明彰除了以迅雷不及掩耳的行動補貨鋪貨，來應付突然暴增的顧客潮之外，更臨機應變做了兩件大事來應急：第一，趕緊登報招聘店員；第二，馬上請來木工與電工日夜加班，把二樓展示室和辦公室全部拆除，改裝成銷售部，以疏緩顧客們挑選食品時摩肩擦踵的擁擠情況。另外，再擴大一樓的冷藏部，除了增添一座12扇門的冷藏蔬果及冷凍各類食品的冰櫃，也在地下室增設了直立式冷藏庫。

這樣日夜不停全天候趕工，快馬加鞭地足足忙了兩個月，才把每天進貨猛然劇增、超出一倍以上的供應貯藏問題解決，得以提供熙來攘往的顧客，貨源充裕、從容不迫的售貨服務。

「愛樂事件」使美國蘋果果農血本無歸、滯銷難推，需要靠聯邦政府有關部門來大力幫助止血紓困；失之東隅、收之桑榆，另一方面健康食品業界卻一改只作「小眾」生意的局面，好像風水輪流轉一般，意外地風生水起客源來，消費大眾為保身體健康，在一夕之間相繼更改了原本的飲食習慣，情願購買價格較為昂貴的「有機蔬果」和「有機食品」，可以說是消費習慣的一場良性革命。

張明彰非常同情果農的困境，他了解「渡小月」的艱難，更何況「生產滯銷」是何等嚴峻的困境？但也了解到：相對地要不是因為有「致癌的顧慮」，消費大眾根深柢固的購物習性是很難改變的！他們購物時，絕對不會有「是否含不當化學成份」的認知警惕，也會習以為常地依照喜好去挑選外觀完好美麗的蔬果，更不會去留意食品是否營養無慮？

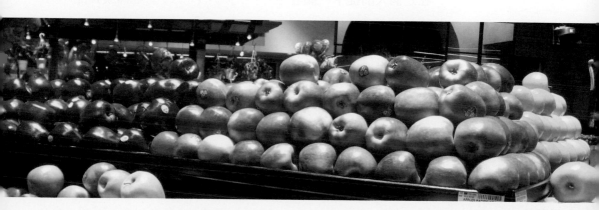

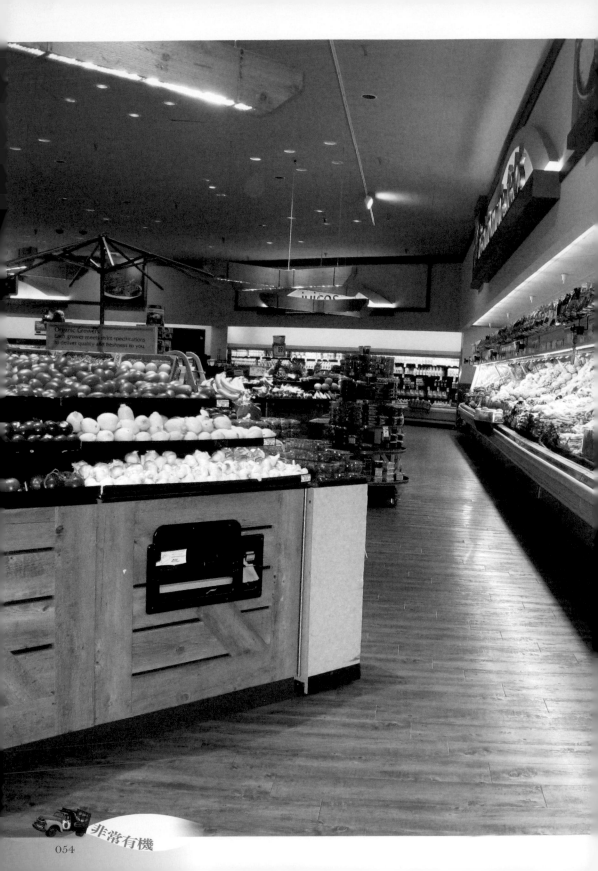

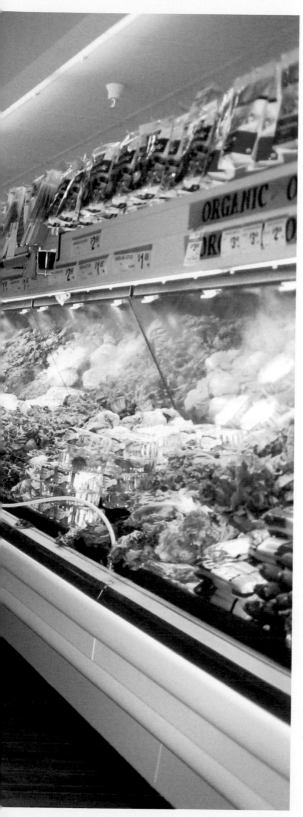

因此，喧騰不已的「愛樂事件」，是健康食品經營者「千載難逢」的際遇，可以說是促使「有機食品業」在美國市場抬頭的「大功臣」。

從那個1990年代20世紀末，到如今跨入21世紀，有機產品、健康食品早已不再只是「小眾人口」喜愛的食品，有機生活更已然成為國際間方興未艾的文化潮流。

在新聞持續報導「愛樂」的短短2、3個月中，搭上順風車的「皇后健康食品總匯」，在張明彰靈活應變的營運下，營業量愈來愈大，營業額愈來愈提升，在經營滿1年時，整個營利淨額比起爾尼與貝雷時代，增長了超過5倍之多，這是張明彰赴美創業的「第二張成績單」。

食用有機食品救我一命
——貝雷的見證

　　「健康食品總匯」的前任老闆爾尼與貝雷，因為本身是素食主義者，賣店之後，經常返回店裡購買有機蔬果和日用品，尤其是貝雷，每個星期還來打幾小時的工。有一天傍晚，貝雷下班時，看到張明彰的孩子來到店裡，便主動地逗著孩子戲耍，玩耍中意外地被孩子發現自己裝著義肢的右腿，於是貝雷坦然地說出「心中的秘密」。

　　1970年初，貝雷剛踏出大學校門不久，一心想探索印度的古文明。在努力打工累積到機票與旅費後，欣然動身飛往新德里，親自去揭開印度的神秘面紗，遊歷了各大城小鎮之後，他深深地愛上了以宗教文化為生活主導的那片土地。

　　6、7個月後的某一天，貝雷發現自己的右腿上出現一個不明所以的黑點，而這個黑點甚至由點而面逐漸擴大，整條腿也開始隱隱作痛，愈到後來黑點擴散得愈快，不久連走路和站立都感到吃力，於是他趕緊整裝返回美國就醫，醫生找不出任何原因，也無法遏止他腿部的疼痛，在病因不明、惟恐黑點擴散至全身的情況下，醫生不得不做出切除整條右腿的建議，惶恐不安又疼痛莫名的貝雷，別無選擇地接受了醫生的建議。

　　切除手術之後，貝雷離開了醫院，以為疾病從此遠離、自己可以完全康復，沒想到大約半年後，他意外地發現左腿上竟然也出現了

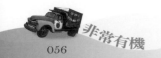

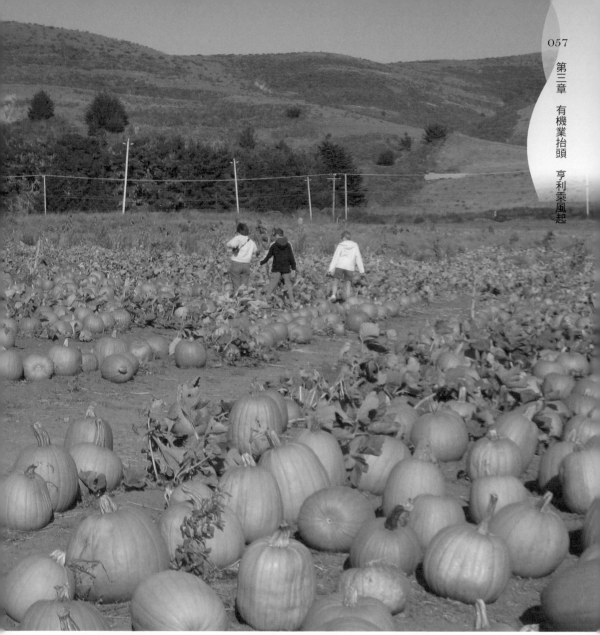

相同的黑點。這個發現非同小可，他驚恐得茶飯不思、不能成眠，
以為自己的死期即將到來。

　　親朋好友熱心地幫忙到處求醫，貝雷心想：西醫們驗血、照片、
透視、超音波等該做的檢驗，在切除右腿之前都已經做過了，卻還
是診斷不出病因，如果之前能找出病因，那右腿何需切除？

當時，西醫們曾經強烈地懷疑：癥結應該在病從口入，可能是貝雷在旅遊印度期間，吃了什麼喝了什麼？貝雷自忖他在印度的生活沒有什麼特別，和當地人一樣地吃飯喝水，也許是因為當地飲食裡含有什麼成份所導致？既然發病的成因模糊不清，西醫無法對症下藥，遑論如何著手治療？

貝雷在印度時認識一些崇尚心靈、奉行瑜伽的美國朋友，那些朋友到了印度之後，跟隨印度人改變了生活習慣，甚至有不少人受佛理「輪迴」的影響，成為完全的素食主義者，他們居住印度的時間都比貝雷長，身體卻沒有出現異樣或病痛。貝雷徬徨無助地與這些遠在印度的朋友聯絡，他們對貝雷的遭遇既同情也很關心，於是熱心地四處幫他打聽。

沒想到，大家打聽的結果幾乎完全一致：建議貝雷趕緊改變飲食習慣，去嚐試回歸大自然的「自然療法」。這是在印度行之有年的不打針、不吃藥的治病方法，與中醫「食療」的功效相似，但是卻強調大自然是身心靈的健康導師，完全依靠大自然「形而上」的力量，來幫助病人改變體質、恢復健康。

貝雷不想躺在床上等死，在沒有更好的選擇之下，他選擇姑妄聽之姑且行之，於是按照朋友的建議，在自家後院整地摸泥土，種植蔬菜瓜果，出外購買真正的礦泉水，每天都到公園綠地散步曬太陽，接受自然風的吹拂，興之所致就輕鬆的躺下來，欣賞白雲在天空舞動與變幻，如此以綠地為床、藍天為被的「心境」，讓他生活得與世無爭、平和又自在，把可怖的死神暫時拋諸於腦後。

就這樣，貝雷只吃自家院裡成長的蔬菜瓜果，有時吃生的、有時吃熟的，口渴就喝天然礦泉水，禁絕咖啡、可樂和酒類。徹底改變飲食習慣3個月後，說來奇怪，左腿上由點而面的黑塊慢慢變小，其他許多小黑點則慢慢變淡，再過了3、4個月後，黑點完全消失，疼痛感也不復存在，左腿更是完好如初，讓他好像「重作新民」般，重新恢復了健康、恢復了自信！

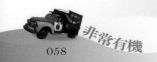

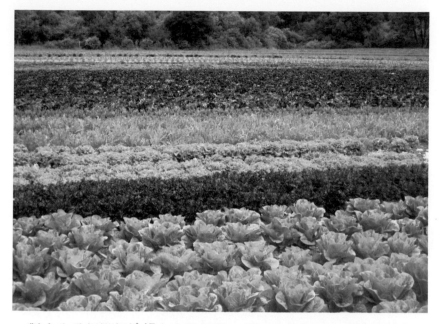

　　對人生重新燃起希望之火的貝雷，從己身的經歷中體會到「自然療法」的奧妙，不久，他在紐約的一家有機電台找到一份工作，因主持節目、製作節目的需求，貝雷努力地增進「有機」知識，逐漸地體認到「自然療法」的精髓就是「有機」。於是在1977年的時候，遊說爾尼一起開創了「紐約健康食品總匯」。

　　貝雷說他倆都不是「有機專家」，只因真正體認到「有機」與「健康」息息相關，才決定開店銷售有機食物與五星級的健康食品，完全是為社會大眾的健康著想，為「有需要的人」提供一個可以發揮「食療」、確保健康的選擇。誰知苦撐了5年，一直沒有抓到營利訣竅，貝雷說不論如何只能歸咎於他們都沒有作生意的頭腦，在捨不得但已無資金週轉的情況下，不得不割愛，將這家「健康食品總匯」售予張明彰，過戶後，張明彰才將該店易名為「皇后健康食品總匯」。

　　貝雷因「有機」把他從鬼門關搶救回來，因此常常對人表示「有機」改變了他的命運，讓他脫胎換骨，成為一位崇尚「有機」的素食主義者。

不斷進修有機相關知識

張明彰因為買下「健康食品總匯」，不但與「有機」結下了不解之緣，更因此改變了他的命運。

張明彰從貝雷「食療」救命成功的故事，以及不斷地幫助顧客解決棘手病痛的案例中，漸漸領悟到「萬病歸一毒」的治療精髓。這個時候的他，不但早已從有機專業書籍的研讀、菇類的營養與種植，以及掌握健康食品的各種營養內涵中，自然而然地跳出了經營者的範疇，更為了朝有機學術領域邁進，正嘗試在紐約地區的大學院校中，尋找「自然療法」相關的科系去進修。

當有機朋友告知：位在俄亥俄州的美國賀里斯大學，以「自然醫療」科學著稱時，他毫不猶豫地提出入學申請，一獲得該校入學通知時，即趕緊把握時間去攻讀碩士、博士學位，更從豐富的實務經驗與學以致用的理論印證中，雙管齊下地累積自己在「有機領域」和「自然醫學」兩方面的研究心得。

當時有許多同班同學陸續在美國「自然醫療」領域中嶄露頭角，其中有不少人成為各類疾病的自然醫療師，有些則是營養學家兼自然醫療師，而一位叫Linda Rector Page的女同學，如今已是著作甚豐、廣獲好評的專業作家，至於張明彰更是同學眼中擁有卓越成就的佼佼者之一。

張明彰表示：「提升自己的相關知識、把握時間去自我進修，對我而言是自然而然的事，特別是在自然醫學領域，不讀書不知道！待學術理論充實了之後，再反過頭來看各種健康問題或癥候，才更懂得探尋的方向，比如在藥品與保健品方面，因為實際經營與理論得以相輔相成，使我一看就知道什麼成份有療效或沒什麼療效，可以向顧客清楚的說明與建議。」

張明彰在課堂上，就像吸水海綿一樣，不斷地吸收「自然醫學」的

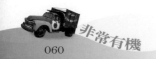

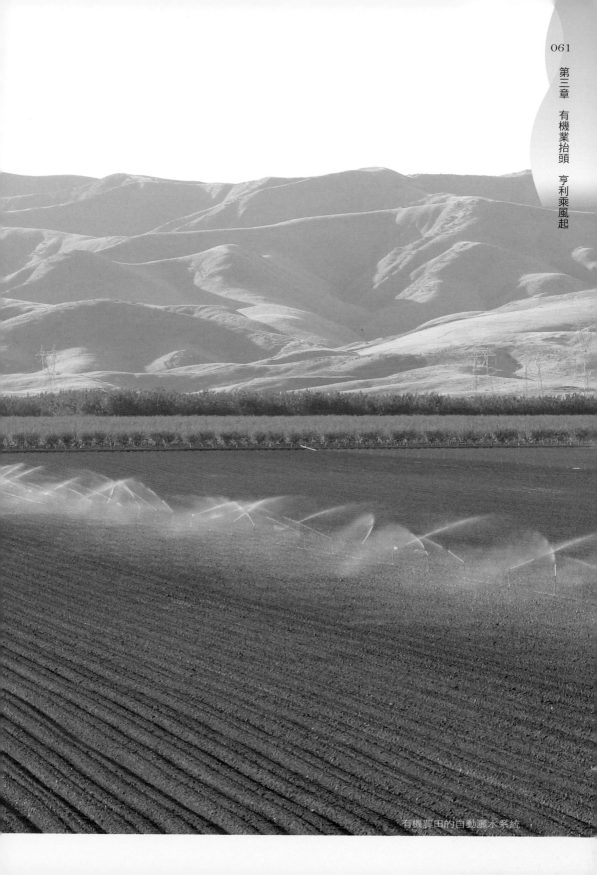

有機農田的自動灑水系統

相關理論和知識，再經過自我消化、印證之後，才一一的活用出來，比如：了解到糖尿病患者的胰臟無法自動產生胰島素，把吃進體內的食物，轉變為人體所需能量的「醣」。此時，可以用1毫克的鉀加99毫克的鉻，來促使胰臟產生足夠的胰島素，將人體血液裡的醣完全燃燒，轉變成能量供身體使用；至於鉻，在啤酒酵母和玉米油裡含量較多，鉀則在水芹、綠色蔬菜、葵瓜子和柑橘裡含量豐富。

因此當糖尿病患者上門來購買有機食品和營養元素補充品時，張明彰就會向患者建議買這些相關食品，建議他們將食療與日常飲食相結合。通常患者在確實執行「食療」飲食之後，自然而然就會感到身體的狀況日漸得到改善、病情逐漸得到紓緩，這就是「自然醫學」推崇的療效。

比如他讀到：《美國醫藥學會期刊》上曾經報導過，全美80歲以上的銀髮族，有30%的人口比例會罹患阿茲海默症（造成老人失智症的其中一種病因），這是西方醫學界在醫療照顧上相當沉重的一環。但如果銀髮族長期食用有機蔬果，對這項老年疾病具有減緩惡化與預防罹患的功效，因為有機蔬果含有大量的維他命C、E及胡蘿蔔素等高劑量的抗氧化物質，至於胡蘿蔔汁，則含有減少血液凝固的元素，而且對預防心臟方面的疾病具有很好的食療效果。因此，他會對銀髮族客戶推薦這些有益身體健康的有機蔬果。

張明彰在「食療」的浩瀚領域裡，愈來愈精進，愈來愈有心得，

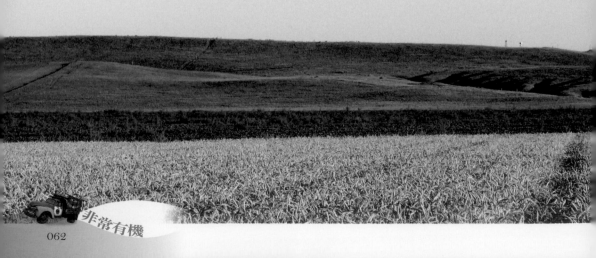

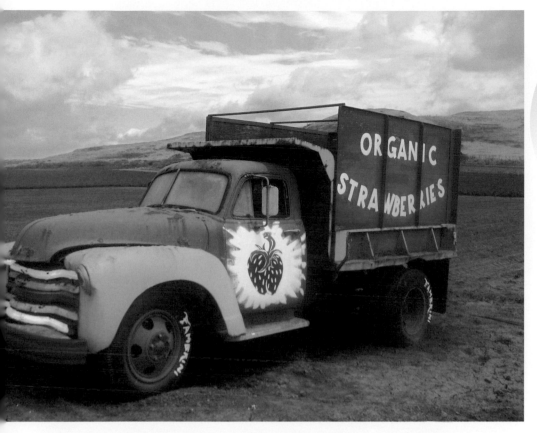

於是在「皇后健康食品總匯」的隔鄰不遠處，開闢了一間「健康治療」室，為身體狀況有問題的顧客作即時的癥候分析與食療建議，同時開始以有機蔬果等營養原料來研發保健品，以幫助不同癥候的大眾調整體質、增進抵抗力、加強免疫功能。

從1991年起，張明彰每年7月都會從紐約飛往內華達州拉斯維加斯，去參加自然醫學界舉行的年度研討會。在這項每年至少有4、500人與會的年度大型活動中，有許多國際間成就卓著的「自然醫學」專家學者，輪流發表研究心得，更有分門別類的「自然醫療」成效分享，可以說是相互激勵、學習和回饋的最佳場合，業界人士幾乎都不會錯過。

張明彰表示：「這是一個可以使參加者自我提升的自然醫學年會，比如在這個年會上認識的Dr. Susie Hale，她是位預防疾病科的專家，在美國醫學界相當有名。她的毒素危害健康的理論給我很大

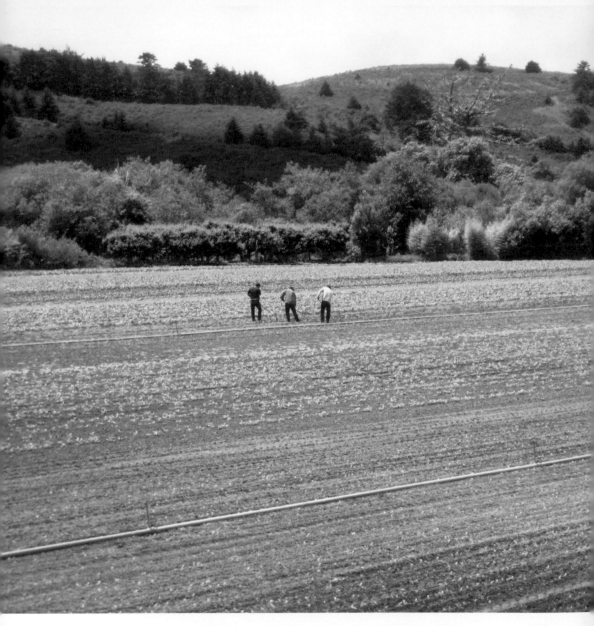

　　的啟示，讓我在『人體健康與否』和『體內有無毒素』的相互關連上得以融會貫通，她的研究報告對我具有啟蒙的作用，對她，我至今都心存感激，也一直與她保持聯絡。」

　　事實上，這是雙向的研究與成長，張明彰自己也在這項國際性的專業年會上陸續發表過不少研究心得，一場2個小時，在場聆

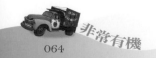
非常有機

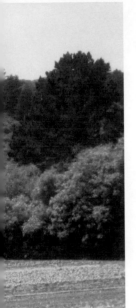

聽的醫藥學界人士很多，有些人會站起來讚美他使自己茅塞頓開，也有人會當場挑戰他的論點，而張明彰則是不慌不忙、有條不紊地解釋清楚，待觀念釐清後，這些人又會當眾認同他的論點，「在活動中，可說什麼情況都會發生，就是這麼有意思，無論如何，我還是肯定它具有增進知識、激勵成長的意義！」

從事有機產品事業期間的插曲

在1992年夏末初秋的一個週末，一對中年夫婦來到「皇后健康食品總匯」，一進門就直接走到辦公室來找張明彰，一見到張明彰，倆人一同點頭鞠躬表示誠摯的謝意。婦人面色較暗淡、體態虛弱卻笑容可掬地說：「我姓陳，專程坐飛機從台灣來紐約謝謝您，我接受洗腎已經5年了，無法小便，每週洗3次腎，一、三、五各1次，朋友介紹我吃您研發的有機保健品，只有1個多月，就能自行排小便出來，雖然量不多，但是已5年不能自己小便，再度能親自排尿，實在很快樂！所以特別從台灣搭飛機，來向您當面說聲：謝謝。」

自從研發排毒保健品及有機維他命以來，前來表示感謝的顧客絡繹不絕，但是像這樣專程從台灣搭飛機來紐約道謝的使用者，張明彰還是第一次碰到，相當意外：「妳這樣言謝太沉重了，實在不敢當！先生您貴姓？」

婦人身旁的中年男子回答：「我不出名，我的岳父較有名。」隨即拿出一張岳父的名片遞給張明彰，名片上印著「陳清皓」三個字，沒有公司名稱與個人頭銜。張明彰直爽地說：「陳清皓，我不認識！大

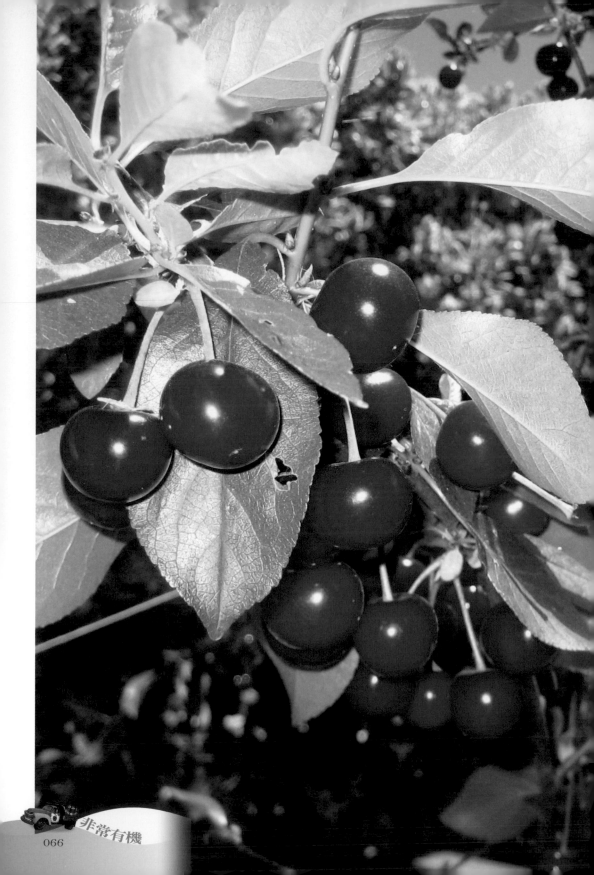

非常有機

概我有眼不識泰山吧？」雙方禮貌的再寒暄幾句，該對中年夫婦選購了一些有機產品和保健品後，沒有再說什麼，即告辭離去。

2個月後，張明彰因業務所需前往舊金山，在大夥為他舉行的歡迎餐會上，許多受惠於「有機產品」的朋友都踴躍參加，大家暢談「有機療效」之時，更推崇他慧眼獨具的研發成果。當時他順口說出了這件事，與會的一位叫劉昭芙的女士立刻表示：「我知道陳清皓是誰？他就是東帝士集團董事長陳由豪的父親。該位女士病體羸弱，應該是有一隻眼睛已看不到東西了，對不對？」張明彰點頭確認。「她就是陳由豪的姊姊，那位男士應該是她的先生，也就是東雲建設的董事長。」移民美國多年的張明彰，對這一層政商人脈關係毫無所知，因而不清楚陳清皓早年在台灣商界響噹噹的名氣。

後來又聽到另一位與陳女士較熟稔的朋友相告：當初陳女士曾捐贈巨款給北加州的史丹福大學醫學院，希望有機會能提早接受換腎手術。在辛苦等待腎臟捐贈者之時，一位認識「有機」具「療效」的朋友，好心地送給她2罐張明彰研發的有機保健品，沒有想到她服用完畢之後，居然能自行排尿小便，這讓她更急切地想要換回久已失去的健康。

事隔沒多久，就有傳聞說：陳女士跑到中國大陸去接受換腎手術，在手術之後2個星期即出院，打算返回台灣靜養，沒想到在路經香港轉機之時，身體卻出現新器官的排斥反應，只好在香港暫時停頓休息、希望控制住排斥現象，然而事與願違，沒多久她就往生了。

張明彰表示：「如果陳女士不急著換腎，而是改變自己的飲食習慣，完全以有機食物作日常餐飲，藉著食療的幫助，慢慢地恢復腎功能與提升身體的免疫力，雖然不能保證一定可以完全恢復她失去已久的健康，但是卻可以肯定的說，她絕不會因為換腎排斥而遽然離世。我真替她感到惋惜，明明已經感受到有機的療效，卻沒能繼續堅持，去善用有機對身體機能、身體器官的強化作用，實在可惜！」

有機與婦女健康

　　為了加強筆者對「有機」與「自然療效」密不可分的認識，張明彰以女性子宮為例，作了詳盡的說明：在沒有懷孕時，婦女的子宮是女性身體最大的排毒器官，身體裡積存的毒素，週而復始每個月定期地藉由子宮壁脫落（月經）而大量的排除到體外。

　　一旦女性懷孕，這個最大的排毒器官立刻轉變成最乾淨的溫床，保護胎兒健全成長。此時，女性身體的排毒功能，就會從子宮轉換到消化系統、排泄系統和腦下垂體，如腎臟、肝臟、皮膚等器官組織來執行排毒工作。如果這些排毒的管道健全，在懷孕初期，懷孕的婦女往往不會察覺自己已有身孕，也不會有任何身體不適的反應。

　　然而，有些婦女從懷孕一開始就出現嘔吐現象，那就說明她身體轉換排毒的管道不怎麼通暢，可能不怎麼健康，因此讓排毒功能或多或少受到影響。另外，有些孩子出生時會出現輕重不一的黃膽病，甚至有「臭頭破耳爛皮膚」的現象，就是因為母體第二順位的

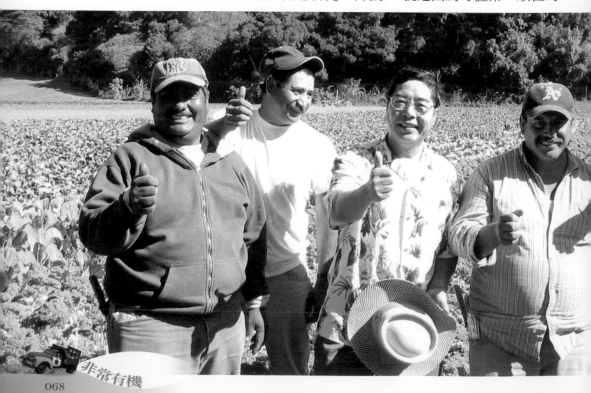

排毒管道不通暢，不但無法將身體內產生的毒素完全排除到體外，更會將未能排乾淨的毒素經由臍帶輸送給胎兒，讓胎兒在接收母體營養的同時也接收到毒素，這也就是為什麼各國醫學界極力呼籲：抽菸、酗酒、吸毒成癮的婦女，千萬不要隨便懷孕，以免遺害下一代，造成許多無法彌補的遺憾。

反之，如果懷孕婦女的輔助排毒管道健康、通暢，妊娠期間完全採用有機食物、有機飲食，給胎兒一個乾淨沒有毒素和沒有雜質的生長環境，胎兒就可以吸收完全的營養，可以健健康康地發育成長；即使母體本身羸弱的婦女，在懷孕期間改吃有機食物，就可以提供胎兒無污染、無雜質的營養，胎兒也因此得以生長得身強體健。

這些孩子在自然醫學界，稱之為「有機寶寶」，他們出生後的共同特徵是皮膚細緻、活潑靈敏、精力充沛、觀察力敏銳，也好養好帶，快高長大。

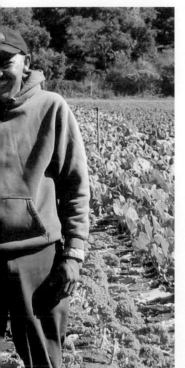

另外，同理可證在停經後的婦女身上，因子宮不再執行排毒與生育的工作，在排毒功能逐漸減退時，第二順位的排毒管道，比如：腎臟、肝臟、皮膚等器官，在組織不通暢，不能順利地承接排毒任務時，將使得停經後的婦女出現類似懷孕婦女的嘔吐、盜汗、體熱、心悸、虛弱、頭暈目眩，甚至四肢無力等等症狀，醫學界將之統稱為「女性更年期現象」。

張明彰告訴筆者，要解決女性更年期的困擾很簡單，就是直接去疏通排毒管道，而有機飲食正是純天然、最理想的排毒清道夫，以及健康營養的總樞紐。簡而言之，有機食品能讓更年期的婦女遠離更年期的困擾。

張明彰在有機領域的成就

20多年來，好學不倦的張明彰在「自然醫學」及「自然療法」領域裡，一直孜孜不倦、努力精進，先後與國際間多位學者專家相互交流、互相切磋，其間有不少人值得記述，比如：

Dr. Cory Carter，以淋巴腺專科享譽國際醫學界30多年。

Dr. Theresa Dale，經常應邀到德國、英國傳授自然療法，是一位營養專家兼全科醫生。

Dr. Richard Drucker，精研有機土壤及有機生化。

Dr. Ellen Jensen，在瑞士開設健康診所、並在新墨西哥州州立大學研究有機營養近30年。

Dr. Audreas Mark，精研排液法，早年在德國慕尼黑接受醫學教育，之後到美國研究自然醫療，經過27年的研究與實務經驗，最終成為有機禾草藥草的自然醫學權威。

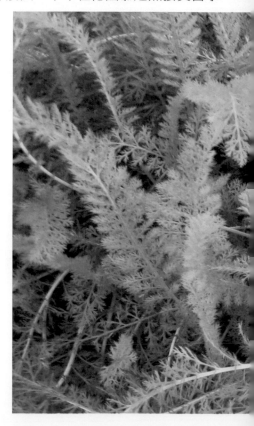

Dr. Jarik G. Nakouzi，以有機食物透過順勢療法而成為腫瘤專家，他早期在羅馬完成醫學教育，後來專研治療腫瘤的方法，有豐富的臨床經驗與治病心得。

Dr. James Overman，是一位國際知名的寄生蟲專家，在20世紀末那幾年，他總共替1萬5千名非洲肯亞人排除了體內的

寄生蟲。除了在肯亞設立專業診所之外，更經常到美國與自然醫學界切磋寄生蟲所引發的各項疾病，諸如關節炎、心臟病、子宮內膜異位、不孕症和癌症等治療方法。

　　從這些同業與前輩各自的專業領域中，張明彰得到許多知識啟蒙、經驗指導與心得印證，再加上他本身的學養，就像繭蛹蛻變成大王蝶那般，卓然而立的在有機領域中，成為一位受人矚目的「專業龍頭」。

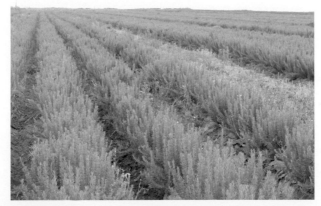

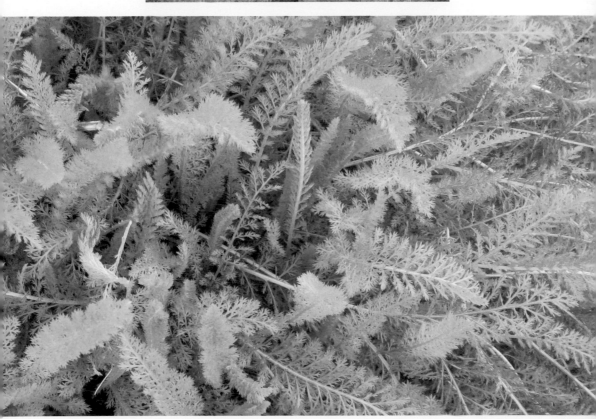

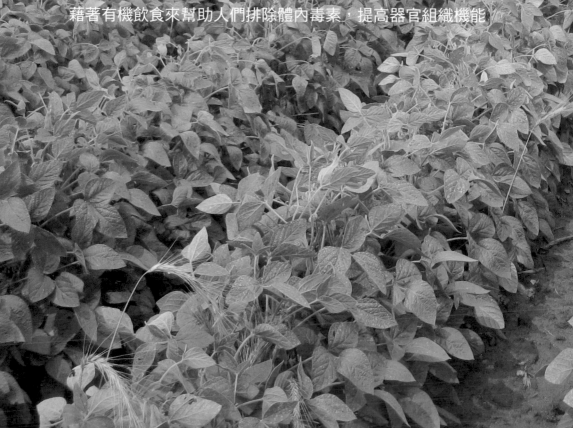

第四章
有機與生機　藥用與食用

生機飲食是完全生食大自然食物、生飲天然純淨水

將最原始的食物能量直接生吃到身體裡

有機食療完全著重在：萬病歸一毒的理念上

藉著有機飲食來幫助人們排除體內毒素，提高器官組織機能

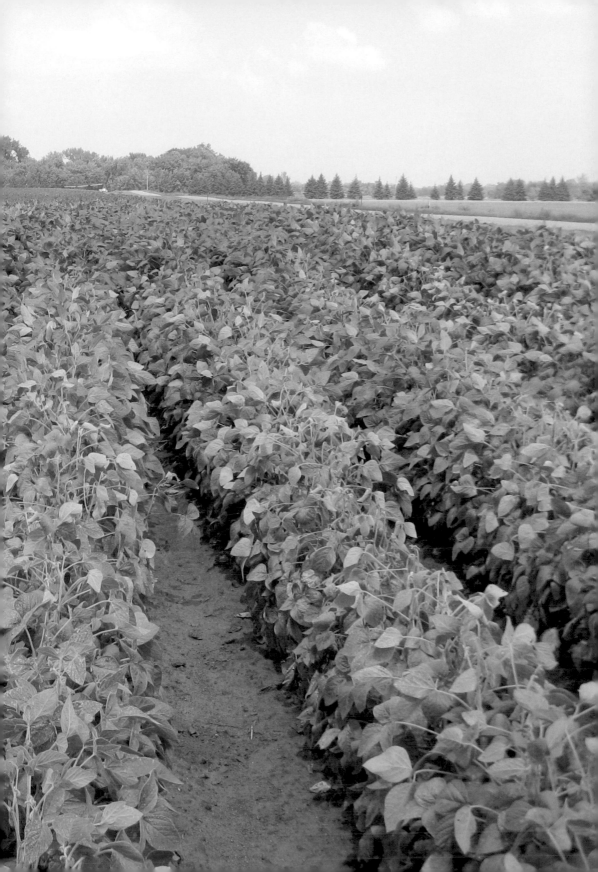

風起雲湧的有機思潮

從1800年代開始，環境保護意識在美國漸漸興起，可以說是有機思潮的源頭，由此之後，愈來愈多的團體、個人、農場、店家，加入了這個行列：

1946年，奧勒岡州率先將「有機」立法，在美國51州中開「有機耕作」先河，實行堆肥種植，禁止噴灑農藥。

越戰期間，有200多位反戰的嬉皮人士，以「和平、環保」作訴求，呼籲大家遠離血腥殺戮，崇尚共生共容回歸大自然的方式，他們聚居到亞歷桑那州，選擇在將近200公頃、人煙稀少的荒郊野外，過著自耕自食返璞歸真的有機生活，這些所謂的嬉皮人士男女老少都有，他們栽種有機蔬果糧食，並且自製有機產品販賣，被後人譽為「有機先知」。

1977年，爾尼（Ernie）和貝雷（Barry）開創了「紐約健康食品總匯」（張明彰於1982年買下，改名為「皇后健康食品總匯」），專門為素食主義者與特別需求健康食品的人士，提供一個銷售五星級健康食品的園地。

隨後有一位名叫Albert Organic的農夫，積極地擴大種植「有機農作物」，提供給美國東岸的新鮮蔬果市場。

不久，印度瑜伽大師Sri Swami Satchidananda來到紐約，他在曼哈頓市區，開設「Integral Yoga瑜伽健身」學院，藉著瑜伽動作來傳遞「冥想觀照」的思維、提升人們心靈的層次。1979年，他在學院隔壁開設了Integral Yoga Natural foods有機健康食品店，鼓勵人們生吃「完全食物」、作「瑜伽健身」，藉此達到身心靈平衡的理想境界。

同時，具有前衛精神的紐約「有機電台」也在此時成立，它為當時仍是小眾人口的有機人士，提供了許多生活指引，尤其是該台台

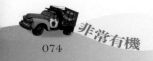

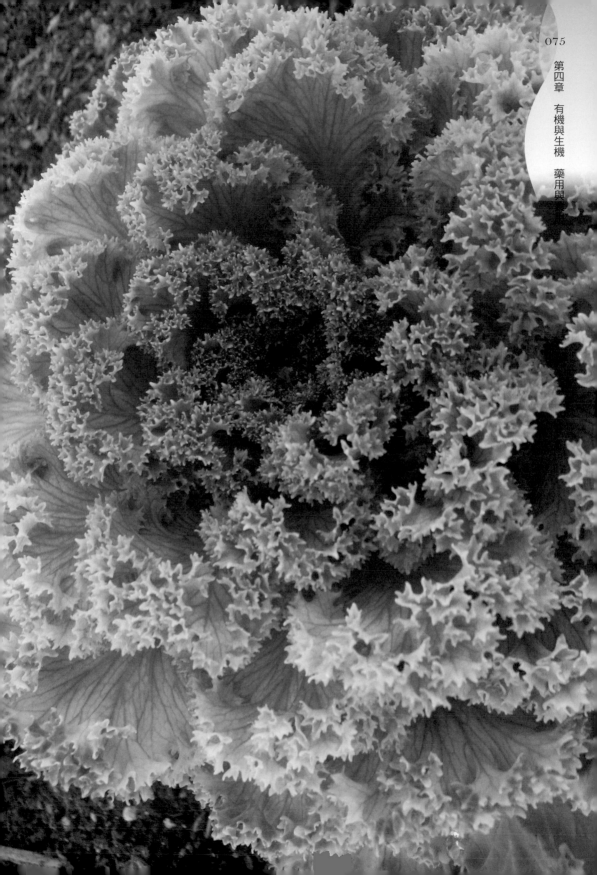

柱——凱瑞·諾爾（Gary Null）主持節目生動有趣、包羅萬有，讓有機推廣的工作一日千里。

1982年，安·威格莫爾博士（Dr.Ann Wigmore）在波士頓創設天然食療學院，身體力行完全生食、生飲，宣導「生機飲食」，同時，波士頓地區也開始了有機健康食品的販賣。

1989年時，發生的「愛樂事件」，不但喚醒了全美國人對飲食健康的覺醒，也為有機業帶來了推波助瀾的巨大改變，並且隨著人們「活出健康」的認知，讓「有機業」發展得更是欣欣向榮。

隨後，在加州、德州、佛羅里達州和新墨西哥州等地，也分別設立了「自然醫療」的中心和醫院；全美各地的農場更是應市場需求，陸續展開大面積的「有機耕作」，漸漸的「有機農作物」愈來愈多，不但在許多商店與超級市場中都可以買得到，更出現許多以銷售「有機農產品」和「有機食品」為主的鮮果食品公司，其中開設在南加州的Trader Joe健康食品公司，就是在90年代前後開設至今的店家之一。

1997年，聯合國糧食與農業組織特別訂定該年為「國際有機年」，從此讓有機業邁入了另一個全新的里程碑，不但使得有機文化大行其道，吸引愈來愈多人嚐試「生機飲食」，連帶地也促使了與身心靈健康息息相關的「有機思維」，漸漸成為國際社會關注的焦點，在邁入21世紀後，「有機Organic」更成為地球村人類意識形態的主流思潮。

近年來，美國農業部官員也不斷指出「有機農田」的迅速擴張：在2003年時，根據農業部的統計資料顯示，有機農田已達234萬3千英畝，占美國全部耕地面積的1.92％；到了2007年時更擴增到486萬英畝；預計到2012年時，將會增加到1294萬英畝，到時有機農田將占全美耕地面積的9.06％，相對的，有機農作物也會大量增產，以供應日漸增加的有機消費市場。（註3）

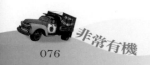

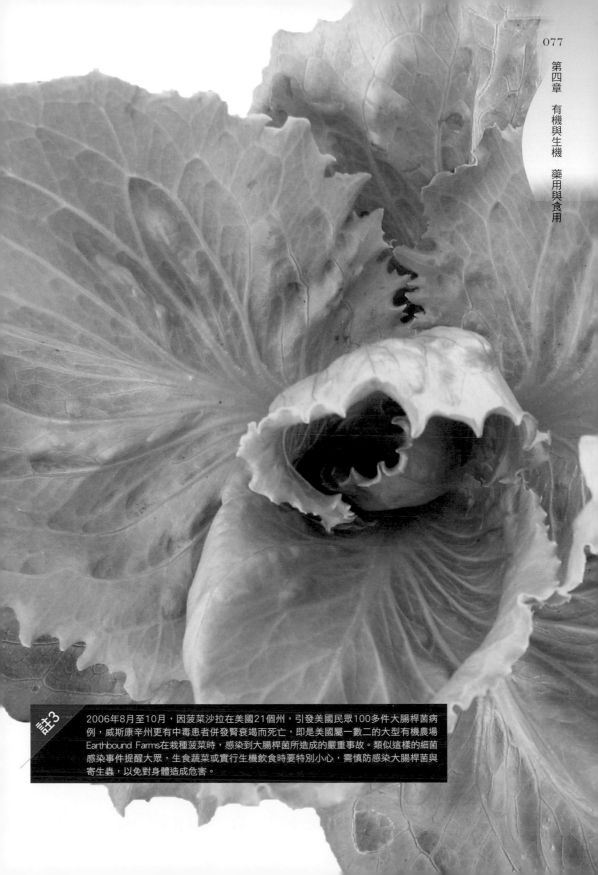

註3 2006年8月至10月，因菠菜沙拉在美國21個州，引發美國民眾100多件大腸桿菌病例，威斯康辛州更有中毒患者併發腎衰竭而死亡，即是美國屬一數二的大型有機農場 Earthbound Farms在栽種菠菜時，感染到大腸桿菌所造成的嚴重事故。類似這樣的細菌感染事件提醒大眾，生食蔬菜或實行生機飲食時要特別小心，需慎防感染大腸桿菌與寄生蟲，以免對身體造成危害。

有機食品的分類與定義

　　談有機、說生機，筆者在張博士指導下，不但介紹了「有機思潮」的沿革，更詳述了當今世界的有機食品分類：

一、有機食品類（Organic Food）

　　首先，它嚴格要求種植土壤必須經過3年的休耕或廢耕，灌溉用水也必須完全沒有污染，耕作時得採用有機種子，並絕對禁止採用基因改造，或與基因改造有關的種子，必須使用天然有機肥料來

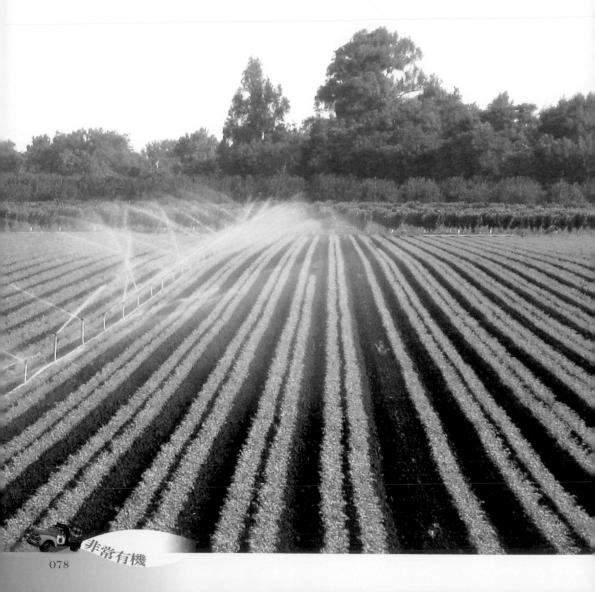

施肥，不得使用化肥，也不能使用植物生長激素，更絕對禁用殺蟲劑、除草劑、殺菌劑，另外，汽車行駛經過有機農場周邊的道路時，更需減速慢行，時速不得超過5英里（或8公里），農場四周有緩衝隔離區（Buffer zone）設置，以免受到周遭環境或非有機農場的污然。

在這種嚴格的條件下，所生產的農作物、五穀、蔬果、禾草，才能被稱之為「有機新鮮產品」(Organic Fresh Products)。

假若以有機新鮮食品來製作產品，則必須保證在運送過程中不加蠟（特別是草莓或蘋果類），加工時，也不加防腐劑、安定劑、人造香料、色素，才能叫作「有機產品」(Organic Products)。

在畜養家禽家畜方面，如牛、羊、豬、雞、鴨等，不能實行密集圈養，而是完全自然放養，只能供應自然草料或有機飼料（如有機豆類、玉米），不得餵食抗生素、荷爾蒙、長肉劑，特別是飼養牛隻時，不能在飼料內摻入1/3的軋碎廢報紙，如此飼養的家畜才能稱作「有機牲畜」或「有機肉類」，至於它的副產品，如蛋、牛奶、羊奶，才算是有機蛋、有機奶。這是食品分類等級中的最高級食品，被稱之為「五星級有機食品」，或A級食品。

二、生態食品（Ecological Food）

它的種植、養殖、畜養方式，與有機食物所需求的標準相同，只因緩衝隔離區（Buffer zone）受到某些條件限制，無法達到有機食品標準，所以，此類生態食品就被稱之為「四星級有機食品」，或B級食品。

三、過度期食品（Transitional Food）

這是近期在市面上出現較多的食品和農產品，雖然依照有機法規來耕種，但是3年休耕或廢耕期未到，未能完全達到法規標準，以至於產品品質有時幾乎已經接近有機要求，甚至於完全與有機產品相同，卻因為土壤裡含有過去殘留的農藥，讓產品或多或少無法通過

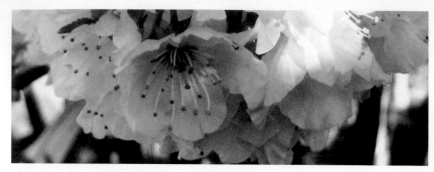

檢驗標準,所以被歸屬於「三星級有機食品」,或C級食品。

四、一貫食品（Sustainable Food）

這種食品的種植農場,沒有達到有機產品的嚴格標準,一般也沒有特別要求,它允許有限度使用農藥,也不保證產品有或者沒有殘餘農藥,屬於D級食品。

五、無農藥食品（Pesticide Free Food）

為了清除殺蟲劑、除草劑、滅菌劑的殘留,耕種時可能使用了大量化學氮肥,此類食品可能含有農藥殘餘物,屬於耕地的歷史因素使然,在食用上它還是具有相當程度的安全性,屬於D級食品。

六、未灑農藥食品（Unsprayed Food）

這類食品允許使用化學肥料,卻不准使用農藥,連殺蟲、滅菌、除草等藥劑及植物生長激素亦不准使用,產品可以說污染較少,但不保證是最好的。事實上,耕作的農夫也不在意耕種的土壤肥料是否足夠,或土壤裡是否含有污染殘留,這類農產品屬E級食品。

七、完整蟲害控管產品（Integrated Pest Management Food）

這類食品註明保證不使用農藥或化肥,但離有機食品的標準尚有距離。對蟲害的防治,如捕殺蘋果害蟲的飛蛾,採用性誘劑（Catch it with glue）來吸引雄蛾,促使雌蛾產下的蟲卵全是空包蛋,無法孵出危害蘋果的幼蟲,即為俗稱的飛蛾汽車旅館（Coldin moth Motel）,這種旅館只能Check in,不能check out。這種產品屬於B級食品。

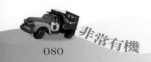

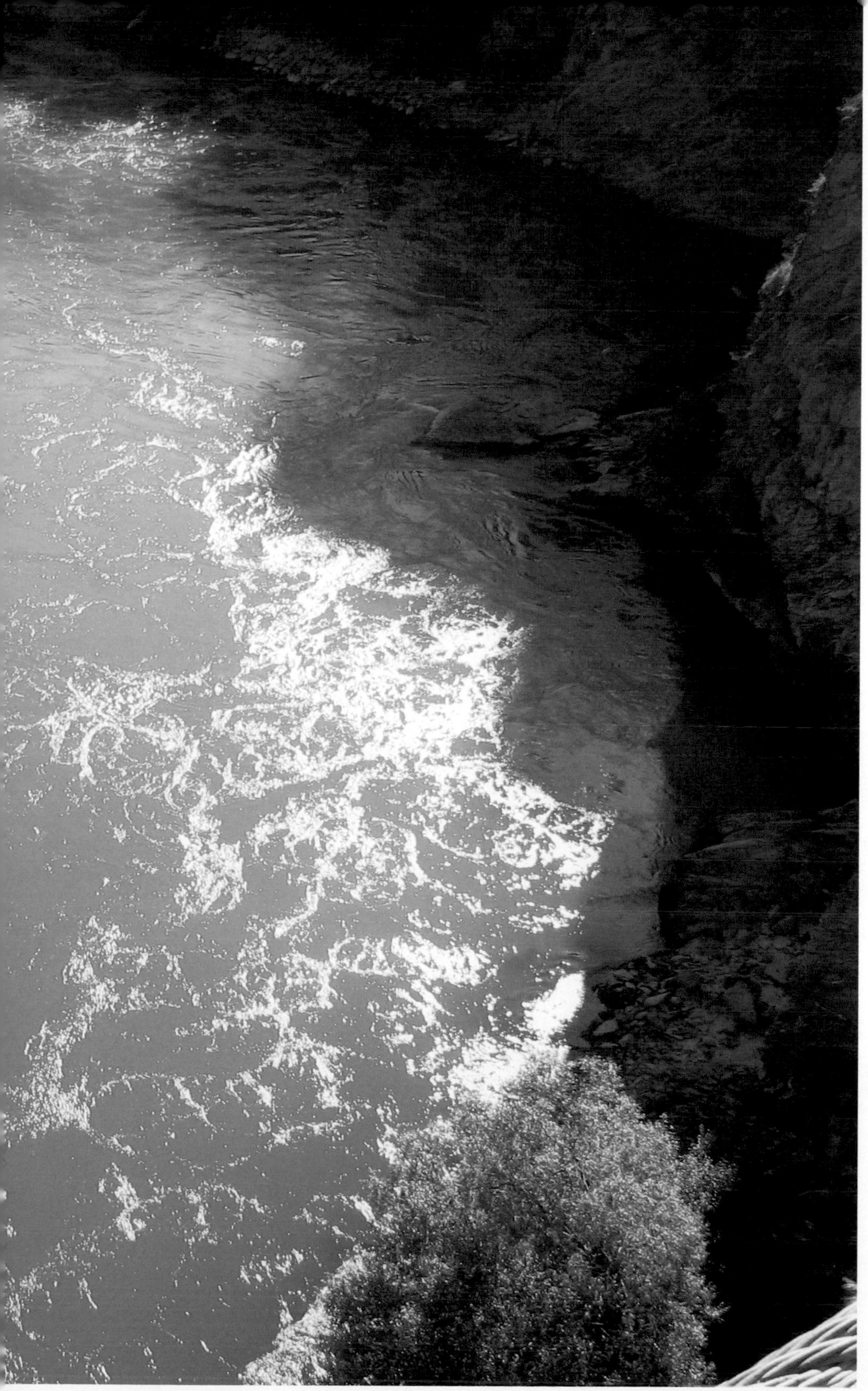

八、營養淨化檢測食品（Nutri-clean Tested Food）

一般由立場超然的食品試驗室，針對上市的新鮮蔬果禾草等食物，來進行檢測，觀察是否含有殘留的農藥，只要含量未超過法定規定，讓消費者可以免於不必要的傷害，就會准許消費者購買這類產品，只是，它與A級有機食品有段差距，因此被列屬於D級食品。

九、野生採集食品（Wild Crafted Food）

美國加州、佛羅里達州的草莓、漿果、禾草類，以及華盛頓州的松茸，都屬此類野生食品。但是野生歸野生，它並不保證未經污染、沒有農藥，因為美國森林管理局與荒野管理局，為了要消滅瘧蚊，確保遊客免於蚊蟲騷擾，多年來不定期地在森林和偏遠地區的空中噴灑殺蟲劑，因此無法理所當然地認定偏遠又野生的蔬果就一定無污染。

十、阿拉食品（Halal Food）

這類食品是回教徒認定為可食的潔淨食物，它要求食物的所有組

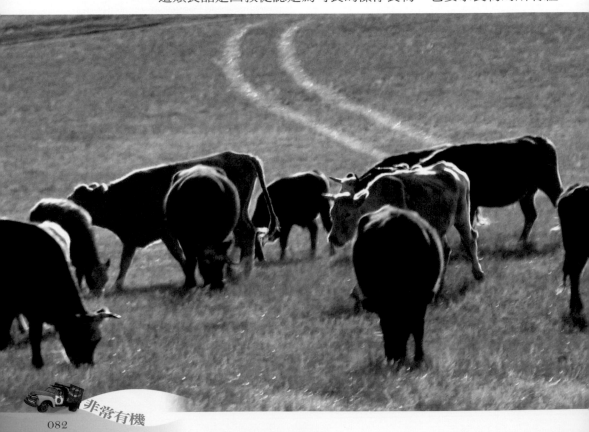

成成分中，不能含有任何豬肉、豬油、酒精，並且需要經過世界三大回教阿拉食品認證牧師，來親臨目睹檢視並授證才可食用。

十一、科休食品（Kosher Food）

這類食品的考量標準在製造的準備過程，以及牲畜宰殺的方法，而不是考量是否含有農藥或化學污染。它要求在宰殺牲畜前，必須先做傳統猶太教的祈禱與祝福，並減輕被宰動物的痛苦與驚惶，它不必是有機食品，也無此要求。

在紐約州，若超市或雜貨店銷售科休食品，就必須在店門前掛一個小招牌寫著「我們售賣科休食品」（We sell Kosher Food）！這只是紐約州法的規定，因為美國是聯邦政府，各州有各自的州法，而且各自獨立執行，因此並非每一個州都被要求奉行這項法律規定。

十二、基因改造食品（GMO Food）

這類食品的植物在栽種時，為了因應增加產量、長久保存等多

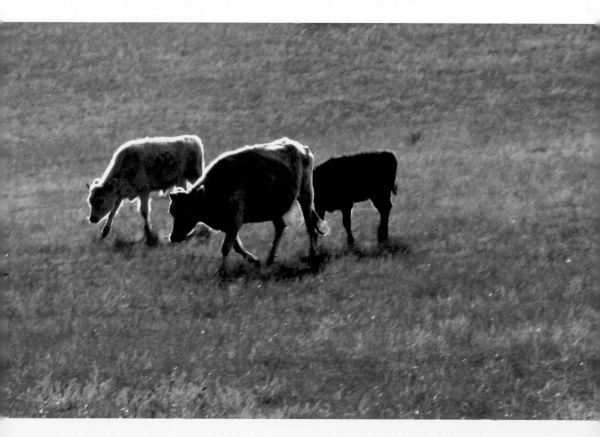

重目的，而採用改造基因或改良基因的種子來耕作，比如大豆、小麥、水稻、玉米、蕃茄等等，在現今的食品消費市場上處處可見、俯拾皆是。以大豆來說，科學家在原有的大豆基因中，加入了牛肉的基因來加以改造，促使大豆的顆粒碩大厚實，藉此滿足以豆類作主食者日益膨脹的需求。

這種基因改造過的大豆，受到素食者和極端素食主義者的排斥，他們會問吃這種食物，到底是吃大豆還是吃牛肉？一旦改造基因發生突變，到了第二代、第三代後，又會變成什麼？對食用者的人體組織會不會造成變化？

對於如此嚴重破壞物種定律，完全違背造物者大自然規律的基因改造食品，到底會對人類健康產生什麼樣的影響，其實連科學家都不敢往深遠想像。因此國際有機條例中明文規定，完全禁止採用基因改造的種子來耕作。

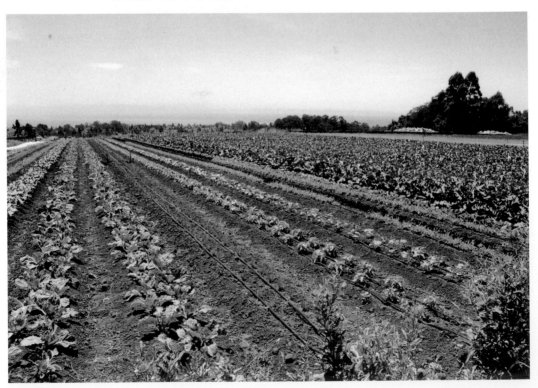

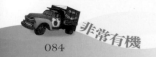

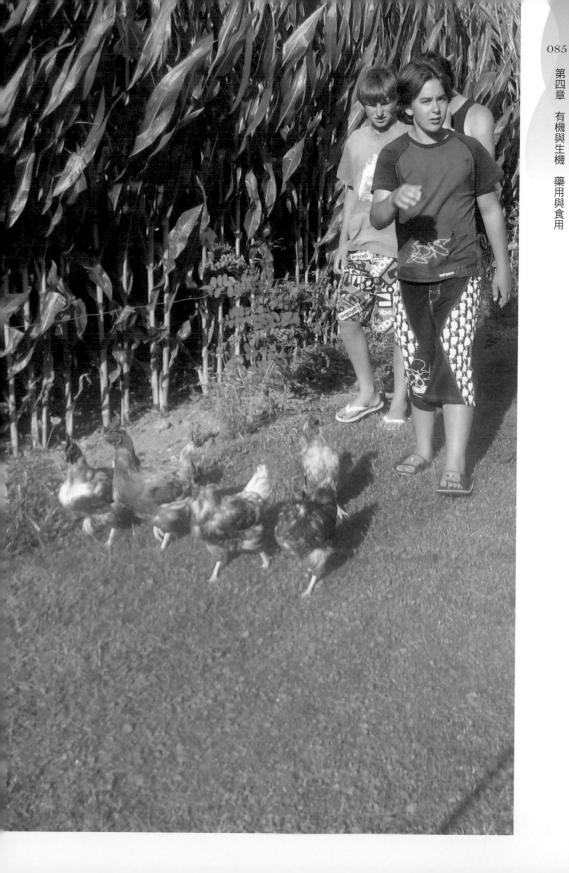

十三、生機食品（Living Food）

　　起源於西元前數千年的印度，在加爾各答、新德里、孟買、Albandaba、Bangalore等地，西方國家則以美國波士頓的安·威格莫爾博士為代表，主張全素、生食，至於是否有機，安博士在生之時並無訴求。

　　奉行生機飲食者亦稱印度派或稱極端派，與主張葷素無妨，生食熟食均可的日本派或稱溫和派，是當今世上追求健康的兩大飲食派別。

十四、天然食品（Natural Food）

　　二星級的食品，屬於污染較少的傳統食品類，這類食品並未要求是否屬於有機種植，但卻要求必須在噴灑農藥的藥效消失後才可採收，加工時也不能使用人工色素、安定劑、防腐劑，或其他化學成份。

十五、傳統食品（Conventional Food）

　　這類食品屬於一星級的食品，農作物的種植土壤並未要求先休耕或廢耕3年，也沒有禁止採用基因改造的種子，除了可以合法噴灑農藥、殺蟲劑、殺菌劑、化學肥料等等，還可以使用生長激素來加速作物生長。它是農作物在耕種、收成、加工，以及產品運輸、儲存

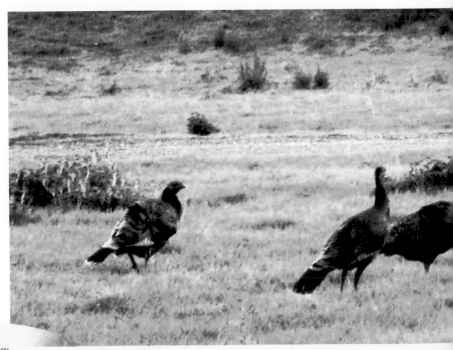

等所有過程中，要求最低的低等級食品。

十六、機能性食品（Functional Food）

　　這類食品是有機食品裡的極品。為了促使產品擁有機能性效果，首先作物必須選擇最佳品種，種在最適宜的土壤、氣溫、日照和緯度上，以期達到最高營養的要求，另外，在種植、生長、採收、運送、儲存、加工，以及包裝等過程，也必須完全吻合有機法規。

　　以小麥草為例，在種植之初，選擇Hard Wheat Berry品種的種子，完全依照上述條件要求，成長到冬季才採收，若屬二期麥作，冬季採收的小麥草蘊含的營養成份，如維生素B群、維生素E、鎂、鐵、鋅、硒等礦物質特別豐富，若在夏季即採收則不屬此機能性食品列。

　　同理也可以運用在種植大豆上，在34種大豆品種中，選擇纖維質高、脂肪及熱量含量低，卻有豐富鉀、鐵、鋅和維生素B群的品種來擴大耕種，就能生產出營養價值極高、熱量卻很低的大豆，此類大豆具有機能性療效。其他農作物均可以此類推。

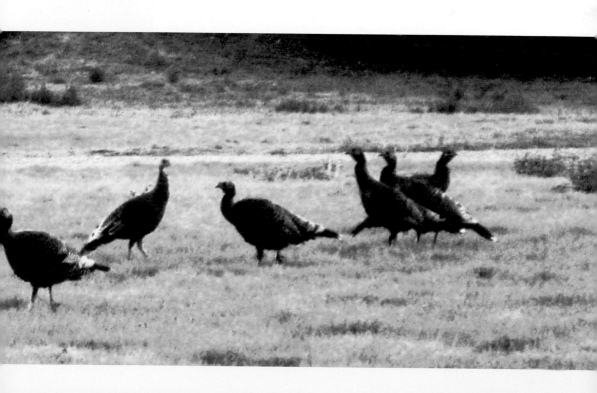

探索自然醫療中心的虛實

　　1985年盛夏的某一天，張明彰接到一位美國女士的來電，電話中她自我介紹是葛森博士，在國際間從事「自然醫療」工作多年，她聽說「皇后健康食品總匯」在紐約地區經營得有聲有色，經常與有機電台舉辦活動，也聽說有業界專家在店中舉行「身、心、靈」專題講座，建立起很好的口碑。葛森博士表明也想商借「皇后健康食品總匯」的停車場，讓她舉行「有機食療」的健康講座。希望能來參觀「健康食品總匯」，並且面談舉辦講座的形式與程序。

　　葛森博士在到訪與面談時，非常強調自己在「自然醫療」上受國際推崇的成就，歡迎張明彰前往參觀她總部設在南加州聖地牙哥的「自然醫療中心」。事實上，聽完葛森博士描述她的「自然醫療」治癒許多癌症病患之後，在好奇心的驅使之下，張明彰決定作一趟聖地牙哥之旅，實地去了解葛森博士的「自然醫療中心」到底在做些什麼？什麼是她口中廣受國際好評的「自然療法」？如果真的是值得信賴的「自然療法」，肯定歡迎葛森博士來辦講座。

安·威格莫爾博士在新墨西哥州的養生中心。

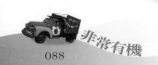

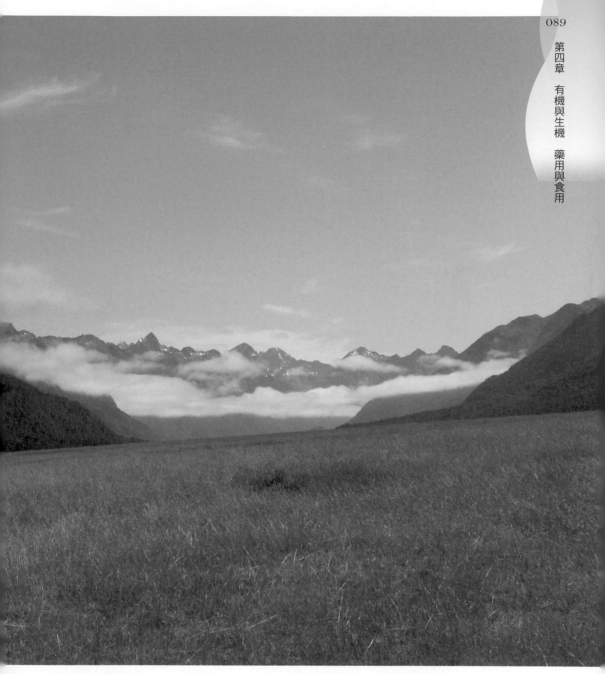

　　在抵達聖地牙哥「自然醫療中心」時，張明彰說明自己的來意，
希望能親身體驗，接受一天一夜的「治療」。接待人員故意開出300
美元的收費價碼，只收現金、不收信用卡，治療地點不在美國，而
是在墨西哥邊境大城提華那市。張明彰沒有被嚇跑，付現金就付現

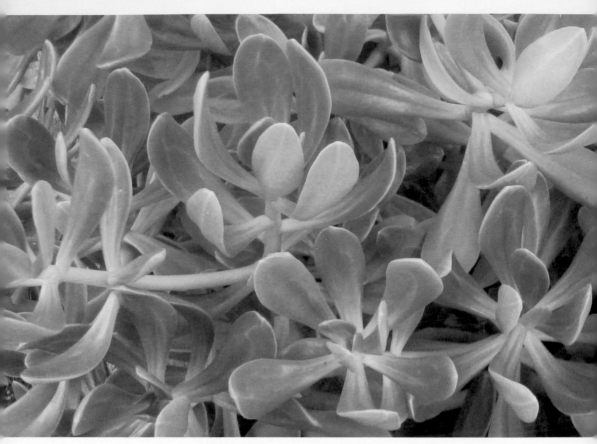

金，入「寶山」豈能空手而回？只是他有點納悶，為何辦公室設在美國，醫院卻設在墨西哥？是房地產便宜和人工低廉的原因嗎？

在中心內接受「醫療」的人全是癌症或腫瘤病患，病情幾乎都相當嚴重。他們每天三餐的飲食全是有機食品，如沙拉、果汁和五穀類餐點，每天進行「水療」1次，幫助病入膏肓的患者排便、排毒。

在進行水療時要求：水溫不得超過攝氏32.2度，以免燙傷腸壁，水療機高度不得超過平躺患者肛門位置3英尺以上，避免水壓太大導致腸壁爆破。接受水療的病患必須事先作肛門檢查，若大腸不健康或腸壁太薄，均不適宜進行水療，以免患者發生腸潰瘍，或造成腹膜炎而危及生命。

張明彰付清1天300美元的費用，即住進葛森博士在提華那市的所謂「自然醫學」療養院，因而對葛森博士所從事的「自然醫療」，

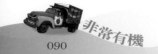

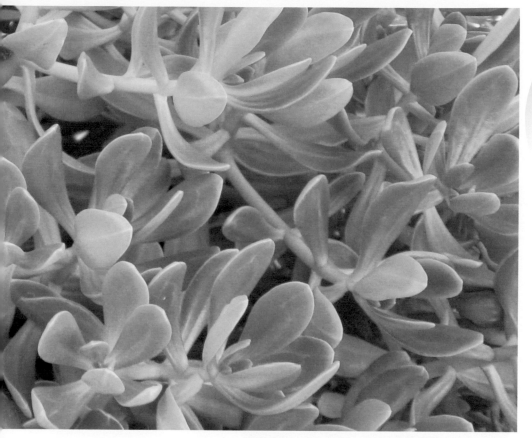

有了進一步的了解。

在提華那市除了葛森博士那座療養院外，還有17家相關的癌症腫瘤醫院，分屬不同的醫生擁有，這些醫院具有共同的特色：外觀壯麗新穎、硬體設備先進。當時美國食品藥物管理局FDA沒有批准的用藥，包括來自世界各地的藥草，美國醫學界沒有採行的「治癌」方法，在那裡完全被採用。

葛森腫瘤醫院所謂的「食療」，三餐提供病患Buffet型態的自助餐，雖然全是有機食物，怎麼算1天也吃不到300美元。最離譜的是醫院給病患服用的所謂「治癌神藥」，有不少是中藥草，醫護管理人員卻向張明彰強調那些是藥效甚佳的昂貴草藥，小小1瓶售價是200多美元。張明彰不看還好，低頭仔細一看，嚇了一跳，瓶蓋上寫著中文「人民幣十元」。張明彰當場五味雜陳，內心有著無以名狀

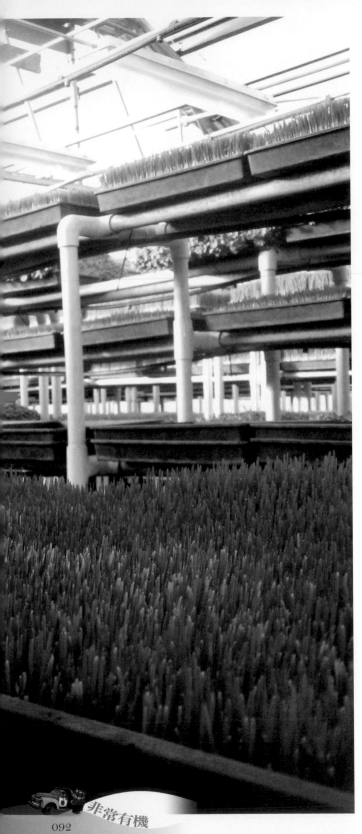

的「難過」，來接受治療的病人是心甘情願？還是蒙在鼓裡不知情？

有機食品能促進人體健康是無庸置疑的，然而是不是「只要能治癒患者」就可以不擇手段？走在美墨兩國法律灰色地帶的商業行為，應該鼓勵嗎？看來葛森博士及其經營團隊創設「自然醫療中心」，有許多與美國保障人權的法律背道而馳，如果答應葛森博士來辦講座與說明會，有可能讓消費者誤會張明彰認可葛森的「經營理念」，這與他為人處事也需合法守道、正直「有機」的理念，完全不相符。

張明彰始終相信：誠信至上，是開門作生意的原則；有機商店更需要確實地遵從這則信條。因此，他不願意盲目地被生意人藉著「有機食療」為名，任其達到招攬生意的目的，所以毫不遲疑地向葛森博士說：No！斷然拒絕了她想要在「皇后健康食品總匯」開設「有機食療」講座的要求。

對動機不純正的人，張明彰會拒絕商借「皇后健康食品總

匯」來舉辦健康講座，對某些默默在推動「天然食療」的人，他反而會主動連絡，歡迎來訪，比如在美國倡導「生機飲食」的鼻祖——安·威格莫爾博士（Dr.Ann Wigmore）就是其中之一。

與安·威格莫爾博士亦師亦友的情誼

80幾歲的安博士不但多次在「皇后健康食品總匯」舉行生機保健講座，也請張明彰到波士頓她的「天然食療學院」去作講師，專題講解身體「組織淨化」課程，並且請他幫忙解決小麥草發黃枯死、根部發霉的問題。而她每次到紐約，不論應邀參加宴會或作「生機飲食」演講，都以張明彰的家為落腳處，直到她突如其來過世，安博士與張明彰一直保持深厚的「亦師亦友」情誼。

安·威格莫爾是家住波士頓的東歐移民，1909年出生於立陶宛，幼年與青年時期曾經歷經一次大戰與二次大戰的戰亂，顛沛流離中輾轉逃難到美國。21歲結婚，31歲懷孕，因身體瘦弱子宮長瘤，分娩十分困難，生育女兒讓她吃盡了各種苦痛，而病魔也從來沒有放過她，從血毒、直腸癌到皮膚癌，大大小小的病痛數也數不清，西醫對她早已是束手無策，她卻發展出一套自己的生存之道，那就是：生機飲食。

安博士在自己的著作中敘述，如何以營養豐富的麥草汁當藥，以新鮮芽菜（苜蓿芽、豆芽、蘿蔔芽等）及各種蔬菜水果當食物的生活方式，讓自己起死回生，之後，更藉由這種飲食方法挽救了許許多多生命垂危者的性命。

安博士曾經說過，「我當初在波士頓的生活真的很窮困，那個年代沒有所謂的健康食品、有機食品，就算有也相當昂貴，即使是便宜的新鮮蔬果，我也沒錢買，除了吃自己種的馬鈴薯、自己烤的麵包之外，只能天天走到河邊去採野菜、野草來吃，但說也奇怪，這

些我僅有的、簡單的生活方式，居然讓我活了下來，幾個月過後，這個痛、那個病漸漸離我遠去，這使我想起自己的外祖母。」

「記得正值第一次世界大戰之際，整個村莊都鬧糧荒，沒什麼東西可吃，老人家走遍鄉間原野去採野菜、野果、野草、野豆及堅果種子，拿它們當作食物幫助村民維持生命；她還把青草剁碎，敷在傷兵與受傷村民的傷口上，許多人都誇讚非常有效。」

談起往事，安博士向張明彰承認，她或多或少遺傳到祖母「草地郎中」的天賦異稟，「年輕的時候，我曾經在聖經上讀到一段話：有個罹患重病的國王接受上天的指引，叫他到野外去，學牛一樣大吃青草，國王照做之後，病痛就不藥而癒。這一段話給了我很大的啟示，我相信原野中的青草具有天然的保健功效，於是就著手收集各式各樣的種子來試驗，後來發現營養價值很高的小麥草最理想，於是我大力地向人推薦喝麥草汁：1次喝2盎斯（約56.7公克），1日的營養就足夠了！如果能直接喝就直接喝下，如果覺得太澀，可加點檸檬、蜂蜜或糖蜜來調和口感，或加水稀釋再喝。」

安博士隨時隨地都會與人分享喝麥草汁的好處，「可別小看那2盎斯（約56.7公克）的麥草汁，它含有豐富的維生素群、礦物質、微量元素、胺基酸、蛋白質和葉綠素，以及直到今天仍然不知道的營養成份，我們就稱它為維生素X吧！總之，麥草汁的功效主要在清血、排毒、消腫、降血壓和預防細胞老化等等，對人體的好處實在太多了。」

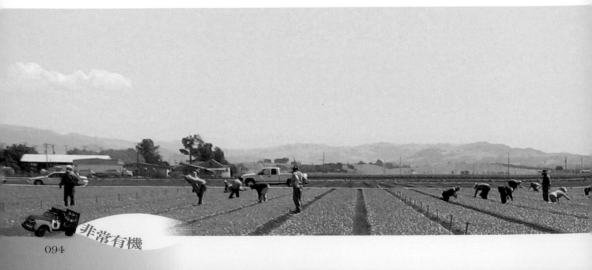

非常有機

　　後來，在一個偶然的機遇下，安博士特別前往印度新德里，去了解在當地大行其道的「大自然醫治疾病的方法」和「生機食療的理論」。她以自己過往治病成功的體驗作基礎，融會貫通、去蕪存菁後，再發展出一套「生機飲食」的治病方法，包括製作含有大量酵素的「回春水」，以及提供均衡營養的「精力湯」，這套飲食方法在自己和許多朋友的病體上，得到療效與應證。（註4）

　　之後，安博士更改掉了吃熟食的習慣，在美國大力推廣「生機飲食」，更多方奔走講解「生機飲食」的理論與療效，漸漸地，這套飲食方法受到了國際關注。

　　張明彰在1981年環遊世界時曾到過印度，拜訪過聖雄甘地「紡紗會客」的歷史名勝地。那時在鄉間遊歷時，也曾親眼目睹過當地人用「自然療法」來醫治病患，他直覺地認為這是印度宗教文化的展現，就像中國人「望、聞、問、切」的中醫技術一樣，擁有悠久的傳承歷史，不過卻沒有花太多時間去留意對方是如何實施「自然療法」？

　　當張明彰買下「紐約健康食品總匯」，改名為「皇后健康食品總匯」之後，在6個月的專業讀書計劃中，讀到許多專家研究印度派的「自然療法」，其中「有機飲食」與「身心靈提升」的相互關係，讓他觸類旁通地吸收到更多相關知識，之後他特地為「自然療法」，前往亞洲各國與中南美洲各地，去作深入的了解與觀察，尋

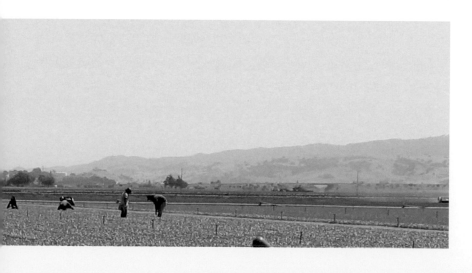

找同異點與療效理論。

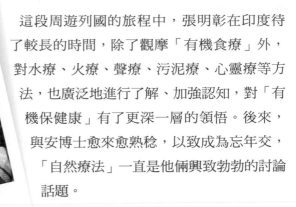

張明彰與安博士亦師亦友的情誼。

這段周遊列國的旅程中，張明彰在印度待了較長的時間，除了觀摩「有機食療」外，對水療、火療、聲療、污泥療、心靈療等方法，也廣泛地進行了解、加強認知，對「有機保健康」有了更深一層的領悟。後來，與安博士愈來愈熟稔，以致成為忘年交，「自然療法」一直是他倆興致勃勃的討論話題。

兩人各自擁有受人稱道的研究領域：安博士以「生機飲食Living Food Diet」獨領風騷，張明彰則以「有機療效Organic Healing」名聞國際。然而，安博士熱愛生命處處為他人設想，那「無私無我」的精神，讓張明彰心生共鳴，常不自覺地以她為榜樣，只要「有機療效」對上門求救的顧客或病患有所幫助，他定然伸出援手協助恢復健康，對安博士更是全力以赴拔刀相助，除了義不容辭地幫忙接送她來回機場之外，也會向她提出專業的建議，而安博士則從善如流。

比如能促進新陳代謝、增強抵抗力的「回春水」，因為是用小麥籽泡水發芽而成，但在製作過程中很容易滋生細菌，對人體產生反效果，於是張明彰建議：在回春水製成之時，立刻進行高溫瞬間殺菌，然後接種Biffidus酵母菌，讓它瞬間成幾何倍數增殖，藉此壓制壞菌的滋生，使得「回春水」成為真正衛生、營養、安全的生機飲食，而不會像一般「回春水」泡成之後，出現好菌、壞菌並存，甚至壞菌多過好菌的情況，如此，將能有效避免喝不出療效卻喝進其他病癥，或者喝了拉肚子等問題，安‧威格莫爾博士聽了欣然接受。

後來，安‧威格莫爾博士的學生與僱員，將她倡行的「生機飲食」與「自然醫療」的全套理念與作法，分別帶到佛羅里達州奧蘭多、德州休士頓和加州聖地牙哥去自立門戶，招攬對象皆以「身、

心、靈」需要調整的人士為主，包括癌症與腫瘤病患在內，前來參與的民眾不少，好像與安‧威格莫爾博士打對台、搶生意一般，她完全不以為意，認為應該廣結善緣，去幫助「身、心、靈」需要重建的各地民眾。

1990年時，安‧威格莫爾博士在波士頓Commonwealth Blvd的學院大樓裡，半夜被一場「神秘怪火」燒死。兩棟價值不斐的學院大樓產業被賣掉後，她的「自然醫療學院」搬遷到新墨西哥州的Albuquerque市去，現任的主持人蘇珊女士，曾經邀請張明彰如以往協助安女士那般，前往給予指導和教授相關課程，並請求他出任學院董事。然而，推廣「有機食療」分身乏術的張明彰博士，只能與蘇珊女士資訊往返、精神支援而未克親自參與。

張明彰告訴筆者，安‧威格莫爾博士對他而言就像心靈相通的好朋友，也像互相關心的母了。他非常懷念安女士無私無我的胸懷，有如吸鐵石般吸引人，當年的她雖已經88歲，卻鶴髮童顏，從背後看那挺直的腰背，會讓人錯覺她只有3、40歲，「她積極推廣生機飲食的充沛體力，可以說無人能及。當時她只要來紐約，就一定會來看我，在我家住個1、2天。從下車、上台階到進入我家的大門，她全是用跑的、用跳的，像微風一般靈巧輕快，跟她聊天則有如沐春風之感，她是一位非常可愛的老人家，更是帶給人們健康的生機飲食倡導者和傳播者，對她那份真誠付出的使命感，我真是敬佩不已！」

註4 安‧威格莫爾博士的生機食譜

回春水：篩選過之小麥籽100克，用水蓋過泡上6～8小時，將水倒掉、瀝乾，再放入透氣容器中，用乾淨濕布蓋住，每4小時浸水一次，待第4天小麥籽發芽至0.2～0.5公分，再用500CC純淨水浸泡發芽小麥籽24小時，即成可促進新陳代謝的回春水。

精力湯：苜蓿芽、綠蘋果、檸檬、綠色葉菜、堅果少許、水芹、甜菜、胡蘿蔔、中國甘藍、應時水果，加水以果汁機打成湯，稀濃依水多寡而定，看個人喜好。

麥草汁：小麥草100克榨成30CC的麥草汁，可加檸檬或蜂蜜，或加300CC的水稀釋飲用。30CC的麥草汁可以分3次喝，在一天之內喝完，一次飲10CC。

安·威格莫爾博士主張的「生機飲食Living Food Diet」，是完全生食大自然食物、生飲天然純淨水。將最原始的食物能量直接生吃到身體裡，使造成病變的酸性體質變回鹼性，讓患病者恢復免疫力、無病者增強免疫力，讓人人身體自然健康有活力。

她身體力行帶頭將「精力湯」、「回春水」和「麥草汁」作為日常飲食的重點，並教導大眾「從心出發」，完全調整飲食內容與生活作息。美國的極端派素食主義者大都推崇安博士的「生機飲食」，作為自己的飲食準則。

張明彰認為「有機」是一種文化，他主張的「有機食療Organic Healing」與心靈淨化、環境保護是此一文化的精髓。

有機食療完全著重在「萬病歸一毒」的理念上，「心毒」加「身毒」是萬病之罪魁禍首，除了提升心靈層次之外，可以藉著「有機飲食」來幫助人們排除體內毒素，提高器官組織機能，使身體活力無

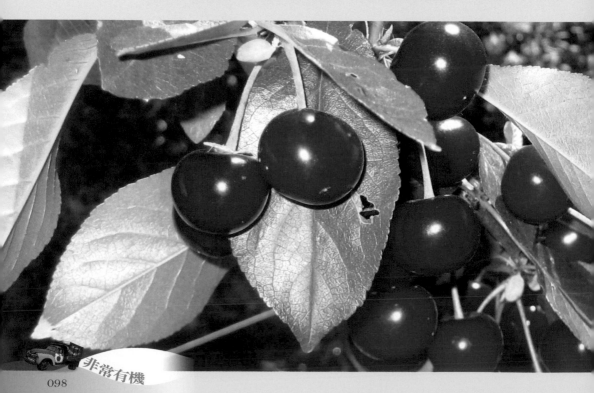

窮、心情輕鬆自在；至於生食或熟食，則依個人的體質而定，進食動物、植物亦可隨個人的需求，但必須是「有機」無污染，如有機牛、有機雞、有機魚等，讓食物真正發揮療效，而精緻食物如白米、白糖、白麵粉等加工食品，已無「有機能量」，對健康身體無益。

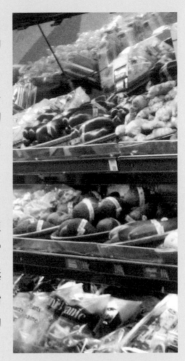

　　他倆人的主張異同互見，相同處是：兩人都認為潔淨心靈與吃無污染食物並重，也就是雙重潔淨，讓純天然又豐富的營養成份，來提升人體細胞內的酵素活力，增強抵抗力，對醫學上無法醫治的疾病，發揮自然而然「藥到病除」的功效。

　　不同之處是：安博士倡行「生機飲食」之初，有機農作物不多，有機產品少之又少，她以完全素食創造無限生命力為訴求重點，必

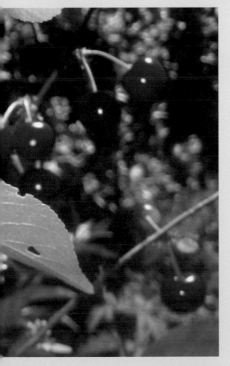

須生吃、生飲所有天然食物，如此方能促使人體直接吸收完全的營養，反之，熟食與沸水已破壞了自然的能量，較難在身體裡創造出生機活力；而張明彰則認為不能以偏概全，每個人的體質不同，絕對的生食與絕對的素食對某些人的病情，無法發揮食療效果，進食「有機」才最重要。因此在他推行「有機食療」的20幾年裡，盡心倡導「有機耕作」，將形而上與形而下結合，盡力推廣「有機理念」、「有機文化」。

現代人的身心病痛常導因於飲食

張明彰像安女士那般，常常苦口婆心勸告病患注意病從口入的問題，「隨著時代的日新月益，物質享受愈來愈充裕，現代人的飲食也愈來愈失調：食用蔬果太少，肉類、牛奶、雞蛋和零食甜品則吃得過多，以致於人體所需的維生素、纖維素、礦物質、微量元素等得不到補充。正如美國國家科學院在2000年時所作的調查指出，7成左右的慢性疾病是由飲食失當引起，其中主要原因是吃得太好，太過色香味俱全，太經常使用高溫、油炸、醃漬的烹調方式，導致食物內含的營養流失。」

事實上，過多的動物性脂肪酸、動物性蛋白質，容易導致尿酸過高、痛風、關節炎和生理期間經痛，以及引發各類癌症。另外，危

非有機田採用飛機噴灑農藥。

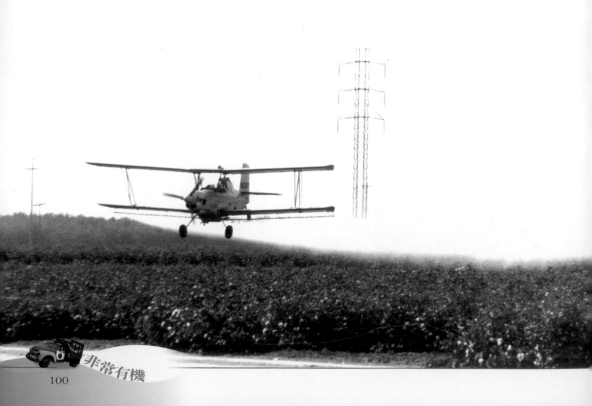

害肝臟和腎臟健康的人工添加物，以及肉類食品中殘存的抗生素、賀爾蒙，不但影響下一代的健康發育，也助長人體產生抗藥性，讓生病時較難醫治。

二次大戰之後問世的農藥、化肥和殺蟲劑，原本是為了毒殺昆蟲，增加農作物的美觀、提高產量與銷量，但是人類這項科技發明卻讓自己毒害到自己。根據美國農業部門歷年來所作的研究統計發現：噴灑的農藥，真正撲滅昆蟲和細菌的只有1％，大約有45％左右會殘留在蔬果上，另外一半則隨風飄送在空氣當中，以及滲透到土壤與河流裡，最終，這些農藥總是在不知不覺中流到牲畜和人類身體裡。這就是近幾十年來，為什麼先進國家癌症腫瘤病例頻繁，其中有不少農夫罹患癌症的主要原因。

張明彰指出，時代演變的巨輪確實帶動著農業歷史演進，同時卻也帶來負面的影響，加上現代人的飲食與生活發生改變，讓人們面臨更嚴峻的健康威脅，「除了飲食不均衡與營養過多外，工作勞累、睡眠不足、長期熬夜、沒有適當休息等不正常的生活作息，就像雙重的自我摧殘一般，使得現代人的體質普遍呈現酸化現象。」

身體血液的正常酸鹼值應該是PH7.364，如果偏酸，就會引起生理機能反常變化，使活性酵素降低、免疫功能下降、身體能量不足、新陳代謝變慢，細菌卻反而可以迅速繁殖，進而替癌細胞製造了生長的溫床。時下大行其道的疾病如各類癌症、官能障礙、高血壓、心臟病、糖尿病、肝病、腎病、內分泌失調、免疫功能降低、消化系統疾病、過敏、氣喘、神經病和精神病等，就是體質酸化的後果，卻被美其名為新時代的「文明病」。

美國流行病學研究也指出，「酸」的相對是「鹼」，人體如果保持在弱鹼性，細菌和癌細胞就無法活躍，不可能產生突變，免疫系統也能保持在最佳狀態，新陳代謝得以正常運作，身體自然無病無痛、健康有活力。

蔬菜水果中含有不少能降低致癌危險性的營養成份，比如十字花科的花椰菜、包心菜、甘藍菜，經自然醫學臨床實驗證實，含有豐富的維生素C和E、抗壞血酸、礦物質鐵、鈣和鎂，以及抗氧化劑和植物性化學物質等等，能讓具有酸性現象的食用者改善體質、提高免疫功能，對許多「文明病」確實有不錯的抗癌、減緩老化、活化細胞、活血等功效，是「生機飲食」生食養生的理想食療蔬菜。（參照圖表p116～121）

有健康的土地才有健康的食物

張明彰致力推廣「有機耕作」，除了有機作物營養豐富之外，最主要是因為只有種植在健康無污染的土地上，農作物才可以盡量吸收到有機物質：「大自然的運作，依據的是一種相生相剋、共存共榮的原理，每1公克的土壤含有上億的微生物，這些微生物是我們人體所需要的，不但為我們提供維持身體健康的元素，更有助於我們去改善人體所面對的各種病痛。」

如果污染了耕種土地，微生物就會無疾而終，沒有微生物的土壤，長不出能夠強健人體的農作物，即使實行「生機飲食」生吃完全蔬果，也無法達到「天然食療」的效果，因為最重要的「有機內涵」沒有了，勃發「生機」的目的就不能達到，所以污染大地等於間接危害了我們自己。

張明彰表示，有機耕作採用的是完全自然農耕法，指的是：土壤、水源零污染，陽光充沛、天然環境良好，不施農藥、殺蟲劑和化學肥料，如此種植出來的蔬果才能稱為有機蔬果，「因為不施農藥、殺蟲劑，所以土壤內未經破壞的天然礦物質、微量元素等才能被蔬果充分吸收；因為不含化學藥劑，所以蔬果裡不含重金屬。」

相較而言，經由有機耕作長成的蔬菜，油亮翠綠、植株挺拔、根

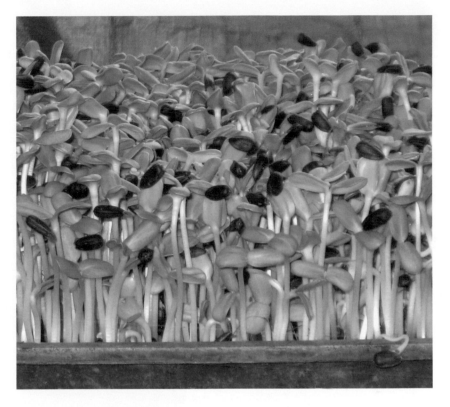

部生長結實，根莖葉都含有豐富的營養，整棵菜都可以食用；至於有機耕種的水果，果實則未必碩大，外觀更可能大小不一，然而甜度卻比化肥水果甜得多。

　　一般來說，在有機蔬果的果皮菜葉上常見蟲孔，甚至莖葉上、果肉上還會出現活生生蠕動的小蟲，雖然賣相不怎麼討喜，水分含量也比較少，可是這樣的有機蔬果所含的維生素、纖維素、葉綠素、礦物質和微量元素都非常高，它比化肥蔬果的營養高、耐儲存，吃起來的口感更佳，最重要的是含有豐富的天然能量。

　　張明彰表示，「天然能量的神奇功效，除了可以幫助人體發揮自然而然的排毒功效，還可以增加人體吸收蔬果營養的速度，迅速將它們轉化為身體所需的動能，因此有機蔬果是最合乎人體所需的天然保健食物。」

心口合一雙管齊下作淨化

20多年來，張明彰在國際間最受人推崇並建立起良好聲譽的，主要就是：萬病歸一毒的「有機食療」理念，他強調無毒一身輕，身心靈無污染，自然覺得輕安自在，「因為排除毒素的關係，一般人在吃過有機蔬果之後，都會覺得神清氣爽，而臨床醫學上也早已證明，人在心情愉悅時，免疫細胞會成倍數增加，因此我常說知足常樂加有機食物，要生病也難！在我過往的經驗裡，總是依據這個理論，建議各種文明病患者要心口合一、雙管齊下來作淨化提升的工作，因此而完全康復的人很多很多。」

張明彰再次強調：身心靈淨化、心口合一，是每一個希望擁有健康的人，應該遵守的生活法則，也是他多年來奔走國際間積極推廣有機文化的精神所在，「舊時代的人，日出而作日入而息，倒頭就睡、雞鳴即起，天天與泥土為伍，辛苦勞動汗流浹背，吃五穀雜糧、四時蔬果，生活作息簡單樸實，沒聽說過免疫力失調、內分泌失調、心血管疾病、消化系統功能障礙等身體異常的種種名詞。」

「當然時代不同，新時代有新時代

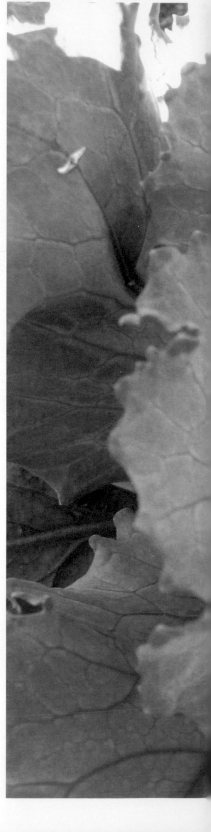

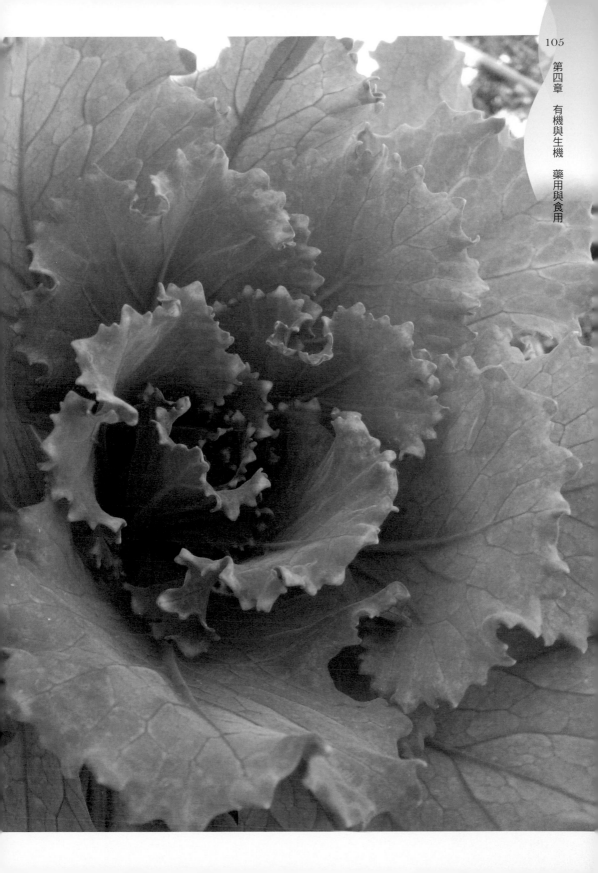

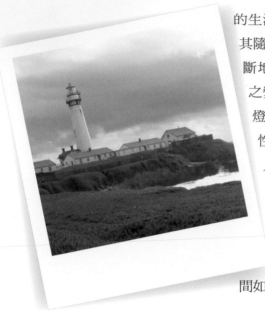

的生活困擾、憂愁焦慮和多方面的壓力，尤其隨著層出不窮的高科技發明，生態環境不斷地遭到破壞，使得人類身、心、靈也隨之變化而不自知，一直要等到健康亮起紅燈、疾病來侵襲時，才意識到問題的嚴重性。其實，不論時代如何演變，新時代的人類和舊時代的人類一樣，還是這一副構造相同的身體組織，因此不妨像迷航的船隻尋找燈塔般，返樸歸真、徹底還原到人類最初始的身心靈狀態，而這也是有機食療與生機飲食，在國際間如此廣受青睞的原因。」

有機與生機互為體用

張明彰不論應邀在國際間作「有機與健康」巡迴演講，或是有人登門求教飲食的「藥用與食用」、「生食與熟食」的療效時，總是不厭其煩地從大自然的奧秘與人體健康的關聯，來作深一層的剖析和說明，「有機與生機的關係，就如同燈與光的關係，有燈即光，無燈即暗，燈是光之體、光是燈之用，因此有機與生機互為體用、相得益彰，說得再確切一點就是：有機蘊涵著生機。」

「有機物質存在於天地之間，與人體健康息息相關，比如各種維生素、礦物質、纖維素、抗氧化物、微量元素等等，都存在於各種天然食物之中，當我們吃進含有豐富天然礦物質的蔬果時，天然礦物質就會和人體內的各種酵素綜合，幫助血液造血，幫助身體細胞排除廢物、毒素，讓人神采奕奕！也就是說，如果天然食物沒有受到人為直接或間接的破壞，人類食用之後，就能趨動體內本來就蘊含的強健機能，讓它源源不斷地勃發出來。這就是天地之間的自然

法則，也就是有機的奧秘。」

　　張明彰分析安博士主張全素、生食的「生機飲食」，最主要的理由是：煮熟的食品是「死」的東西，營養及酵素被破壞了，吃了等於白吃。然而，營養學家都知道，不是所有的蔬果都可以生吃。

　　台灣多年前流行「生吞黑豆」，據說早晚3次，每次吞49粒黑豆可以養生，一時間黑豆就成了仙丹豆，好像可治百病？又可長生不老？趕時髦的民眾紛紛起而效尤，讓黑豆價位高漲、幾乎缺貨！其實，黑豆含有豆類黃素、紅血球凝集素、胰蛋白抑制因子，如果未經煮熟或加熱破壞，長期生食容易導致人體甲狀腺腫大、腸胃發炎和腹瀉。

　　五穀雜糧也不能生吃，必須煮熟食用，否則所含的微量元素「鈣」，就無法被人體的消化系統吸收，另外不管是澱粉類、蛋白質，熟食也都比生食時還容易讓人體完全吸收。

土壤的特性對植物具有決定性影響

　　在生機飲食裡，最普遍的主菜之一是胡蘿蔔，或胡蘿蔔汁，它的藥用價值一直廣受營養學家重視，主要是因為：胡蘿蔔與人蔘的營養成份分析表幾近相同，只是療效互異。

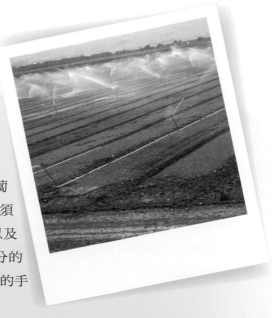

　　藥用胡蘿蔔與一般食用胡蘿蔔的要求條件不太相同，它強調必須生長在某個特定緯度、氣候，以及乾旱的沙質土壤裡，才具有充分的藥效。例如從以色列進口到美國的手

指型小胡蘿蔔，比起美國當地生長的大胡蘿蔔，更廣受有機消費者喜愛，原因即是以色列沙質土種出的小胡蘿蔔，具有很好的藥效，是做高檔胡蘿蔔汁的上選材料。

特別需要注意的是：胡蘿蔔含有「鉀離子」，生吃時，對心臟健康不良者，有造成心臟麻痺致死的可能；至於能抗氧化的胡蘿蔔素的孿生姊妹——茄紅素，則是在胡蘿蔔煮熟之後，它所含的茄紅素抗氧化物質才容易被人體吸收，進而保護細胞膜，防止DNA基因突變誘發癌症。

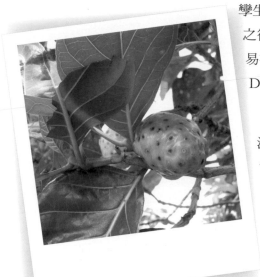

菠菜，是美國超市所賣的各種蔬菜沙拉當中、最常見的蔬菜之一，但是它的草酸含量過高，長期生吃會引發腎功能失常，阻礙微量元素「鈣Calcium」的吸收，造成低血鈣、骨質疏鬆等問題。

然而「藥用菠菜」卻是有機業的寵兒，原因是愈貧瘠的土壤中，含有愈多的礦物質「鉬」與「硒」。

鉬，是製造血紅素的主要元素，所以可以幫助人體細胞造。如果將菠菜種植在含有鉬的貧瘠土壤上，成長後的菠菜，外觀雖然瘦小纖細，無法討廣大消費者的歡喜，根本不能與超級市場中常見的粗身大葉菠菜相比，可是正因為它含有天然礦物質「鉬」，讓小小菠菜擁有身價不凡的藥用價值。

再來看稀有礦物質硒（Selenium），它是人體內非常需要的微量元素，一個人如果欠缺「硒」，就會導致細胞病變，出現腫瘤、癌症、心臟病、腦中風、高血壓、更會造成男性的不孕，精子尾巴短且容易斷裂，不能在萬分之一秒的剎那間衝破女性卵巢排放的

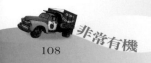

卵（卵壁外殼），無法使婦女受精成孕。如果把菠菜種植在含有「硒」的土地上，那麼長成之後含有「硒」的菠菜，即是藥用有機菠菜，能幫助上述不孕症的男性改善體質使精子強健，對癌症病患也能發揮抑制癌細胞的療效。（註5）

健康食品店裡常見的Noni果汁，是從一種叫Nori的果子萃取而成，具有調解血壓、增加免疫功能、抑制血糖，以及止咳化痰等等功效。許多身體功能失調、官能失調的患者，在喝過Noni果汁之後，非常推崇它的藥效，自動向他人大力推薦。

不過，雖然全球許多國家都生長Nori，可是卻只有夏威夷、大溪地、哥斯大黎加等少數幾個、擁有火山土壤的地方，所生長的Nori才具有豐富的藥性，因為火山爆發的岩漿，經過幾千萬年風化後的土壤裡，含有非常豐富的礦物質，對許多病症具有相當明顯的藥效。

在此值得一提的是：馳名全球的哥斯大黎加「有機咖啡」，就是將咖啡樹種植在海拔500英尺高的火山風化土上，咖啡豆長得特別好，製作出來的有機咖啡，品質、口感、香醇度都屬上層極品，原因就出在岩漿風化土壤裡所含的豐富天然礦物質。

反觀人蔘，眾所周知中國「長白山人蔘」、「吉林紅蔘」、韓國「高麗人蔘」、皆聞名於世，同樣的把東北地區的人蔘移植到台灣，雖然也能生長，但是長不出人蔘的「藥性」，成果與一般蘿蔔菜頭無異，可以食用卻不能拿來當作藥用。

同理可證，有人曾經嘗試在台灣種植當歸，當歸植物生長得也算不錯，可是長成的當歸，比起四川產的當歸少了太多的「藥性」，原因也是出在土壤。

註5　1997年秋，張明彰在參加北京醫學研討會後，訪問中國農業科學院時，從農科院的調查報告得知，中國及中南半島這一大片亞洲土地上，只有2％的土壤裡，含有礦物質「硒」，可見「硒」多麼珍貴。

了解食物特性和來源才能吃出健康

某些食物可能對某些人過敏，食用時務必多加小心。在美國，有10%的人對不同的蔬果糧草過敏，特別是棗核、菇類、花生、堅果類、麵粉、味精甚至草莓、芒果。輕微的症狀，比如引發皮膚或頭皮發癢，呼吸急促甚至呼吸困難；嚴重的情況，則可能造成休克、死亡。

一般來說，烹煮過程可以改變食物的蛋白質成分、降低過敏程度，所以，如果可以烹煮食用，不妨以熟食為主，不必太過擔心烹調會破壞蔬果中的酵素，因為就自然醫學的理論而言，人類本身的消化系統也能自行製造酵素，無需依靠外來食物供應，就如同人體自身就能生產荷爾蒙供應自身所需，沒有必要非借「偉哥」（威而剛）的外力來重振男性雄風，是一樣的道理。

不過，為了安全起見，容易對食物過敏的人，最好能到醫院檢驗出導致自己過敏的原因，在飲食上多加留意，才能完全達到「吃出健康」的意義。

有鑑於農藥的濫用，不但破壞了土壤，更威脅到人類的健康，20幾年來，張明彰在感歎之餘，一直致力於推廣「有機食療」，視為自己對世界人類應盡的責任與使命，「感謝上蒼在創造人類時，也創造了五花八門、五顏六色的食物，並讓每種食物各具特性，而這些特性正是人類身體所需要的天然營養。」

「但是，在人口不斷地增加，食物供不應求的壓力下，農夫與商人們為了提高生產量、強化產品的美觀以增加競爭力等等因素，不但濫用化肥、農藥、殺蟲劑，漸漸地污染、毒化了農耕地，也發展出各種食物加工法，摧毀、破壞了植物原有的營養成份與天然的藥性，最終，更危及了動物與人類的健康，讓所有生物及無生物都遭到惡性循環的毒害與破壞。」

安·威格莫爾博士所引發的生機思潮

安·威格莫爾博士曾經在1990年代中期將「生機飲食」的理念帶到亞洲，陸續在幾個城市，以「疾病與飲食」面面觀發表演講。在演講會中強調在現今大量使用農藥、抗生素、生長激素，以縮短動植物生長期限、減少病蟲害，提高產量、增加收益之時，人們不僅不能從飲食中吃出健康，反而吃出各種病痛。

　　安·威格莫爾博士表示：完全素食能調解身體的酸鹼值、改善體質，主張生食、生飲，才能直接吸收食物的能量並轉化為人體的動能。而她的「生機飲食」主軸，即是推薦人們飲用營養豐富的麥草汁、回春水和精力湯，強調它們具有超乎想像的食療功效，並且親自示範教導如何製作。

　　安·威格莫爾博士用自己身體力行重獲健康，以及許多身體狀況異常人士恢復健康的「心得分享」，來讓聽眾了解：生機飲食，是可以重拾往日身強體健的全新飲食方法。

　　由於一般人長久熟食的習慣，突然要改為完全生食，不論生理和

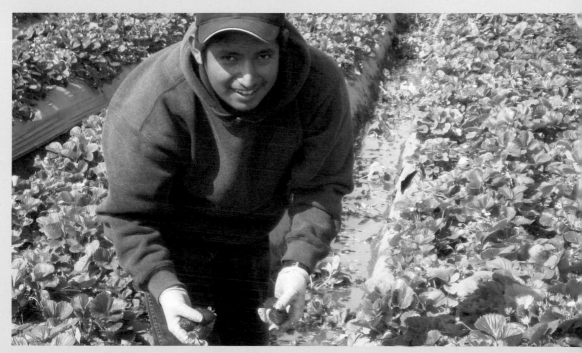

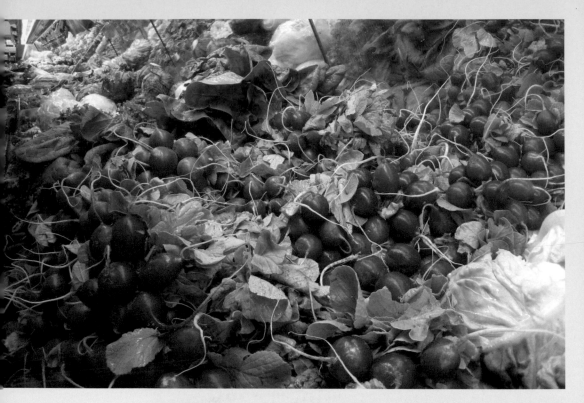

心理都需要調適，安·威格莫爾博士以過來人的態度，在演講時教
導聽眾以循序漸進的步驟展開生機飲食：剛開始時，每天在一餐當
中選一道菜作生機飲食，最好是第一道菜，或是三餐中有一餐完全
是生機飲食，最好是早餐，比如將芽菜和各類水果打成汁，代替牛
奶、咖啡，可以隨季節更換時鮮水果，再慢慢地增加餐飲的次數和
份量；至於少鹽、少糖、少油、少吃加工食品、少吃醃製食品，則
必須在日常飲食中逐一調整。

　　最先對「生機飲食」理論有興趣的，是亞洲各國的癌症病患與
痼疾患者，接著是一些崇尚心靈與飲食一起回歸大自然的宗教界人
士，以及一些講求形體與思想提昇的靈修人士，還有遵奉「殺戒」
的佛教團體，他們均認為完全素食對提升「身、心、靈」有直接的
幫助！漸漸地，有愈來愈多的人加入「生機飲食」的行列，包括體
質敏感者、體弱易感冒者、B型肝炎者、十二指腸潰瘍者和牙周病人
士等等，甚至想容光煥發又想瘦身減肥的男女老少，都從「自然食
療」中或多或少獲得了效益。

　　其中也有不少人以出書、出食譜的型式，來顯示「生機飲食」確實帶給自己、家人和親朋好友健康。短短幾年光景，即使安‧威格莫爾博士已離開人世，「生機飲食」在台灣，已明顯地形成另一種飲食文化。

　　隨著「生機飲食」在國際間蔚為風潮，並趨向生活時尚的這幾年，許多亞洲各國腫瘤專科醫生、食品營養學家與農業園藝學者，則開始陸續發表勸導式的相關文章，醫學界尤其強調：市面上流行的各式「生機食譜」，必須依個人體質、症候迥異的落差來作選擇，因為實際狀況顯示，對甲有療效的食譜，不一定能夠改善乙的病情，對Ａ有療效的飲食份量，也不一定對Ｂ有幫助，因此從事生機飲食者務必謹慎行之；除此，不論在報章雜誌或網路上，專家學者們卻都一致認同「生機飲食」的食材，必須含有原始的、完整的、無污染的「有機物質」，才能完全發揮食療功效，幫助器官組織勃發生機，讓人展現盎然的生氣，否則排毒淨化的功能會大打折扣。

　　只可惜，真正的「有機蔬果」和「有機食品」在全球並不普遍，栽種、生產與製造都極待改善與提升。

　　以台灣來說，農業專家們就不斷提出呼籲：現今整個台灣大環境要實施純淨的「生機飲食」相當不容易！因為，近幾十年來隨著台灣人口遞增與經濟起飛的腳步，廣大的耕作土地已快速地遭到破壞，污染問題相當嚴重並且非常複雜，不是休耕１、２年就可以調整改善的，更何況要進行休耕時期，農民的生計也需要政府相關部門的幫助與規劃。其間，在２００７年１月，就曾經發生「有機米非有機米」事件，讓已上市的新米被迫全數下架回收，造成有機農損失慘重，即是活生生的實例。（註６）

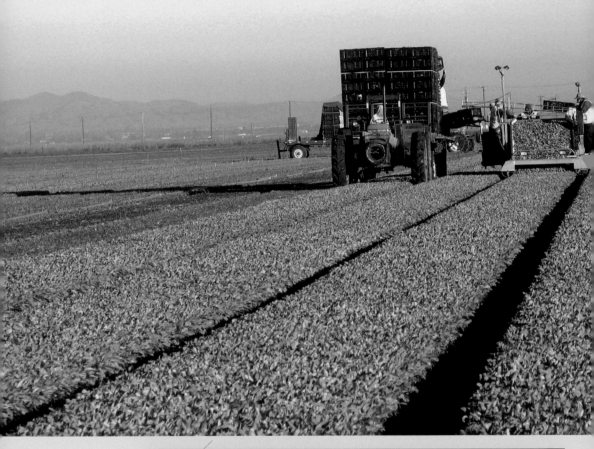

農村6

台灣發生的「有機米非有機米」事件，源起於2007年上市的有機稻米，其所在的耕地早在2006年、第一期的稻作中就被驗出了農藥殘留。

國際上對有機稻米的認定，要求農田必須休耕或廢耕3年，如果沒有經過這道程序而繼續耕種，那麼就算是完全採用有機耕作法，所生長的農作物也只能列為「過度期食品類Transitional Food」，屬於C級食品，而不是A級的「有機食品類」，也就是說，就算2006年、第二期稻作並沒有驗出農藥殘留，也不能算是國際認定、純正的「有機米」。

其實，在聯合國糧農組織規定的食品分類中：未噴灑農藥的稻米列屬於「未噴灑農藥食品類」Unsprayed Food；不含化學藥劑的稻米屬於「不含化學藥劑食品類Chemical Free Food」，兩者均屬於E級食品，與被列為A級食品的「有機食品類Organic Food」，前後相差3、5個食品等級，消費者必須有此認知。

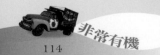

　　因此，醫生們對堅信「生機飲食」能治病的病患，循循善誘並加以勸導，並公告研究數據，指出今天台灣的土地，難以有規模的種出「有機農作物」，所以現階段一定要慎防：生機飲食，可能對人體健康帶來的負面影響。

　　其實，即使亞洲各國的農夫從今天開始不再使用化肥，不灑農藥、不噴DDT，但附近水源受鄰近工廠排放的污水入侵多年，早已對土壤造成惡質化的危害，把土壤內有益人體健康的天然微生物、礦物質都摧毀殆盡了，因此不但嚴重影響了農作物的品質，也影響了人畜健康，這些眾所周知惡性循環下所帶來的嚴重危害，在各國民眾身上引發的眾多「莫名其妙」的病症，可以獲得證明。

　　有鑑於此，張明彰前往許多國家教導「有機耕作」時，不斷地呼籲亞洲各國政府能正視耕地問題，期許他們能拿出一套辦法來管理農業耕作，大刀闊斧地來改良各地的可耕土地，並且完善實施有機耕作，「如果有機耕作的立法能夠確切執行，亞洲必能大量種出有益人體健康的有機農作物，如此一來，不但可以供應內需、大大降低國內民眾罹患文明病的機率，更可以外銷歐美國家，創造更多經濟利益。」

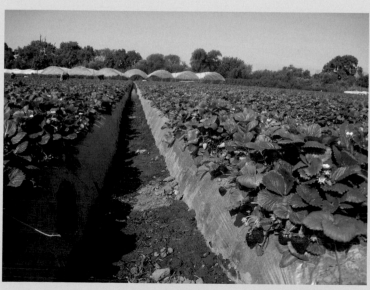
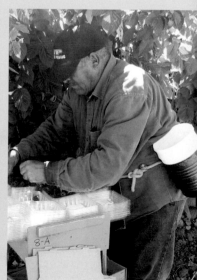

張明彰博士所作的食物營養與健康分析

礦物質表

種類及相關物	功能
鈣	牙齒、骨骼之維護與發育，吸收B12以移轉離子穿越細胞膜，及神經輸送，有助肌肉收縮以維持心跳，協助血液凝固，維護聚集細胞的膠原質。
鎂	有助活化酵素以生產蛋白質，以及正常動脈之維護。
鉀	酸鹼值平衡和神經功能所必需。
鐵	輸送氧至組織和活化酵素所必需。
鉻	製造能量和葡萄糖代謝所必需。
銅	製造血紅素以攜帶氧至組織，各種酵素發揮功能所必需
碘	甲狀腺製造甲狀腺荷爾蒙所必需。
錳	有助活化酵素以促進再生、成長、脂肪代謝。
硒	保護細胞膜和內部結構以防氧化所必需，還可使心臟發揮正常功能。
鋅	許多酵素的構成要素，與蛋白質合成、胰島素有關，有助於傷口癒合。

缺乏時症狀	補充性營養物	建議每日營養攝取量
心悸、齲齒、體能衰退，骨骼變弱（長期缺乏將導致骨骼疏鬆症），抽筋	補體素N，維生素A、C、D，氟化物，磷。	800~1000毫克：牛奶、奶製品、蛤、牡蠣、黃豆、甘藍菜，蘿蔔、芥菜、帶刺魚類如沙丁魚和鮭魚罐頭。
發育遲緩，容易產生緊張、困惑感，易怒，血管等平滑肌痙攣。	磷、鈣，維生素B6、C。	300毫克：全穀類、堅果、牛奶、綠色蔬菜、豆類、海鮮。
不規則心跳，過度嘔吐，腎上腺皮質過度作用，肌肉衰弱、癱瘓。	鈉	2~4毫克：乾燥水果（棗子、葡萄乾、無花果）、新鮮桃子和香蕉、葵瓜子、肉、牛奶、全穀類。
疲勞，因貧血導致全身虛弱，指甲易碎。	維生素C，B6，B12、葉酸	10~18毫克：全穀類、綠色蔬菜、堅果，肝臟、肉蛋黃、豆類、黑糖、蝦、牡蠣。
無法代謝葡萄糖，嚴重缺乏時會導致糖尿病和心臟血管疾病；葡萄糖耐受性低。	無	50~200毫克：啤酒酵母、玉米油、蛤、全穀類、肉、開水。
由於貧血引起全身疲勞和虛弱。	鈷、鐵、鋅	2毫克：肝臟、甲殼類、全穀類、豆類、堅果、腰子、家禽、牡蠣、葡萄乾。
甲狀腺擴大，懶散，體重增加，懷孕期間過度缺乏時會引起極度身心遲緩（矮呆症）	無	150毫克：海鮮、海草灰、碘、鹽、開水。
發育不良，神經系統和運動協調神經失調，再生異常。	無	3~5毫克：藍莓、甜菜、全穀類、堅果、豆類、水果、蛋黃。
心肌擴大，不規則心跳，貧血。硒不足還易使精子斷尾，導致不易受孕。	維生素E	50~150毫克：海鮮、全穀類、肉、牛奶、雞蛋、糙米、菠菜。
可能因沒有食慾和男性性功能不良導致發育延遲。	鈣，維生素A，C，磷	15毫克：全穀類、牡蠣、鯡魚、牛奶、蛋黃、啤酒酵母、肝臟、葵瓜子、南瓜子。

水溶性維生素表

種類及相關物	功能
維生素B1、硫胺	幫助神經系統正常動作、組織呼吸，及碳水化合物、脂肪和蛋白質的新陳代謝、抗腳氣病。
維生素B2、核黃素	預防嘴角、鼻、耳朵破裂，促進眼睛、皮膚健康，為一般組織修復所必需，並幫助身體吸收氧。
菸鹼酸、菸草酸、菸草醯胺、菸醯胺	幫助輸送氫，細胞代謝和轉換食物成為能量。避免皮膚病、沮喪和神經炎，幫助維護健康皮膚、抗玉蜀黍疹。
維生素B6、比定胺、比多醇、比多醛	正常發育所必需；可避免輕度慢性貧血，皮脂漏皮膚炎和黏膜受損、為健康牙床和牙醫所必需。
維生素B12、氰鈷胺、羥鈷胺	有助紅血球形成，避免惡性貧血，維護神經系統，良好發育所必需。
維生素H、生物素	維護皮膚健康及血液循環，適當代謝碳水化合物、蛋白質和脂肪。
維生素C、抗壞血酸、抗壞血維生素	形成牙齒、骨骼，協助免疫系統抵抗感染，幫助傷口癒合，產生壓力荷爾蒙、維護牙床和血管健康、有助抗寒。
葉酸	白、紅血球形成和成熟所必需。
泛酸	酵素所必需，用以轉換碳水化合物、蛋白質、脂肪成為能量。

缺乏時症狀	補充性營養物	建議每日營養攝取量
疲勞、沒食慾，消化系統失常、肌肉無力、沮喪、易怒、失去記憶、腿部嚴重發麻。	維生素B12、C、維生素A、B1、菸鹼酸	1毫克：豬肉、肝臟、內臟、雞肉、魚、瘦肉、豆類、全穀類、小麥胚芽、番茄、牛奶中含量豐富。
眼睛對光線敏感、視力模糊、易流淚、嘴角龜裂。	綜合維生素B	1.7毫克：全穀類、綠色葉菜、瘦肉、內臟、酵母、牛奶、雞蛋中均有。
全身虛弱、沒食慾、消化不良、易怒、頭痛和失眠；後期階段，皮膚曝曬太陽處出現皮膚疹及出現癩皮病症狀，還有痢疾、皮膚炎和痴呆。	綜合維生素B、維生素B6、B1、B2；色氨酸	18毫克：全穀類、豆類、酵母、魚、肝臟、肉、家禽、雞蛋、牛奶。
沮喪、反胃、嘔吐、健忘、輕度過敏；有時出現嚴重的皮膚病和神經炎。	維生素C、H、泛酸、菸鹼酸、鎂	2毫克：豬肉、麩和穀類，牛奶、蛋黃、燕麥、豆類、香蕉和蔬菜。
全身虛弱、疲勞，舌頭紅痛、脊髓和周邊神經退化。	維生素A、B1、B6、H、葉酸、菸鹼酸、泛酸。	3微毫克（mcg）：牛奶、肝臟、瘦肉、雞蛋、魚、瘦肉、乳製品或水果類的香蕉、葡萄柚、番茄、西瓜、草莓中含量最豐富。
非特定皮膚疹。	菸鹼酸、維生素A、B2、B6。	200微毫克（mcg）：腰子、蛋黃、肝臟、牛奶、綠色葉菜、花生、酵母。
牙床和牙齒發育不良、抗感染力低、傷口愈合緩慢、容易瘀傷或關節痛。	泛酸、鋅、維生素B6、A	60毫克：櫻桃、柑橘、番茄、香瓜、生甘藍菜、蕃石榴、草莓、鳳梨、馬鈴薯。
貧血、舌頭蒼白、消化系統失調。	維生素C、B6、B12、菸鹼酸	400毫克：肝臟、腰子、豆類、菠菜、蘆筍、花椰菜、酵母。
全身虛弱、沮喪、易患消化性疾病，抗感染力低，神經和肌肉功能失調。	綜合維生素B、維生素C、H及葉酸	7毫克：各種植物和動物性食物、雞蛋、腰子、肝臟、鮭魚、酵母等。

脂溶性維生素表

種類及相關物	功能	缺乏時症狀	補充性營養物	建議每日營養攝取量
維生素A、視紫醇、抗感染維生素	正常生長、彩視及夜視、組織修復、抗傳染病、正常骨骼生長，健康的皮膚與頭髮所必需。	夜盲、眼睛乾癢、增加上呼吸道感染、皮膚粗糙、胃腸道障礙、琺瑯質軟化、失去味覺與嗅覺。	菸鹼酸、維生素C、D、E，泛酸及鋅。	5000 I.U.（註7）牛奶、奶油、蛋、肝、深綠色葉菜及黃色蔬菜、杏、甜瓜、桃子中含量豐富。
維生素D、維生素D2、佝僂因子	骨骼生長、磷與鈣的新陳代謝、預防以及治療佝僂病和軟骨病。	骨骼及牙齒軟化、成人非外傷性骨折、小孩骨骼彎曲，如雞胸、O型腿。	維生素A、C、氟化物、鈣和磷。	400 I.U. 牛奶、魚肝油、鮭魚、鮪沙丁魚中最多。
維生素E、A生育素醇、抗不孕維生素	為強力抗氧化劑，可避免脂肪酸及維生素A氧化。維護正常紅血球、血液循環系統及正常肌肉的新陳代謝。	紅血球功能衰退、肌肉及血液循環功能不調。	維生素C、B12、錳、硒。	30 I.U. 小麥胚芽、蔬菜油、綠色葉菜、堅果和穀類、動物肝、蛋黃及牛奶中含量豐富。
維生素K、凝結因子、維生素K1、維生素K2、合成維生素K	幫助凝血素（一種血液正常凝結所需的蛋白質化合物）的產生，改變纖維蛋白質原母質成為包圍紅血球的活性纖維蛋白。	血液凝結速度變慢。	自然狀態下所製成合成化合物，大都會產生毒素，須經醫生處方服用。	通常發現於植物性食物，大豆油、番茄、麥麩中，並可由腸內細菌合成。

註7　I.U.的英文全稱是International Unit意思就是國際單位，但是每個I.U.的意義不盡相同，用在維生素時，1I.U.等於0.667毫克。

有機、非有機蔬菜中礦物質含量比較

	甜豆		高麗菜		萵苣	
	有機	非有機	有機	非有機	有機	非有機
礦物質	10.45	4.04	10.38	6.12	24.48	7.01
磷	0.36	0.22	0.38	0.18	0.43	0.22
鈣	40.50	15.50	60.00	17.50	71.00	16.00
鎂	60.00	14.80	43.60	13.60	49.30	13.10
鉀	99.70	29.10	148.30	33.70	176.50	53.70
鈉	8.60	0.00	20.40	0.80	12.20	0.00
硼	73.00	10.00	42.00	7.00	37.00	6.00
錳	60.00	2.00	13.00	2.00	169.00	1.00
鐵	227.00	10.00	94.00	20.00	516.00	9.00
銅	69.00	3.00	48.00	0.40	60.00	3.00
鈷	0.26	0.00	0.15	0.00	0.19	0.00

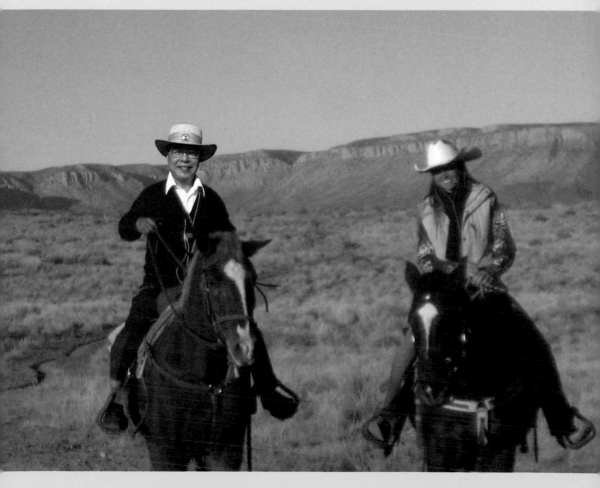

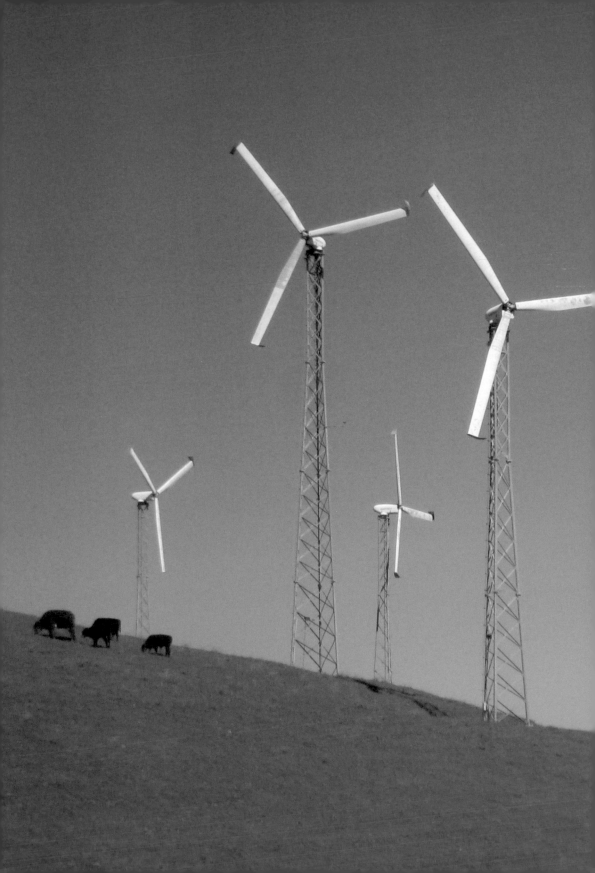

第五章
有機保健康　養生DIY

導致一個人身體病變、腫瘤滋長的癥結

在於人體內累積了太多的毒素

而毒素就是導致生病的第一因

幫助患者去病強身的第一要務就是排毒

四處宣導萬病歸一毒的理念

1997年，張明彰博士參加「北京中外醫學研討會」，發表專題演講時，他開門見山的問道：「如果一個人全身是病，到診所來看你，你會採取什麼步驟？從何處先治療？」在座的幾百位專科醫生聽了低頭思考，鴉雀無聲。

張明彰等了一下，見無人作出任何回應，繼續說道：「我認為：萬病歸一毒，要幫助病患解決病痛的首要，應該是先幫助他排毒。根據我的經驗發現，往往在病患身體淨化了之後，所有的病痛都會自然減輕或消失，許多病例都是這樣不藥而癒的，從病患排毒前後，醫院所做的身體檢驗報告中可以得到佐證。」台下聽眾頻頻點頭稱是。

張明彰說，國際間每年都會定期舉辦醫學研討會，歡迎各國專科學者專家發表最新的研究心得，而如何找到有療效的「治病之道」，一直是大會研討的主題之一。事實上，常見的健康問題與解決病症的辦法，可以用哲學的邏輯歸納來尋找答案：根本問題之根本解決辦法，就是去找出第一因。比如貧賤夫妻百事哀，導致家庭失和大吵小吵不斷的癥結在於金錢短缺；民眾破壞公物、隨地吐痰、亂丟垃圾的癥結在於教育短缺；社會亂象叢生、經濟不振、百業不興的癥結在於政令短缺。

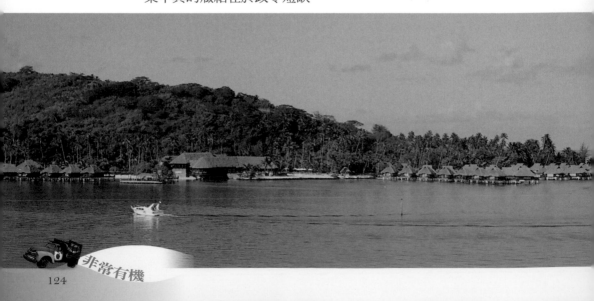

　　張明彰指出，「導致一個人身體病變，痛症產生、腫瘤滋長的癥結，在於人體內累積了太多的毒素，毒素就是導致生病的第一因，也就是我一再強調的萬病歸一毒，而排毒就是幫助患者去病強身的第一要務，也是根本解決之道。」

　　由於曾經鑽研過許多國家民間的各種「自然療法」，張明彰對「有機食療」去病保健深具信心，他指出：中醫、藏醫以氣血是否通暢來尋找生病的「第一因」，接著再運用大自然相生相剋的原理，藉著各種草藥，或者配上針灸、氣功、太極拳等方法，從疏通經絡穴道著手，來補氣活血、消除病痛、調理機能，進而協助患者恢復身體健康，「我在國際間奔走推廣的有機食療，與中醫、藏醫，以及其他地區種族的自然療法，在幫助人體恢復健康的理論上，有著異曲同功之妙，因為它們都是因循大自然的法則，我就是用天地之間最好的排毒良藥——有機食物，來幫助許許多多人恢復已經失去的健康。」

　　張明彰表示，中醫有陰陽之說，而自然醫學中對蔬菜不但有陰陽之分，也有酸鹼的歸納，針對陰陽而言，比如生長期比較長，3、5個月不等，甚至更長時間生長，外表不是綠色的食用植物，如茄子、黃瓜、南瓜、絲瓜、蕃茄、蘿蔔、胡蘿蔔、紅椒、黃椒、各種豆類等，都屬於陽性蔬菜；反之，生長期比較短，比如2、30天即可採食的菠菜、小白菜、青江菜、萵苣等等，以及深綠、淺綠大葉子的蔬菜都是屬於陰性蔬菜。

　　根據中醫理論，生物食材有所謂陰陽、冷熱的顧忌，然而，自然醫學的固本保健理論卻不在陰陽冷熱上，而是著重在藉由動物、植物、礦物等天然食材的營養成份上，來促使身體體質達到健康的酸鹼平衡。

　　以「有機食療」強調的排毒功能來說，比如將人身體內累積的毒素清除之後，這個人的肝臟功能就獲得改善，抵抗力和免疫力也會增加，做事有精神、不容易疲累，人就會變得健康有活力；另外，

當肝功能變好了，臉上的斑點就會由濃變淡，肝斑甚至脫落，肌膚進而變得光滑，臉色變得白晰紅潤，則是人體恢復健康的表徵，是「有機食物」藉著排泄系統發揮出來的療效成果，這就是為什麼「有機食療」除了能去病保健，亦能美容養顏的關鍵，更是它今天能在世界各國風行的原因所在。

每個人都是自己醫院的最佳主治醫生

張明彰博士從事「有機」研究已超過1/4世紀，並且身體力行有機生活，他認為人類應該可以健康快樂的活到156歲（2005年以前，自然醫學界認定為120歲），「從古至今眾所周知，人生是生老病死的組合，在今天這個時代，我們可以將人生更正為只有生、老、死現象，亦即保持在無病痛的情況下，在睡眠中壽終正寢，也就是自然醫學裡所謂的安樂死，亦即近年來日本人嚮往追求的：無疾終、活長壽佛（日語叫 Pin Cala），意思是不生病、平安、快樂的歸天。」

他強調：「自然醫學主張每個人的身體是每個人的醫院，每個人都是自己醫院的最佳主治醫生，健康可以DIY，也就是說養生保健可以自己來，這個理論正是自然醫學的精髓所在。」

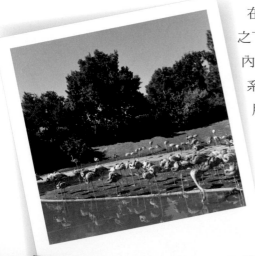

在全球保健強身DIY、美容養顏DIY的有機風潮之下，張明彰博士針對人類由頭髮到腳尖、由體內到體外、由肉體到意識的症候問題，羅列出一系列的「健康養生DIY」，希望幫助每一位讀者朋友都能擁有健康無病痛的「有機人生」。

當然，預防勝於治療，以下所提供的是有機養生食譜，並不是醫生處方，讀者朋友若健康出現嚴重狀況時，還是應該先前往作醫院檢查，至為首要！

張明彰的健康養生DIY

頭痛 Headaches

原因：情緒緊張、後腦部位及整個頭皮緊縮，所造成的頭部不適。

建議：多吃含鎂豐富的有機食物，如五穀類、種子類、核果類、魚類；多攝取鹼性食物，如有機青蘋果、藍莓、芽菜；另外，也可服用維生素B群與維生素C， 或蘋果醋、蜂蜜加水調勻當茶喝，也有幫助。

偏頭痛 Migraine

原因：用眼過度、食物過敏、工作繁忙，或過敏、肝功能欠佳、便秘等皆易產生偏頭痛。患部常在眼睛上方、頭部中央或到後方耳根，也有從後腦開始，蔓延至半個頭顱。一旦疼痛發作，有時會持續10多個小時，並有嘔吐、四肢無力等症狀，其中女性患者佔7成。懷孕婦女嘔吐後，有時亦會出現此症狀；另外，也有人會因為喝酒，或吃到某些魚肉罐頭、老牛肉罐頭、甚至喝了過量的鮮濃橘子汁，而產生偏頭痛。

建議：多吃以鹼性為主的有機食物，如綠色葉菜、蔬菜沙拉、糙米飯、芽菜、青蘋果、蘋果、小紅莓（覆盆子Cranberry）等。可先做有機斷毒療法，每天喝4次混合保健食品的青蘋果汁。接著每天2小杯蘋果醋加蜂蜜當飲料，若喝甘菊茶、銀杏茶也很好。忌吃油炸和油膩食品，最好少鹽。並以指壓來輔助，可按摩頭部紓解疼痛，也可指壓大拇指下方掌心穴道來紓壓。

禿頭 Alopecia

原因：荷爾蒙失調、年老或遺傳因素，都能導致全禿、半禿、頭髮稀疏、灰白。禿頭成因不是單一因素引起的，比如身體血液循環不良、皮膚病、糖尿病、癌症化療、生活壓力等因素，也可能脫髮

過多而造成禿頭；男性比女性多，女性在更年期或懷孕後，荷爾蒙發生變化時也比較容易發生。

建議：多吃含氧化矽豐富的食物，比如有機綠色蔬菜、胡蘿蔔、芽菜、蔥、薑、魚類海產。另外，還可服用維生素B群、魚肝油，補充碘和鉀，或常飲鼠尾草茶、用荷荷巴油（Jojoba Oil）來按摩頭部都有幫助。淨化血液、促進血液循環、補充營養，對禿頭都具有明顯改善的效果，但需數個月的時間慢慢恢復，所以要有耐性。

頭皮屑 Dandruff

原因：身體與情緒因素均會造成頭皮屑增生，秋冬多、春夏少，所幸只是擾人與有礙觀瞻，與健康無礙。

建議：食用含硫量豐富的有機蔬菜，比如胡瓜、青椒、中國甘藍、西洋萵苣（生菜）、燕麥、魚、蛋。忌吃甜食、玉米和油炸食品。每天用十指按摩頭皮10分鐘，增進頭皮細胞的血液循環，或用迷迭香油（Rosemary）來按摩頭部半小時，接著洗淨即可。

失憶症 Amnesia

原因：除了腦部受創，大腦喪失記憶功能外，理論上人到80歲，頭腦應該依然靈活，若出現老化現象、忘東忘西，或記憶力喪失，可能是內分泌或荷爾蒙失調，或者服用過多化學藥品所造成的過敏反應，或常吃垃圾食物使體內積存過多毒素，以致使記憶遲鈍所致。

建議：多吃有機全穀類、小麥胚芽、有機豆類製品、糙米飯。常吃混合保健食品的咖哩飯，平時多動腦下下棋、打橋牌、打衛生麻將，雙管齊下都有助益。

帕金森氏症 Parkinson's Disease

原因：主要是因為中樞神經退化，一般稱為顫抖性痲痹，有身體肌肉僵硬、步履蹣跚、頭手四肢顫抖、流口水、口齒不清、表情呆滯等症狀，真正病因迄今不明。

建議：盡可能改吃有機食物來淨化身體，以有機斷食療法清除體

內毒素。多吃有機全穀類、核桃，每天補充維生素E 800 IU（大約533毫克）、綠藻、藍藻類製品，每天也可服用一些Omega魚油、人蔘、蜂王漿等保健食品；除此，指壓按摩雙手大拇指的穴道也有幫助。忌吃香蕉、肉類、魚類、動物肝臟和花生。

白內障 Cataracts

原因：眼球水晶體出現霧狀，阻擋光線進入。根據統計，白內障患者在美國有400萬人、中國有2600萬人、台灣有46萬人、印尼有440萬人、馬來西亞有34萬名病患。改變生活方式，補充營養，對改善有幫助。

建議：多吃有機全穀類（包括糙米）、青蘋果、芹菜、橘子和海帶，每天喝幾杯有機胡蘿蔔汁，含硒土壤種植的有機菠菜，常喝甘菊茶也很好。

青光眼Glaucoma

原因：因眼內液體不均勻，眼壓增加、眼膜變硬，是第二大致盲病因。患者常發生在40歲後，女性較多，美國有500萬人，泰國有100多萬人。

建議：用有機胡蘿蔔、甜菜根和胡瓜打成汁，作一週斷食飲料。另外，可多食用有機綠色蔬果、花椰菜、海菜和新鮮海產類。除此，也可補充綠藻、藍藻和蘆薈汁也有幫助。忌抽菸（包括二手菸）、酒、咖啡，避免長時間看書、看電視。

牙齦出血 Gum Diseases

原因：體內化學元素失衡的現象，還可能有口臭，發生在任何年齡。可用有機食物改善體質，讓體內激素達到平衡。

建議：多吃含豐富維生素的有機蔬果，如有機綠色青菜、花椰菜、芹菜、青椒、青蘋果、木瓜、草莓、桔子、高纖五穀類、魚類海產、海帶、紫菜等；少吃酸性食物，如蕃茄、甘蔗、碳酸飲料，忌抽菸。

粉刺和青春痘 Acne

原因：這是許多人青春期的煩惱，因油脂腺體裡隱藏著易傳染的細菌，與皮膚排泄物混合在毛孔中所形成的，主要是日常作息不當與飲食不良所致。

建議：用有機青蘋果、胡蘿蔔、鳳梨和木瓜打成果汁，每日飲用2~3次，並且每天進食有機綠色青菜、糙米飯或魚類，禁食紅肉、糖果、零食和速食餐點，禁飲咖啡及碳酸飲料，多喝酵母乳，多服用維生素B群＆E，或者用木瓜皮揉擦臉部。

老人斑 Age Spots

原因：這是肝臟有毒穢物殘留，顯現在體外皮膚的症侯，可能出現在臉部、手足，以及身體各部。

建議：多喝各種有機新鮮果汁，常吃有機黃瓜、芹菜和胡蘿蔔，或混合打成汁飲用，食物務必少油、忌紅肉。多服用蜂王乳、西伯利亞人蔘，或菊花茶、蒲公英茶及CoQ10也有助益。

水痘 Chicken Pox

原因：每人天生都會發水痘，大都發生在孩童時期，身體出現紅色斑點，會發癢、發燒，若到成年時才發，須嚴加看護。水痘發過，不會再復發。

建議：日飲有機胡蘿蔔加檸檬、再加些蜂蜜打成的飲料，配上有機蔬果如香蕉、酪梨（Avocado）、青蘋果，或用老薑片擦拭，或者塗薄荷油都會有幫助，卻不可服用阿斯匹靈。

咳嗽 Coughing

原因：若是感冒著涼引起的咳嗽，較易復原。若是環境造成的長期咳嗽、化學污染所導致的喉嚨發炎、百日咳、花粉熱等等，因是身體免疫功能較差所致，所以需要較長時間才能恢復。

建議：每天以鼠尾草（Sage）、老薑片、檸檬片，調和蜂蜜當茶喝。

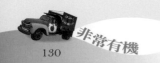

扁桃腺炎 Chronic Tonsillitis

原因：位在喉嚨入口處兩側的扁桃腺體，在進行排除毒素時，因為身體缺乏葡萄糖，碳水化合物太高，或者受到鏈球菌的感染，極易發生腫脹疼痛的現象。

建議：飲有機葡萄柚汁、檸檬汁、胡蘿蔔汁、蘆薈汁來淨身排毒，多吃新鮮有機蔬果，如葉菜類、鳳梨，並大量喝水，避吃西式速食、垃圾食物、油炸食品，多補充維生素C，喉嚨疼痛部位亦可用冰敷。

支氣管炎 Bronchitis

原因：精神壓力與體力虛耗，導致支氣管內壁黏液過度累積而發炎，如攝護腺腫大一樣，40歲以上男人得此病的比例很高，嚴重時甚至會傷害到肺功能。

建議：最好能連續數週吃有機素食，來清除體內過剩的黏液，並飲用有機青蘋果汁加檸檬汁，來提升鹼性體質，清除血液及大腸壁污物。平日則可食用維生素C，或含鋅量豐富的食物，如蚵仔、小麥芽、南瓜子、葵瓜子等，也可用牛膝草（Hyssop）、野櫻桃、甘菊等禾草泡茶喝。

哮喘 Asthma

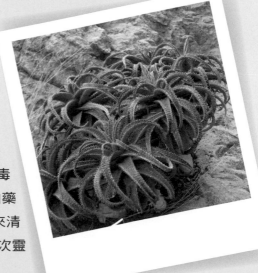

原因：哮喘導因於過敏、情緒、食品添加劑或消化不良，10歲以下孩童的罹患率，男孩比女孩多一倍。

建議：用有機青蘋果、胡蘿蔔、大蒜、蜂蜜打成果汁，混合保健食品做成「斷毒飲料」，每天飲用；另外，也可用西洋山藥（horseradish）加檸檬汁做成日常飲品，來清除體內的穢物和黏液。除此，每週吃1、2次靈芝等保健食品也有幫助。

過敏症 Allergies

原因：美國人大約有10%有過敏問題，有的對食物過敏，如菇類、腰果、糖、蛋、魚、酵母、咖啡、味精、麵粉等等；有的則對環境過敏，如二手菸、花粉、灰塵、動物毛、各種化學藥劑或氣味等等 。一般而言，過敏是體內殘留的油脂及黏液太多所致，用治過敏藥物只能暫時抑止症狀卻無法根除， 因此，最好能到醫院找出過敏原因，避免食用或接觸過敏原，來加以防治，或者也可以嚐試有機食療。

建議：食用有機蔬果、豆類、海帶、紫菜，每日補充維生素B群與少量微生素 E、蘆薈、綠藻等健康食品，避免吃罐頭食品、有食品添加劑的食物，並且不噴灑、不接觸含有化學藥劑的香水、清潔用品。

肺臟疾病 Pulmonary Diseases

原因：近20年來，肺臟疾病患者有增無減！肺臟是人體的主要呼吸器官，使血液吸收氧氣排出二氧化碳，它很容易受到空氣中傳播的濾過性病毒和細菌的侵襲。

肺臟疾病的成因很多，其一，就是世界各國如美國、香港、新加坡、台灣等地，都會區的許多公寓大樓外窗緊閉、採用中央空調，只有出入的大門是唯一的空氣流通管道，使得這些住戶的居民較易遭受空氣傳播的疾病感染；其二，各大城市的地鐵乘客、發生火燒山的國家或地區的居民，也較易感染病毒或吸入有毒氣體，導致肺炎；另外，經常坐經濟艙長途飛行的乘客，如果身體虛弱、營養不良或抵抗力特別弱時，一旦接觸到同機的肺結核病患，就有可能被傳染；除此，抽菸或吸到二手菸，亦可能誘發肺癌。

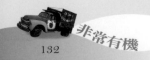

非常有機

建議：多喝有機蔬果汁能清除體內積留的黏液，每天早晚喝一杯蜂蜜檸檬汁、葡萄柚汁、葫蘿蔔汁都能幫助淨化身體，除此，小紅莓汁（覆盆子汁Cranberry juice）、芹菜汁亦有幫助。另外，還可多吃有機豆類、豆類製品及含植物性蛋白質的食物。至於充分休息、良好睡眠、適度運動也很重要，不妨每天早晨到附近公園晨操運動，吸收晨光、呼吸新鮮空氣對肺臟功能都很有助益。

心臟病 Cardiovascular Disease

原因：主要是由動脈硬化和高血壓所引起的疾病，美國有2/3的人遭受心臟疾病的折磨，女性患者比男性多且較複雜。它的併發症如心臟衰竭、心肌梗塞、心絞痛、中風等，都會危及生命。

建議：每日至少攝取鎂300毫克，鉀99毫克，可多吃含鎂和鉀豐富的有機蔬菜，如各種綠色葉菜（最好能吃到在貧瘠土壤生長的菠菜）、水芹、洋蔥、大蒜、海帶、紫菜、海藻類食品、酵母和卵磷質（蛋黃素Lecithin）等。忌紅肉、咖啡、油炸食品、白糖等，另外西伯利亞人蔘、CoQ10等健康食品亦可參考服用。

肝硬化 Cirrhosis of the Liver

原因：酗酒、積勞、毒素積存，或愛滋病菌入侵，肝組織受損無法發揮正常功能。

建議：日飲有機胡蘿蔔、青蘋果、芹菜、小黃瓜和檸檬打成的飲料，經常補充維生素E、維生素B15、五穀類、豆腐、芽菜、卵磷質（蛋黃素Lecithin）、全麥食品，或奧勒岡葡萄根，蒲公英茶。忌菸、酒、油膩食物，少鹽、少糖、少油，每週一次水療也有幫助。

潰瘍 Ulcer

原因：多發生在消化器官，有胃潰瘍、十二指腸潰瘍、大腸潰瘍以及皮膚潰瘍如褥瘡等，若長期服用類固醇，也會導致潰瘍。一般以前兩者居多，特別是緊張、壓力、胃酸過多、胃臟無法產生足夠黏液來保護胃壁組織受侵。放鬆心情，吃飯不要狼吞虎嚥，避免多

吃刺激的辛辣食物、糯米類食品，避免經常服用維生素C和阿斯匹靈，以免刺激產生過多胃酸。

建議：用有機胡蘿蔔、芹菜、黃瓜、中國甘藍、半顆青蘋果打成蔬果汁，再加份量4倍的礦泉水稀釋成斷食飲料，喝新鮮的，不要儲存；暫停食用固體食物5天，讓胃壁自行慢慢恢復。多吃有機花椰菜、馬鈴薯、蕃薯、蒸煮蔬菜、香蕉、酪梨、羊乳、酵母乳，或服用蘆薈汁都有幫助。另外，藥樹茶對胃潰瘍亦有療效，甘草根茶對十二指腸潰瘍也有助益。過往以訛傳訛，以為牛奶對潰瘍很好，事實是牛奶裡的鈣和葡萄糖會刺激胃壁產生胃酸，反而傷胃。

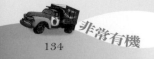

膽結石 Gallstones（Choleliths）

原因：因膽汁結合膽固醇而形成，當膽結石堵住膽汁通道並腫大時，患者腹部右上方會劇痛、發燒、頭暈、嘔吐。

建議：停止吃固體食物連續3天，只飲天然純淨水和有機果菜汁，如青蘋果、梨、甜菜根、茴香、蒲公英、問荊（Horsetail）和老薑打成的飲料，常喝菊花茶、銀杏茶也有幫助。

腎結石 Kidney stone （Nephrolithiasis）

原因：人體內過多的微粒礦物質和鈣結合，累積而成，堆積在腎臟就形成腎結石，而結石體積超過5公分，即無法自然排出體外。一旦結石被尿液沖刷、震動進入尿道或膀胱，容易造成傷害，排尿時會出現血絲，使下腹產生難以忍受的刺痛，嚴重時會叫人痛不欲生，且全身大冒冷汗，需要緊急送醫。摻有三聚氰胺的乳品、奶粉、乳製品、食品、飲品，在 2008年9月被發現為導致腎結石的新案例。

建議：持續採用有機斷食療法3天，用保健食品加蘋果汁，晨、午、傍晚、晚上各一杯，其間加喝新鮮有機檸檬汁、小紅莓汁（覆

非常有機

盆子Cranberry）或西瓜汁。第4天起至第10天，以清淡食物為主，多吃有機蔬果、有機豆類食品、蛋及洋蔥，有機胡蘿蔔汁、有機蘆薈汁（Aloe Vera）也很好，忌吃紅肉、油膩與精製食品，且忌喝咖啡。

糖尿病 Diabetes

　　原因：因胰臟不能生產充足的胰島素，使血液裡的血糖漸次增多，或血液裡有胰島素抗體，阻礙胰島素與血糖結合產生能量。患者易併發眼角膜脫落而失明、爛腳趾而需截肢、腎臟衰竭、心肌梗塞、中風死亡。最危險的是患者常常病入膏肓卻渾然不知。1995~1998年，世界農藥使用量增加18%，糖尿病患者增加了500%之多，所幸近年來有下降趨勢。可透過有機食物、有機生活和適度的運動，幫助患者改善病情，並讓他們更長壽。

　　建議：最好吃有機素食和鹼性食品為主，多食含鉻豐富的食物，如香菇、豆腐、黃瓜、蕃茄、小麥胚芽、水芹、葵瓜子、雞肉、牛肝、蔥、蒜及含鉀豐富的食物，如香瓜、薄荷葉、綠色葉菜。另外，配上西伯利亞人蔘茶、蒲公英茶也有幫助。忌菸、酒、糖和油膩飲食。每日運動、多走下坡路，燃燒過盛血糖。

附註：平時多走上坡路對心臟病有益，多走下坡路對糖尿病有益。

低血糖 Low Blood Glucose

　　原因：幾乎都發生在糖尿病患者身上，因胰臟分泌過量的胰島素，使血液中葡萄糖濃度過低，使身體產生失調現象。然而在過度運動後，未能及時補充糖分，導致血液中的葡萄糖低於標準值，也會引起低血糖現象。症狀因人而異，一般較常見的如頭昏、頭痛、暴躁、易怒、暈眩、視線模糊、盜汗、焦慮等等。患者切忌單獨游泳或潛水，避免無人及時相救而發生溺斃意外。

　　建議：多吃有機高纖食物，含鉻豐富的有機食品更好，如全穀類、有機大豆、全麥類、蛋、胡瓜、香菇、青蔥及牲畜肝臟。切忌喝酒，忌吃油炸或高膽固醇食物，經常補充維生素C和B複方或

B12。另外需注意少量多餐,每天固定做些輕鬆的運動。

下痢 Diarrhea

原因:因腸胃出現有毒物質,身體自然且快速地自動排除現象。

建議:飲用有機木瓜汁調和保健食品所做的斷食飲料;或以蘋果醋加3倍水、些許蜂蜜亦可; 或喝黑桔香紅茶加檸檬亦有幫助。 另外, 也可做「水療」(Enemas)協助清除大腸內毒素,效果明顯。

食物中毒 Food poisoning

原因:因食用不潔食物所引起,最普遍是不潔食物裡含有沙門氏細菌,造成嘔吐、腹痛、拉肚子等症狀。老人、小孩因抵抗力弱,情況會較嚴重。通常在吃到不新鮮的海產或蛋類餐食後,半小時到8小時之內就會發作,因此盡量煮熟再吃即能避免。美國人喜吃生菜沙拉、生蠔等,因食物中毒(引起併發症)而死亡的人數,每年平均有9000人。

建議:一旦發生食物中毒,可喝檸檬汁、蔥薑汁和嫩竹汁,亦可到健康食品店或藥房購買炭晶片(Charcoal Tablets),立刻吞下6粒中和毒素,或用吸管細啜(sip)橄欖油,以阻止毒素靠近胃壁,或設法讓有毒食物吐出來,並以「水療」(Enemas)來清除腸內穢物毒素。

厭食症 Anorexia Nervosa

原因:恐懼肥胖是神經性厭食症的主因,女性比男性患者多,特別是走伸展台衣架型的女性模特兒,有的故意挨餓,有的如古羅馬貪食者在飲食之後,再自我強迫嘔吐出來。患者易患骨質疏鬆、骨骼提前老化、體輕、體虛、頭暈、低血壓、蛀牙、月經不來或更年期提早到來。

建議:採用規律均衡的高纖飲食,飢餓時可引用混合保健食品的青蘋果汁, 多吃有機食物,如蔬果類、豆類、豆製品、全穀類、全麥類等,忌白糖、咖啡。每天做些按摩、輕鬆的暖身運動,如瑜伽

等恢復體力的活動，忌劇烈運動。

生理痛 Menstrual Symptoms

原因：因荷爾蒙失調或低血糖所致，經期前和經期時，女性出現沮喪、倦怠、易怒、下腹脹痛、抽筋、頭痛、背痛、胸痛、關節痛，甚至會有輕生念頭。年輕女性可能因低血鈣導致荷爾蒙分泌不足，使經期延後。

建議：從經期來前開始，用新鮮有機果菜汁混合藍藻做斷食飲料，以有機食物為主食，如有機蔬果、豆類、五穀類、亞麻子、魚類、火雞肉等。每日服用綠精、蜂膠、當歸和維生素B群，作溫和的運動，或泡日式金鈴浴（冷水、熱水交互泡澡）來促進血液循環，改善疼痛不適。

濃濁白帶 Yeast Infection / Thrush (Candidiasis)

原因：白帶屬婦女陰道分泌物，正常的白帶Leucorrhea如蛋白般清澈且無味，若受到細菌感染，或身體欠缺維生素B群，或服用避孕藥等藥物而出現荷爾蒙失調反應，甚至其他原因，而使陰道流出米色較為濃濁的白帶。此種濃濁液體多有異味，大都會困擾婦女，影響性生活和夫妻感情。

建議：白帶多且濃濁有異味，可以大蒜汁加水稀釋來沖洗陰道。飲食方面亦須改善，常吃有機綠色蔬果，如菠菜、甘藍菜，全穀類、小麥胚芽、優酪乳等。

不孕症 Infertility

原因：成因很多，比如雌性激素失調、食用過多噴灑過DDT的蔬果而讓受精卵的卵壁過於薄弱且易破損、骨盆腔發炎、對性伴侶產生精子過敏反應而產生抗體，或者精子過少過弱、生活過於緊張、身心壓力過大等等因素，皆會造成不孕。另外，如果男性身體缺硒以致精子軟弱、尾巴過短易斷，所以無法衝破卵殼成為受精卵，讓女性受孕。

建議：多吃有機蔬果、南瓜子、蜂王漿來調整體質，多喝混合保健食品的青蘋果汁來排毒淨身，避免吃過多脂肪性食物，不適宜長時間泡澡、泡溫泉，忌菸、酒、白糖、油炸、垃圾食物，多到戶外走走，多呼吸新鮮空氣，多做吸氣吐氣的深呼吸，常常靜坐、冥想，來幫助紓解身心的緊張壓力。

性冷感 Libido Impairment

原因：從醫學角度而言，性慾低落的成因很多，主要是心理因素使然，如幼年時曾遭受性侵、缺乏安全感、宗教信仰上的罪惡感等，或者因工作繁忙緊張、家事繁雜瑣碎、體力過度透支等，即沒有精力情緒想到性愛，以致性愛時沒有快感、高潮與滿足感。另外，也可能因運動、工作、車禍造成下肢受傷或肌肉拉扯，造成性愛時有劇痛，心生恐懼而變成性冷感。

建議：改變飲食有幫助，多吃有機南瓜子、芽菜、蕎麥麵、酪梨（Avocado），以及有機蔬果類如青葡萄、青蘋果、新鮮胡蘿蔔汁、蘆薈汁等。忌吃垃圾食物及有化學添加物、人工佐料之食物。每日服用2次維他命E 400IU（大約267毫克），或者服用一些保健食品等，也相當有幫助。

性無能 Erectile Dysfunction / Impotence

原因：成因複雜，主要是心理因素、環境丕變、生理器官有缺陷，以致男性器官無法勃起，或者勃起後無法持久、陽萎、早洩、無法射精，或者不能使女性受孕等狀況，另外，如末梢血管病變的糖尿病患者、下肢受傷者、下身長期受高溫曝烤者（中餐館廚師）、 經年需穿著緊身褲者，以及長期洗泡高溫熱水澡者、家有悍妻者、年輕時縱慾者、長期禁慾者都在此列。

建議：設法找出性無能的第一因，將它排除。多吃有機南瓜子、蜂王漿、芽菜。多喝有機蔬果汁、蘆薈汁，服用藍藻、綠藻等保健食品；另外，切記在洗熱水或溫泉浴時，水溫不得超過攝氏32.2

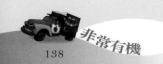

非常有機

度，每次入浴不得超過15分鐘，而中餐廚師在工作時應在下身套上隔熱圍巾。忌吃垃圾食物、油炸和油膩食物，忌咖啡、酒精、抽菸或吸到二手菸。

攝護腺腫大 Benign prostatic hyperplasia（BPH）/ Benign enlargement of the prostate（BEP）

原因：男性40歲後約有1/10會罹患，80歲後有8/10會罹患。如果夜尿多、尿量少、流量慢、尿後有灼熱感，有些會演變成攝護腺癌，而這是全美男性第3大死亡殺手。相關疾病的成因，有許多都是因為體內缺乏鋅元素所導致，攝護腺所儲藏的鋅是其他器官的10倍，因此應適量補充足夠的鋅。至於45歲以上男性，每3年也應定期到醫院做檢查。男性若需節育，採行輸精管節紮前，請務必三思，個人以為生命活絡、精液順暢，是身體最佳的自我免疫力之泉源。

建議：多吃含鋅量豐富的食物，如南瓜了、牡蠣、蛋類、小麥胚芽、肝臟等，以及多食用有機蔬果、生菜沙拉、果菜汁、五穀類、燕麥、海鮮、芝麻。或者服用綠藻、卵磷質（蛋黃素Lecithin）等保健食品亦有幫助。忌紅肉、烈酒、油膩、油炸等食物，咖啡、蕃茄汁也應避免。除此，不要使用印度神油來延長性愛時間，避免性愛時突然停止以阻止射精。切記！

高膽固醇 Hypercholesterolemia

原因：人體會自行製造膽固醇，有2/3是由肝臟、小腸製造。若食用紅肉或膽固醇含量過高的食物，體內膽固醇會升高。高膽固醇是造成心臟病、動脈硬化、心肌梗塞、高血壓、陽萎等病症的重要原因之一。

建議：一般人每天膽固醇攝取量最好不要超過300毫克，多吃水溶性纖維有機食物，比如茄子、洋蔥、大麥、燕麥、豆類、全穀類、帶皮青蘋果，有助減少膽固醇。另外，也可常飲胡蘿蔔汁，有助降低膽固醇。忌紅肉、咖啡、酒精、抽菸、避孕藥，葷食者可食

膽固醇較低的火雞肉、鴕鳥肉。避免情緒緊張，需適度紓緩生活與精神壓力。

痛風 Gout

原因：因尿酸累積存留在血液組織或尿液裡，有時與腎結石有關，導致關節腫脹、磨損、疼痛。患者以男性居多。自然療法簡單有效。

建議：用有機食物來減肥、降低膽固醇，清除腎臟內積存的穢物毒素，如櫻桃、草莓、香蕉、花椰菜等，再服用調和了保健食品的櫻桃汁來清除體內尿酸，再補充一些維生素B群與少量維生素C，喝西洋芪草茶（yarrow）、蒲公英茶，來幫助減輕腫痛。

關節炎 Arthritis

原因：百分之80的人在50歲後會受此病症所擾，不僅骨頭和關節，還包括血管、腎臟、皮膚、眼睛，甚至腦部，都可能罹患。

建議：改變飲食習慣，多吃鹼性食物，有機蔬果、蔥、薑、香菜、蛋、洋薊（Artichokes），或者吃鯊魚軟骨等保健食品也可改善。忌食糖、麵筋和油炸食品。

骨質疏鬆 Osteoporosis

原因：人體中的骨骼和牙齒含有1公斤多的鈣質，這些鈣質每年約有20%被吸收、被更換。缺乏鈣，是骨質疏鬆的主要原因，會出現臀部、腰背、骨盆疼痛，或使人矮縮。女性罹患率高於男性，可能導因於長期黃膽病、腸胃病和少運動所致。另外，常喝經過高溫殺菌的牛奶（牛奶以低溫殺菌為佳），也會妨礙腸胃來吸收礦物質元素，可說得不償失。除此，有機食物對防治骨質疏鬆，更具根本效果、也更持久。

建議：每天晨運、曬太陽，以吸收維生素D，多吃有機食物如有機花椰菜、芽菜、香蕉、豆腐、味噌、蛋類、海鮮、酵母乳、綠藻、藍藻等，是防止骨質流失最天然、最好的方法。另外，吃乳酸

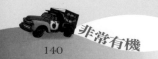

鈣也有幫助，但必須注意區隔吃全穀類和服用鈣質的時間，以免阻礙鈣的吸收。除此，每天做些時間較長但輕鬆的運動，如散步、走山、打高爾夫球。記得要避免做劇烈運動，如打籃球、打網球、舉重等等。

坐骨神經痛 Sciatica

原因：多發自腿部神經，在碰到、壓到或天候變化影響下，會尖銳刺痛。

建議：多吃含鈣、鎂、鉀豐富的有機食物，如有機綠色蔬菜、荷蘭芹、豆腐、五穀類、牡蠣、蛤蠣、海藻等。每餐喝一小杯白酒，服用維生素E、維生素B群也有幫助。用冷敷法、熱敷法或日本金鈴浴（浸泡5分鐘溫水浴後，再泡5分鐘冷水浴），來促進血液循環，頗具療效。

更年期 Menopause

原因：因女性停止排卵、漸次減少雌性荷爾蒙所顯現的各種不適現象的統稱，是女性由中年邁向老年的人生轉換期，會出現頭暈、發熱、頭痛、呼吸困難、呼吸急促、眼花、健忘以及情緒低落等症候。

建議：食用覆盆子（Cranberry）、鼠尾草(Sage)、西伯利亞人蔘、甘草（Licorice），可以刺激身體產生雌激素，多吃有機花椰菜、沙丁魚對調整體質有幫助，忌吃乳製品、肉類、糖，可減少全身發熱。若陰道及其周圍皮膚乾燥發癢，可塗抹維生素E乳液等也有助益。此外，多做有氧舞蹈、慢跑、散步、按摩、甩手運動等等，讓身體多流汗，亦能紓緩不適現象。

痔瘡 Hemorrhoids（俗稱Piles）

原因：痔瘡成因很多，便秘、肥胖、懷孕、過勞、不運動、上班坐太久、肝功能失常、喝水太少、情緒緊張等等，使直腸內或肛門口的靜脈微血管腫脹、發炎，以致排便時流血、不舒服、發癢。超過50歲的人，大約有半數會罹患。

建議：每餐喝一小湯匙有機橄欖油，用保健食品調和檸檬汁做斷食食品，多吃有機蔬果如花椰菜、綠豆、甜菜、五穀類、燕麥皮、青蘋果、梨等，多喝水，每日至少8杯8盎司的水（226.8公克），並且走上下坡路半小時（坡度15度左右）。少肉、少糖、忌喝咖啡。如廁時放輕鬆，不可太用力。若患部發癢，可用檸檬水塗抹。每週做一次溫水水療，有不錯的療效。

癲癇 Epilepsy

原因：患者突然失去記憶、蒼白昏倒、口吐白沫、兩眼直瞪、肌肉抽筋。發作時，可掐壓患者小指頭，幫助迅速恢復。或者用藥物來控制，但有副作用。

建議：食用有機蔬果、糙米、蛋類、豆類、海鮮類。或者每日以芹菜汁加保健食品做飲料，或喝櫻草茶、檸檬汁也有幫助。忌菸、酒，禁食牛、羊、豬肉類、加工食品、含防腐劑及色素的食物。多做戶外運動，避免獨自走在池畔、河岸或海邊。改變生活方式也是不錯的選擇。

壓力緊繃 Stress / Anxiety

原因：每個人或多或少承受著生活中的各種壓力，若壓力過久過大，會導致白血球失衡、內分泌失常、免疫力下降，使神經系統、消化系統功能受損，進而出現胃潰瘍、高血壓、頭痛、頭暈，頸肩痛、腹瀉等症狀。若不將緊繃壓力紓解，身體細胞突變、腫瘤癌症病變極易隨之而起。

建議：營養對紓壓、減壓很有幫助，多吃含礦物質豐富的有機食物，如五穀類、豆腐製品、芽菜、海鮮和藻類。或者服用維生素B12、維生素B群等保健食品也都有幫助。晚餐前喝一小杯紅酒，早晚到戶外做深呼吸運動，多參加社團、公益活動，或出外旅遊，甚至睡前進行30分鐘的靜坐冥想（Meditation），都能達到紓壓的效果。

憂鬱症 Depression

原因：心理因素、情緒問題受到長期壓抑得不到疏解，或對藥物、毒品過份依賴以致中毒。行為表現出對生活周遭人事物過於敏感、憂慮和沮喪。

建議：食用有機蔬果、全穀類、維生素B12等保健食品。清晨多散步、曬太陽，給紅血球供應充分氧氣，讓身體多增加製造維生素D的機會。另外，學習轉換思維，朝正面、光明面思考，有心事找親友長輩傾吐，或者接受音療（Sounds Healing）也會有幫助，比如聆聽宗教詩歌、有機音樂、海浪笛聲、森林風聲等（此種音樂，有機店有售）。

精神失常 Mental illness ／ disorder

原因：精神失常屬心智方面的疾病，成因複雜，有的是遺傳基因，有的是幼兒期受虐使心智異常發展，有的是出生時腦部缺氧受損，或者成長時期受病毒、毒素損及大腦，還有一些非醫學能確定的因素等等。患者有終日沉默不語、自言自語、自閉、幻覺、幻聽、沮喪緊張、人格分裂、哭笑無常等異常行為，同時也會無預警的突發攻擊。

建議：採每月1週的有機斷毒飲食來清除毒素。食用含菸酸鹼性有機食物，如胡蘿蔔、馬鈴薯、葵瓜子、胚芽、全穀類、小麥草和魚類。每日服用2毫克的B6和3000毫克的B12（請勿過量），多傾聽能紓解身心的輕音樂、老歌、古典音樂與自然音樂，多參加團體性的宗教活動，或者服用一些相關的保健食品也有幫助。

失眠 Insomnia

原因：生活上、工作上出現種種壓力、衝突和不順，家庭遭到變故，生活秩序受到干擾等因素，將會導致情緒緊張、焦慮、沮喪、憂心、煩惱、思緒紊亂，以致在睡眠時間時無法入睡徹夜難眠。

建議：常吃含色氨酸Serotonin豐富的有機全穀類食品、香蕉、

無花果和優酪乳,可幫助睡眠。避免過分依賴刺激性飲料、咖啡、茶,忌抽菸,可在睡前做些輕鬆運動、瑜伽、靜坐、泡溫水澡等,或常飲溫熱牛奶和吃火雞肉三明治,都有助改善失眠。

瘜肉 Polypus

原因:在人體器官如鼻子、大腸、子宮頸、膀胱等內腔的表皮組織,所產生的增生現象,尤其長在直腸、結腸和子宮頸上,易導致出血。瘜肉屬腫瘤之一,大多是非惡性的腫瘤。

建議:除正常作息,良好睡眠、充分休息之外,多吃有機高纖食物和蔬菜,如甘藍、菠菜、洋蔥、大蒜,糙米飯、燕麥粥、葵瓜子,每天喝2次2盎司(56.7公克)的有機小麥草汁,有助改善或消除瘜肉。每月作一次機能性斷食療法,並飲用混合保健食品的青蘋果汁。忌菸酒,忌食脂肪高的肉類和油膩、油炸食物。

腫瘤 Tumors

原因:一般是因身體細胞組織腫脹或畸型成長,分良性、惡性兩種,對身體有害無益,環境因素和飲食習慣是主要成因。腫瘤可能出現在身體任何部位,良性的不會移位、也不會擴散,可開刀切除,不會再復發,較常發生在女性子宮;惡性腫瘤則不然,會移位、會擴散,開刀切除後還會復發。

建議:從改變居住環境與飲食習慣著手,選擇清靜、無噪音、無污染的地方居住,放鬆心情,多吃有機食物以提高免疫功能,使腫瘤縮小,甚至消失。有機食物包括有機五穀類、高纖類、綠色蔬菜、藍藻、綠藻、鳳梨汁、藍莓汁,或者補充一些維生素K和維生素B群、西伯利亞人蔘粉也有幫助。除此,每週作一次水療,清除腸內所積穢物,降低肝功能負擔。若女性胸部出現硬塊,可用櫻草花油按摩。

癌症 Cancer

原因:長期食用有毒性的食物、不純淨飲料、處於緊張的心理壓

力所致。

　　建議：食用有機蔬果來淨化身體、提升免疫功能。每日可飲用有機青蘋果、胡蘿蔔、水芹、中國甘藍、甜菜和保健食品混合打成的飲料，餐食再配上豆類食品、香菇、芽菜、糙米、葡萄、酵母乳、藍莓、味噌、蔥、蒜都有益。或者參考服用綠精、CoQ10、維他命E、黃芪（Astragalus）以及靈芝。每週作一次水療也有幫助，或作一些有氧舞蹈，促使身心放輕鬆。

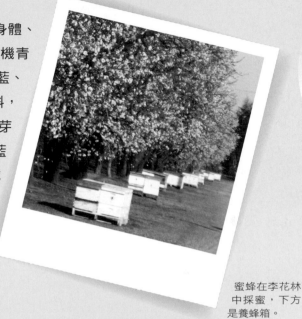

蜜蜂在李花林中採蜜，下方是養蜂箱。

皮膚癌 Skin Cancers

　　原因：最常見的皮膚癌有基底細胞癌、鱗狀細胞癌、黑色素癌三種。基底細胞癌導因於皮膚過度曝曬在陽光下，在熱帶、亞熱帶地區，輻射極強，特別在上午10點至下午2點之間，直接或間接曝曬皆易導致皮膚癌，但它不會蔓延至全身，而鱗狀細胞瘤和黑色素瘤則會蔓延至身體其他部位。早期皮膚癌可預防與治療，但應該絕對避免長期曝曬。當今皮膚癌患者愈來愈多，根據統計，全球平均每3位癌症患者中就有1人罹患皮膚癌，每7名美國人中就有1人罹患皮膚癌，美國每年新增病例有50萬人之多，男性患者又多過女性。

　　建議：生機飲食創始人安‧威格莫爾博士Dr. Ann Wigmore 中年得過皮膚癌，靠每日生飲小麥草汁和吃野菜得以重生。多吃有機蔬果，每天飲用2次2盎司（56.7公克）小麥草汁加8盎司（226.8公克）蘆薈汁，飲有機胡蘿蔔汁也很好。常吃有機的全穀類、馬鈴薯、豆類、瓜類，如胡瓜、南瓜、地瓜等、海產食物。除此，可多飲自然純淨水，以清除體內毒素。忌吃動物性脂肪、肉類、糖、咖啡。也可參考服用一些相關的有機保健食品。

體臭 Body Odor

原因：這是飲食不當、消化系統不良，導致體內食物腐爛所產生的臭味，透過呼吸或皮膚表層毛孔，散發出來的氣味。

建議：多吃有機蔬果，少吃肉類。用有機青蘋果汁調和保健食品做斷食飲料，來清除體內污穢物，使細菌無法積存。每天至少喝8杯8盎司（226.8公克）的淨水。

皺紋、皮膚老化 Wrinkles

原因：年紀增長，皮膚起皺是自然現象，我們不能阻止老化，卻可緩慢化它。人類在20歲後，膠原質每年會減少1%，皮膚膠原質變硬，即形成皺紋。

建議：有機食物和有機蔬果內所含的葡萄糖類，有非常好防止老化的效果，它存在於胡蘿蔔、芽菜類、五穀類、海鮮、海帶、大豆製品、蛋黃和核果內，應該多多攝取。平時也應多喝檸檬汁、甘菊茶、尤加利葉茶、迷迭香茶來代替碳酸飲料，或以蘆薈汁加維生素E做飲料。若用木瓜皮按摩臉部均有幫助。

牛皮癬 Psoriasis

原因：這是皮膚亂序、複製超速的現象。常發生在成年人的手肘、關節部位，而塗用皮膚藥膏只能治標，要治本可用自然療法。

建議：每日飲3次不加糖的有機純果汁，有助清除體內堆積的廢物，另外再多吃有機高纖食物，如有機蔬菜、海藻類，豆類、蘆薈汁，卵磷質，或由玫瑰花子提煉的維生素C、維生素E，也可用老薑擦拭患部，禁食肥肉、紅肉、油炸食品，並且不要飲酒。

曬傷 Sunburn

原因：紫外線會穿透濃厚雲層，如果暴露在紫外線強烈的地方，比如如位居赤道附近的東馬、夏威夷、大溪地，亞熱帶的地方，甚

大峽谷老鷹之家——印第安人冥想中心。

至是加拿大北部積雪深厚的冬日午間時分,在艷陽下曬太久極易引起曬傷,嚴重時還使皮膚起水泡,若破裂則極易導致細菌感染。

建議:泡一杯濃濃的有機綠茶,等冷卻後,用沙布包著棉花吸茶水,再敷在患部半小時,亦可用蘆薈濃液塗抹患部,每小時1次。另外,用維生素A和E冷霜來擦拭灼傷處,也很有效。

潤膚美白 Beauty

原因:亞洲女性最趨之若鶩的夢想,就是讓自己肌膚更健康,顯得更光澤、圓潤、白晰、細緻、美麗。

建議:可每日飲用有機西瓜汁調和保健食品的飲料,多食用有機蔬果、全麥、蛋類、芝麻、葵瓜子、酵母乳、蘆薈汁、海菜、新鮮海產等,或者補充維生素C、維生素E、綠精、英國蜜糖(Treacle)也有幫助。其實,美白潤膚的關鍵,主要在於清除體內毒素、吸收有機營養,兩者都做到了,就能讓你由內而外美得很真,真的很美。

增強活力 Energy / Stamina

原因:想要讓自己從身心倦怠、神經緊繃、四肢無力,轉變為精神抖擻,具有體能及耐力。

建議:食用有機綠色葉菜、香蕉、柑橘、水芹、葵瓜子、糙米、麥類、核果、種子、桃子、蘆筍、豆類,以及鮮貝類如牡蠣(Oyster)、蛤蠣等。另外,也可以每天補充一些維生素B12、維生素C、綠精、蜂王乳、蜂膠、人蔘或西伯利亞人蔘也很好。忌菸、酒,每天多散步,多呼吸新鮮空氣,不定期做按摩也有幫助。

長壽 Longevity

原因:樂觀、進取、友善、心情開朗的人易長壽,反之,疾病、悲觀、自私則是長壽的敵人。

建議:控制食量、每餐吃八分飽、作息正常,多吃有機蔬果、全穀類糙米飯、豆腐製品、乳酸飲品、味噌湯、飲少量酒、多喝綠

茶，作適當的運動，適度減肥，不宜過胖。可參考補充維生素E、綠藻和綠精等健康食品。忌暴飲暴食熬夜，忌吃紅肉、油炸食品及油膩的餐食。

減肥 Weight Loss

原因：20世紀以來，全球肥胖人口增加了800%，主因之一就是吃多了含有長肉劑、荷爾蒙生長激素的漢堡、烤雞等速食，再加上便利的現代生活，讓人減少了活動量，甚至忘了運動；另外，也有些人是因為體內缺乏鋅元素。因為肥胖、虛胖的年齡層降低，減肥、瘦身及塑身，就成為健康市場最大的需求，其中女性的需求量更高達90%，許多人趨之若鶩地想要改頭換面、苗條出眾、換膚纖體、變臉型變身形等，然而市面上的減肥廣告花招百出，令人無所適從，比如作SPA只能蒸發一點水分，絕食、厭食、人為嘔吐，雖然可能會瘦一些，但卻容易傷及器官，影響健康。其實，減肥無法一蹴可幾，最好用健康的方法，持之以恆，效果才會明顯且持久。

建議：從飲食、運動中達到自然減肥。以有機蔬果和五穀類做日常食材，葷食者以瘦肉代替肥肉，並增加攝取有機食物。若以消化系統吸收功能正常來說，一個人只要以現在食量的1/4就足夠維生，其餘3/4其實是多吃的。因此可用減量來達到減肥功效，將現在每日三餐的飲食份量分成4份，減去其中1份，2個月後，再分割成4份，再減去1份的食量，以此類推，視個人身體狀況而止。平時也可以多飲禾草茶，去掉碳酸飲料和甜點，服用藍藻、綠精都有幫助。同時，再實行運動，走路、慢跑、跳舞、健身、瑜伽、練氣功、游泳、騎單車都很好，1公斤脂肪含7700卡路里，若走10英里的路，就能燃燒掉800卡路里，每個月就可減下2.5公斤，1年自然可以瘦身30公斤，且不易反彈胖回來。

高血壓 Hypertension

原因：高低血壓比例正常值是110/70~140/90，若經常在150/90左右，即算高血壓，任何高低血壓超過180/115，都屬於嚴

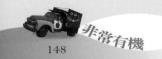

重超高。目前全球高血壓患者比例偏高，它
是造成中風死亡的高危險症侯。高血壓的
成因很多，有家庭遺傳、膽固醇過高、肥
胖、緊張壓力、血液不淨、血管硬化等因
素，改變生活方式，過有機生活、吃有
機食物，比服用抗血壓劑來得明顯、根
本、持久。

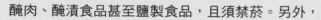

　　建議：多吃含維生素C豐富的有機蔬
果，如花椰菜、青椒、茄子、蘆筍、
菠菜、中國甘藍、綠葉蔬菜、桔子 、
青蘋果。忌吃酪梨、雞肝、老牛肉、

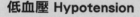

醃肉、醃漬食品甚至鹽製食品，且須禁菸。另外，
還可補充服用魚肝油、CoQ10和維他命E、大蒜精油、綠藻和蜂膠等
保健食品也都有幫助。除此，過胖者必須減重、減肥，每天至少散
步半小時，並做深呼吸，每週按摩1、2次以刺激血液循環。

低血壓 Hypotension

　　原因：大都因懷孕、糖尿病、動脈硬化等身體情況引起，有暈
眩、昏厥、甚至失去意識等症狀，雖沒有高血壓威脅人體健康的嚴
重性，但仍不能輕忽。有時身體姿勢從躺臥或蹲下突然站起來，也
會發生低血壓， 因神經系統的反射作用無法及時調整，腦部血液減
少、瞬間缺氧導致暈眩現象。另外，長期服用抑制高血壓的藥物、
常吃無營養的垃圾食品，亦有可能引起低血壓。

　　建議：採用有機斷食療法一週，多吃含鉀豐富的有機食物，如菠
菜、芹菜、馬鈴薯、薄荷葉，避免飲用咖啡、利尿劑，忌酒精和白
砂糖。多飲有機柑橘汁、葡萄汁、鳳梨汁、芹菜汁對低血壓患者很
有幫助，綜合維生素可適量服用，維生素E也有幫助，但每日服量
不要超過800IU（大約533 毫克），避免求快超量而累積沉澱在體
內，常作深呼吸和按摩也有幫助，記得吸氣、吐氣要緩慢且持久，
早晚各做12次。

貧血 Anemia

原因：造成貧血原因很多，如月經過量、潰瘍、痔瘡、肝功能欠佳、維生素B12或礦物質鐵不足等等。貧血會導致血液中含氧量降低，會出現頭暈、疲倦、易怒、憂鬱、體虛、便秘、注意力不集中、面有菜色等症狀。

建議：鐵是製造血紅素的主要物質，是幫助血液運送氧氣的元素，成人每日需要吸收10毫克的鐵，可自有機的豆類、燕麥、全穀類、海藻、蛋黃、葡萄乾、米麩，尤其是種在貧脊土壤裡的綠色葉菜類補充。另一重要礦物質是鉬，如果每日攝取50毫克的鉬，亦可防止貧血，促進血液健康。鉬的營養補充品很難在健康食品店買到，但只要多吃深綠色葉菜類蔬菜、全穀類、豆類等食物，就可以自然得到補充。

便秘 Constipation

原因：因飲食中纖維質和水分不足所致，其他如痔瘡、失眠、過勞、流汗過多、長途飛行、腹腔脹氣、甚至身心靈的抑鬱因素都可能導致。

建議：吃有機食物如各類蔬果、綠菜沙拉、五穀類、燕麥、酵母乳、亞麻子、多喝水。早晚各飲一杯調和保健食品的蘋果汁，亦很有效。90%疾病源自大腸不淨，運動能促進大腸蠕動，就健康觀點而言，如廁次數與進餐次數相等為最佳，每週一次水療也有幫助。

抽菸、戒菸 Smoking、Quit Smoking

原因：抽菸是一種影響健康的嗜好，香菸所含尼古丁和大麻、古柯鹼、酒精一樣，都會刺激中樞神經，產生快感和依賴感。抽菸會促使男性性趣缺缺，勃起困難；會使女性引發早產、提前停經、罹患子宮癌等現象。美國癌症協會統計，全美每年約有35萬人死於肺癌，其中85%的患者與抽菸、吸二手菸有關，死亡人數超出酗酒、車禍、濫用藥物、自殺。香菸裡含有超過已知的400多種毒素，會促使終身抽菸者，平均縮減大約15年的壽命。

建議：用有機胡蘿蔔汁、芹菜汁調和保健食品，來穩定血糖、清除體內尼古丁，再以有機蔬果為主，多食綠色葉菜，多喝橘子汁、綠茶以提高身體的鹼性度（PH酸鹼值平均應在7.364），多補充維生素C 和E、綠藻、藍藻，以及CoQ10也有幫助。戒菸初期會出現沮喪、咳嗽、頭痛、焦慮等不適症，但只要堅持不抽，6個月後，碰到有人抽菸，你就不再感興趣，甚至覺得抽菸者菸臭難聞時，你就已戒菸成功了！

暈機、暈車、暈船 Motion Sickness

原死亡人數：有些因為遺傳基因使然，大部分則因長途搭車碰上路況不佳，車內空氣不流通，或搭船碰到大風浪，搭機遭遇紊亂氣流，甚至日夜顛倒有時差時，會出現暈眩、嘔吐、頭痛、便秘、情緒緊張等症狀。

建議：外出前先服用1毫克的維生素B1、1.6毫克的B6、2.2毫克的維生素B12，或者在出發前一天，先吃些紅景天，旅途中口含人蔘片。暈眩發生時，也可採用指壓穴道的方式，在離手掌3指寬的手腕凹陷處，指壓5分鐘，即可止暈止吐。

愛滋病AIDS (Acquired Immunodeficiency Syndrome)

原死亡人數：由不當性接觸或經由注射針筒感染，導致人體免疫系統遭到破壞而失去抗體，身體機能逐漸喪失，無法保衛自己。

建議：每日喝數杯有機新鮮胡蘿蔔汁，多吃含鉀豐富的蔬果，如有機蕃茄、香蕉、水芹、葵瓜子 ，多喝綠茶，經常服用維生素E、CoQ10和保健食品來提升免疫力。忌吃油膩的食物。

香港腳Athlete's Foot

原死亡人數：因腳部感染黴菌，導致趾間奇癢、脫皮、紅腫。

建議：每隔一日用蘋果醋泡腳15分鐘，食用有機蔬果、豆腐製品、酵母乳、Kefir，忌食紅肉、油炸食品、咖啡， 或在患部灑維生素C粉，塗抹茶樹油也有幫助，除此必須常保腳部乾爽。

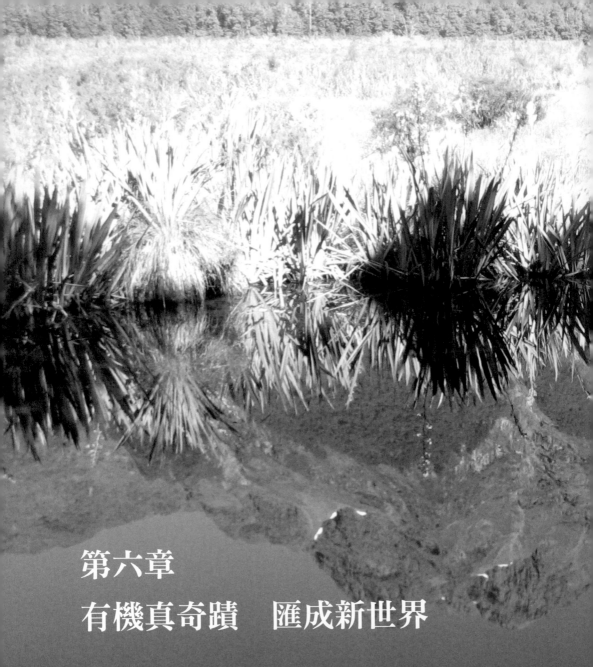

第六章

有機真奇蹟　匯成新世界

張明彰以無私奉獻、積極關懷的方式

對所有遭受病痛的人們伸出援手

不需要武力，不費一兵一卒

水到渠成地建立起自己的有機世界

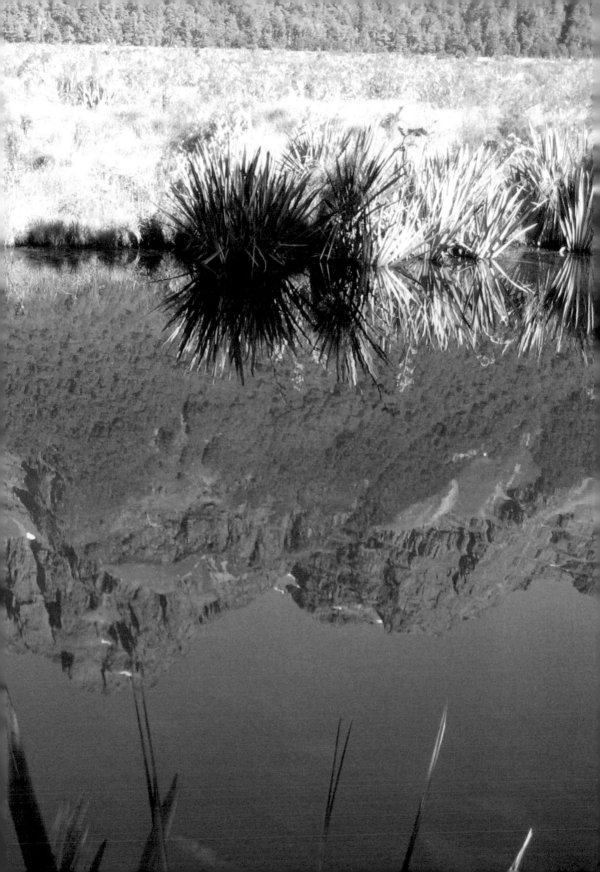

與哥斯大黎加卸任總統卡拉索的相知相遇

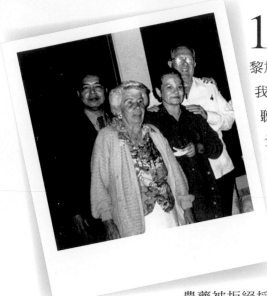

1991年秋，在紐約一場大型慈善晚會上，張明彰認識了當晚大會的主講人——哥斯大黎加卸任總統卡拉索（Carazo）。當張明彰自我介紹在從事「有機」事業時，卡拉索總統聽到後即興奮地相告，哥斯大黎加是一個完全「有機」的國度，身為「有機」推廣者應該實地前往了解。

第二年春天，張明彰在卡拉索總統的邀約下，作了一趟哥國之旅。正如卡拉索總統所說，哥斯大黎加真是一個倡行自然耕作、自然放牧的中美洲國家，化肥、農藥被拒絕採用，會釋放毒氣、污物、輻射的各類生產工廠或加工廠也完全被禁止，因此原野、河流和農田，處處展現出天然物種循環的「食物鏈」景觀：牧場的牛羊除了以天然牧草為主食外，所吃的豆類副食品，也是農夫們以天然的方法耕種而成；隨處可見綠油油的菜園、麥田和果園，均是使用牛馬糞便與堆肥來施肥，因此，山野中的小溪、田埂旁的畦水裡，清楚可見蜉蝣生物、蝌蚪、青蛙、草蝦和小魚等動物，在忙碌的穿梭悠游。

台灣鄉村長大的張明彰邊走邊看、放眼觀察，發現除了中美洲特有的山光水色之外，他彷彿走進時光隧道，回到了童年所熟悉的無污染的農村景象。

不來不知道，來了增加見聞，哥斯大黎加各行各業的分類分工，也是因應大自然的規律：比如以「有機牛」為例，從配種生產、仔牛、中牛到飼養成牛去販賣，每一個養育階段都是以「體重」作區隔，分別歸屬不同行業的經營範圍，每個行業分工有序、各自謀利。

卡拉索總統的兩個兒子，即分別經營仔牛和中牛的事業，雖然能

夠相互支援，卻各有各的販賣對象、各自獨立，主要是因為這裡的飼養規矩是：不得混淆，也就是說飼養牛隻時必須依照牠們的體重大小來劃分，不准許仔牛、中牛一起混合飼養。於是兄弟倆各養各的牛隻、各做各的生意、各自擁有5000頭「有機牛」的飼養牧場，正如台灣流行的一句用語：兄弟登山各自努力。

閒談中，卡拉索問張明彰：「上次在紐約見面時，聽朋友說你不但是有機產品的經營者，還是有機保健品的研發者，是什麼原因促使你鍥而不捨的鑽研一門領域，從事有機保健康的研發工作呢？」

張明彰回答道：「是那些身體出現異常、病痛難熬的顧客，給了我尋找良方、研究良方的動力。」

張明彰以一位美國小女孩的真實遭遇，進一步來為卡拉索作說明：「有位小女孩名叫Amy，當時9歲，父親是從義大利移民來美多年的會計師，有一天，Amy突然不能吃外面商店和超級市場販賣的漢堡、薯條、零食和蔬果，吃了就會全身癱瘓、無法站立行走，西醫檢查不出毛病，最後只有建議他們試試自然療法。因為時下的一般食物都有不同的問題，比如許多業者會幫飼養的動物打荷爾蒙營養針以加速催生，或者注射抗生素以減少生病，造成藥物殘留在雞鴨魚肉體內；至於豆類、生菜、玉米、蕃茄和馬鈴薯等蔬菜，又多有農藥污染的問題，所以當人體吃進這些問題食物，很容易產生各種病變，這也就是為什麼癌症病患日益增多的原因，得病的患者各個年齡層都有，小Amy發病，只是物種生態受破壞這座大冰山浮出水面的一角而已。」

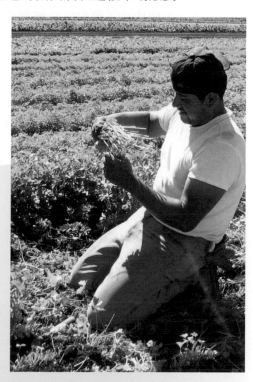

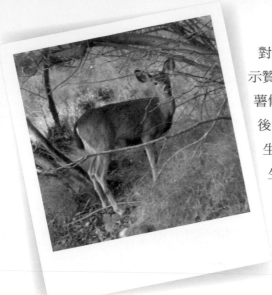

對國際事物、社會問題相當關心的卡拉索表示贊同：「你說的沒錯，今天的世界在漢堡、薯條和炸雞、玉米等所謂歐美食物風行全球後，世界人類的飲食發生了變化、健康也發生了變化。還有我們西方人進餐時少不了的生菜沙拉，蔬菜裡的細菌往往不易沖洗乾淨，因此消費者在吃進大量生菜沙拉時，也把大腸桿菌和寄生蟲一併吃進肚子裡，我看到好多國家都發生食物中毒事件，真是要命！」

張明彰答道：「您真是觀察入微，在生吃蔬菜時，有農藥、化肥殘餘物的問題，有大腸桿菌和寄生蟲的問題，包括馬蟥、水蛭等蟲卵，一旦吃進胃裡，寄生蟲慢慢長大很容易破壞器官、引發各種病症，許多非洲國家，民眾罹患寄生蟲引發的各種疾病，情況非常嚴重，所以生吃蔬果需要特別小心。我所提倡的自然療法，就是透過有機禾草來排除體內寄生蟲，幫助患者恢復健康，」

卡拉索總統與張明彰一見如故，他非常認同張明彰的見解：「我看時下方興未艾的生機飲食，應該特別留意那些可能吃進肚子裡的寄生蟲，慎防病從口入，否則就失去食療的意義。」

接著，卡拉索總統除了關心那位小女孩的情況，更對張明彰如何研發「有機保健品」去幫助人、救助人，非常好奇且興趣濃厚，「我想那位9歲女孩Amy的病情和飲食流行文化脫不了關係，你說是不是？最後你醫好了她的病嗎？是用你研發的產品嗎？你研發的產品有多少種？」

張明彰回說：「是的，起初孩子的父親只是聽醫生建議，姑且試試，就到店裡來找我，向我描述Amy的病情，我一聽即了解怎麼回事，就先從改善孩子的體質著手，除了建議Amy食用有機蔬果，再推薦她服用不同的有機維生素來補充營養，3個月之後，Amy完全恢

復健康，又可以蹦蹦跳跳了。」

卡拉索總統聽了張明彰的說法，大呼：「聽起來很簡單，但是卻很神奇，真是不可思議！」張明彰表示：「莎士比亞說：用對了，壞的變好的，用錯了好的變壞的！這句話幾乎成了我的口頭禪，因為許多的例子證明，有機食療就是具有這樣的功效。小Amy的健康恢復之後，她全家人從此完全改吃有機食品。其實，就是這些類似的病例，愈來愈多的成功案例，促使我走上研發有機保健品之路。我所研發的項目非常多，針對不同的患者、不同的症狀、不同的問題，我會仔細分辨、再尋找解決方法，比如從各種天然礦物質和有機蔬果食材中去提取營養成份，經過一試再試之後，確定對患者有幫助後，才將配方定名展開生產。」

卡拉索總統說道：「當初在紐約時，聽大家說你的有機產品對許多特殊病患具有很好的療效時，我還以為只是社交上的客套話，沒想到你對有機如此有研究，佩服佩服！其實，人類和動物一樣，本來就具有食療的本能，只可惜當人類的知識教育愈多，天賦本能就愈被遺忘殆盡，還好我生長在中美洲，從小就有天然食物具天然療效的認知，你講的這些我一聽就聽懂了，有機食物是上天給予的仙丹妙藥，有病治病無病強身。在今天這樣的亂世，還真需要有機文化來提醒世人返璞歸真，以確保人類身心的健康。」

因為「有機」，拉近了雙方的距離，因為「有機」，卡拉索總統與張明彰成了「莫逆之交」。直到今天，10幾年來，卡拉索總統一直是張明彰研發「有機保健品」的擁護者，卡拉索大兒子Marriot的德裔朋友，更把張明彰的系列「有機保健品」推薦到巴拿馬、厄瓜多、宏都拉斯、多明尼加等中美洲6國去，市場的反應相當不俗。（註8）

註8　2005年5月，卡拉索總統再邀張明彰往訪哥斯大黎加。張明彰發現10幾年來，有機意識不僅在哥國、在中南美洲均相當普及，卡拉索更強調他們全家都是有機保健品的愛用者。

研發有機健康食品的努力與成果

　　為了服務那些居住在偏遠地區，無法買到新鮮有機蔬果和有機食物的客戶，張明彰從1986年起，開始以瓶裝化的方式，大量研製有機產品，提供他們以郵購方式來購買，後來，經常光顧「皇后健康食品總匯」的顧客知道了，也開始選購這些產品，漸漸地，瓶裝化的市場需求量愈來愈大，促使張明彰不得不趕緊設立工廠，來大量生產。

　　1988年時，張明彰博士在為「人類健康盡份心力」的願望驅使之下，專精自然醫學的他，從美國東西兩岸開始量化銷售「有機維他命」和「有機保健品」系列，行銷業務發展得相當順利，短短數年時間，不但在美國健康保健品行業中建立市場。更以2年的時間，在洛杉磯、舊金山、西雅圖、芝加哥、休士頓、波士頓、紐約和華府等全美各大城市，建立起許多個分銷站。

　　由於市場反應良好，消費大眾一傳十、十傳百，經銷網很快拓展

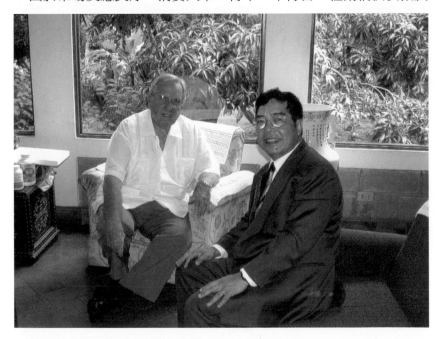

到加拿大、墨西哥和歐洲許多國家。為了因應市場的需求，張明彰的「有機保健品」生產工廠，亦從當初的1家快速增設到3家。

1992年在柯林頓宣誓就任美國總統之時，許多紐約的華人社區領袖與商界傑出人士，接受紐約州參、眾議員的邀約，前往華府觀禮，張明彰也在受邀之列。他們這個華裔政商觀禮團，包括美國東西兩岸的華人代表與來自台灣的民間團體代表在內，加州州務卿余江月桂女士、林雲大師也在禮賓席上。

團體中有一位朋友，前一天下午抵達旅館時，因鬧腹痛腹瀉，經張明彰以45分鐘「水療法」治癒。前台灣青商會余姓總幹事，當時正好是這個觀禮團的成員，和其他成員一起親眼目睹：短短幾十分鐘，便讓人止痛止瀉，接著患者還可以如尋常生活般盡情吃喝，均大嘆不可思議！對美國「自然醫療」嘖嘖稱奇。之後，再經由張明彰的解說，眾人對「有機保健」有了初步的認識。

當時余姓總幹事在台灣從事潛能開發、口才訓練和企畫顧問的工作，他返台後不久，即會同青商會楊姓會長，一同到美國拜訪張明彰，表示願意作張明彰「有機保健品」在台灣的代理。隨後返回台灣成立中青公司，開始銷售張明彰研發的「有機」系列產品，為了配合促銷活動，並邀請張明彰返台，在台灣北中南三地舉行了三場「有機與健康」說明會。

自此，張明彰的「有機食療」理論被帶到台灣，而他研發的「有機產品」開始在台灣銷售。而他後續逐一研發的其他「有機保健品」系列，則由另一代理商——景華藥業以郵購的方式在台灣市場推廣。

1994年夏，張明彰受聯合國兒童基金會執行長Dr. Freg Burg請託，將聯合國兒童基金會的禮物與紀念品帶回台灣，贈予曾經捐款給聯合國救助全球各地窮鄉僻壤、緊急危難、極待幫助的兒童，受獎者有當時的總統李登輝、衛生署長張博雅、台視董事長陳重光、

長榮董事長張榮發、台塑董事長王永慶、黃石城、黃信介、孫越等50人。由於當時的外交部和中華文化復興協會，均認為這是台灣退出聯合國後20多年來的一件重大喜事，需要公告社會大眾，應該慎重其事辦理一個特別的頒獎典禮方為妥善，並告知張明彰「頒獎典禮」需要一個星期的時間來籌備。

不需參與籌備工作的張明彰，利用這一星期的時間，選擇前往泰國作舊地重遊。第二天，他在曼谷Mirama酒店吃早餐看報紙時，認識了一位自動前來打招呼聊天、來自台灣的年輕商人Sunny，這位先生相告張明彰從事保健器材的銷售工作，到泰國作生意已經3個月。兩人相談甚歡，張明彰臨走前，遂將他出門在外常備服用的「有機保健品」贈送給Sunny：「大家都是出門在外，一個人在國外單打獨鬥作生意，相當不容易，最好不生病！萬一你有飲食不適的時候，試試看我研發的這罐保健品，不用客氣！相信可以讓你免於生病、不拉肚子。」

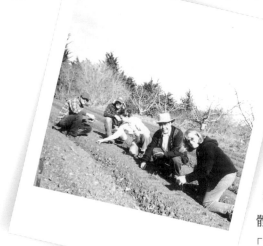

在泰國遊山玩水數日後，張明彰隨即返台履行聯合國兒童基金會受託的頒獎工作，接著返回美國，沒想到意外接獲Sunny來電，告知自己服用的體驗不錯，希望張明彰先寄50箱「有機產品」到泰國，讓他賣賣看！

在東南亞各國拓展有機健康食品市場

　　由於消費者對有別於西醫又沒有副作用的產品反應不俗、市場銷售成績也不錯，讓Sunny信心大增，從50箱、100箱、500箱、800箱、1000箱不斷追加，甚至到了第二年時，Sunny從事「有機產品」的業績，竟然占了他總業績的85％；1996年的夏天，Sunny把泰國的銷售權完全讓予大商家康盛公司，而康盛則趁勢把張明彰陸續研發的「有機保健品」系列，廣為介紹與推展，不但獲得泰國民眾熱烈的迴響，更讓「有機文化」在泰國開始蔚為風潮。

　　Sunny的朋友中有一位叫William Chen的青年，驚喜家人服用

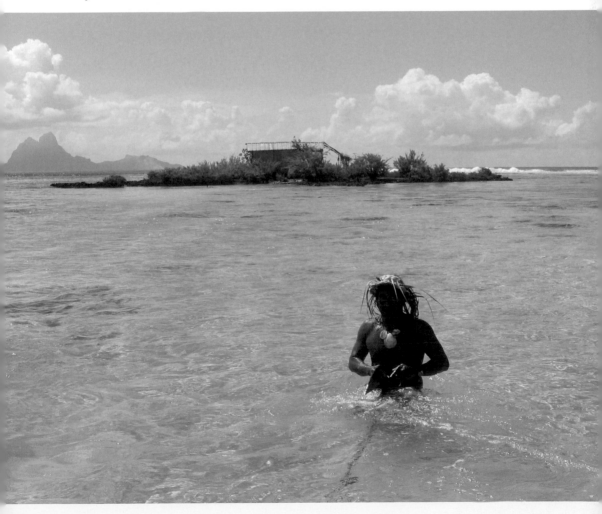

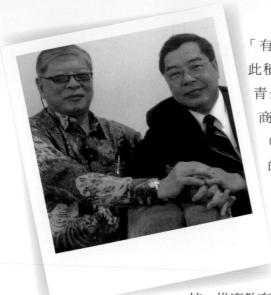

「有機保健品」後改善了長期的疾病，因此積極推薦張明彰給在印尼頗負盛名的長青公司。長青公司的負責人是印尼紅頂商人顏祖耀（Yankie Regan）和莊俊欽（Ginawon）。後來，兩人再加上顏祖耀的妹妹Wendy一起將「有機文化」推展到了在印尼、香港、新加坡等地。（註9）

另外，顏祖耀、莊俊欽和另一企業家高程祖在慈善公益方面也著力甚豐，比如積極幫助偏遠地區改善文盲、開辦學校、推廣教育等等，不論在馬來西亞或印尼，對當地社會大眾都有著良好的深遠影響。

1996年盛夏，當時正好碰上歷史上罕見的印尼火燒山事件，危及民眾健康和財物損失甚巨，救火的消防員們因吸入大量的濃煙，紛紛病倒，引起國際紅十字會和國際間的公益救災團體的關注，各方不約而同向印尼政府伸出援手。當時張明彰從新聞報導中得知：濃煙瀰漫在印尼上空，民眾與消防員陸續感染上莫名其妙的病症，尤其是肺臟與呼吸道的疾病，於是張明彰透過《星洲日報》及當時馬來西亞衛生部長拿督蔡銳明博士的安排下，在第一時間，將他研發的多種保護人體內臟的「有機保健食品」送往印尼，供應馬來西亞的救火人員。

山火愈燒愈烈，火勢從印尼爪哇、蘇門達臘、婆羅洲諸島，迅速蔓延到新加坡、馬來西亞、緬甸、泰國等地，張明彰掌握「救人救急」的第一原則，從紐約親自飛往雅加達，由印尼衛生部副部長達爾文教授陪同前往萬隆，實地勘察、了解災情，搶時間送來一批又一批、成千上萬的「有機保健品」、「有機食品」寄往東南亞各國。

說也奇怪，各地染上莫名其妙病症的民眾，服用過他的「有機產品」之後，許多人的病況都得到改善，於是主動告訴傳媒這一現

象，引發幾個國家的當地報紙、電視台、電台不約而同地加以報導，此舉更引起東南亞各國政府的重視，連國際救援組織與國際傳媒也大加讚許張明彰的「善心義舉」，張明彰則自謙的表示：他只是剛好碰到了這場歷史性的地區災難，聊盡一份棉薄之力而已！

在各國傳媒之中，由東南亞第一大華文報紙、馬來西亞的《星洲日報》首開先鋒，不但持續報導張明彰救人助人的事蹟，更追蹤分析他倡導的「有機文化」與理念，後來還特別邀請他前往馬來西亞，為他舉辦一系列的「有機文化」活動，包括「有機與健康」巡迴演講，活動中，十分投入環保工作的馬國衛生部長拿督蔡銳明博士，代表國人向張明彰表達至誠的謝意，感激他一馬當先的向災區伸出援手，盡心盡力幫助那些受到火災劫難的民眾健康。

1997年時，張明彰經友人介紹認識了馬來西亞拿督黃貴華博士和拿汀陳瑰鶯博士，這對夫唱婦隨相輔相成的青年才俊，深明「回饋社會博施濟眾」是企業家的社會責任。在了解「有機助人健康」的理念之後，趕緊搭乘張明彰這列為善最樂的「有機高鐵」，成立「美麗樂國際集團」來銷售他研發的有機健康食品。同時積極地身體力行「有機生活」，讓父母子女親朋好友一起實行，並且開立許多提升身心靈的課程，讓亞洲各地的廣大民眾在恢復健康的同時，將有機助人的愛心理念散播出去。

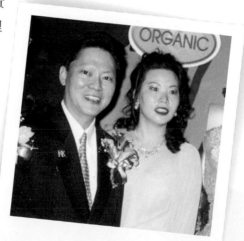

註9　顏祖耀和莊俊欽兩人合資經營的土地開發集團Istana，在印尼商業界具有很好的聲譽，知名度相當高，該集團在首都雅加達和新加坡擁有30多幢商業大樓，在旅遊勝地萬隆和巴里島等地亦擁有著名的酒店渡假村。近期，最著名的是「雪邦黃金海岸」，它位於馬來西亞麻六甲海峽，佔地1萬2百英畝，是一座海上休閒棕櫚渡假村，最大特色就是將自然生態、麻六甲600百年來的人文發展史，以及有機文化融於一爐，創造成一座傍海又立體的生態旅遊園區，深受國際矚目。

應邀前往中國、日本等地宣揚有機理念

　　1983年秋，張明彰第一次應中國國務院的邀請訪問中國大陸，在蔡大任和朱伏生兩位先生陪同下，為期一週走訪了北京、上海、杭州等大城市，以參觀中國農業發展為主，當時他對北京海淀區的「毛澤東有機農場」與個體戶的「農夫市場」印象深刻。

　　毛澤東有機農場，委託日本人、以800萬美元建造而成，是一座以種植蔬菜為主的溫室農場。張明彰聽完相關報告，以自己在美國開創「有機菇場」、「溫室有機蔬菜」的經驗表示，根據日照、風速、濕度、流動室溫等相關因素來設定全年的溫度，是有效耕作和管理「溫室有機農場」的關鍵，而歐洲的荷蘭則是當今世界上，最擅長設立現代電腦化「溫室農場」的國家，今後，中國如果還要增設「溫室農場」，他建議不妨多元考量與多重評估，也許可以節省開支、降低營建經費。

　　1997年，聯合國糧食與農業組織選定該年為「有機年」；北京則於2005年12月23日到31日，舉行了第一屆的「中國有機文化進程」研討會，由新華社、新華視訊、中國食品質量報、中國食品與市場雜誌、全中國食品網等單位共同舉辦，由中國國家機構工作委員會、國務院農業部、科技部、商務部、衛生部，發改委環境與資源

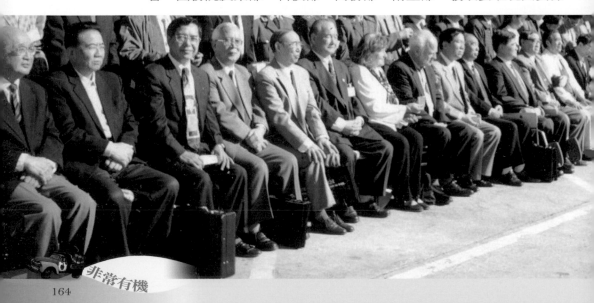

非常有機

利用司、發改委產業政策司，國家
環保總局、農科院、農業大學等幾
十個機關單位一起共襄盛舉。

這是中國呼應聯合國糧農組織
的舉措，亦是泱泱大國愛護地球關
心環保的展現，各種與有機產業發
展相關的議題，比如：「中國有機
市場發展潛力」、「現代營銷手段
在有機產品推廣中的應用」等主題
是大會討論的重點。

張明彰應中國國務院的邀請，
前往北京參加了這為期一週的論
壇，中國各大媒體分別針對「有機
耕作」、「農業改革」、「綠化運
動與健康保健」等一系列的專題，
進行深入的報導，可見「有機思潮」已在中國大陸日漸抬頭。

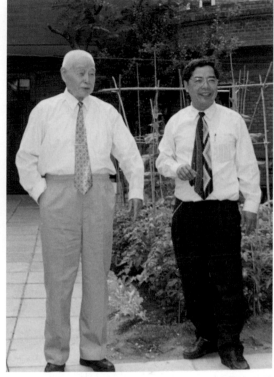

參觀中國前
衛生部長錢
信忠北京家
居的有機菜
園。

與此同時（1997年），張明彰在國務院衛生部、老人健保協會和
解放軍醫院的邀請與安排下，與國際間450位醫學保健專家學者，一
同出席在北京舉行的另一場「中外醫學」研討會，並且在會中發表專
題演講，講題是：「中國老年人口與保健」，他將有機保健理論印證
到日常飲食之中，生動風趣又切實際，獲得與會人士熱烈的迴響。

隨後（2005年12月），他在國務院與北京農業大學，也陸續作
了10幾場「有機與健康」、「有機耕種與經濟效益」、「有機生活
與保健」等專業演講，受到新聞媒體的熱切關注，除了將他的有機
理念和演講內容詳加報導，並讚譽他是「華人之光」外，幾家瀏覽
者眾多的大型綜合性網路，更將張明彰在有機領域的貢獻與成就、
他對中國農業發展的助益，以及他研發有機保健品的機緣與成果，
一一登錄其上、詳細記載。

1997年在北京中國科技大會堂舉辦的中外醫學研討會。

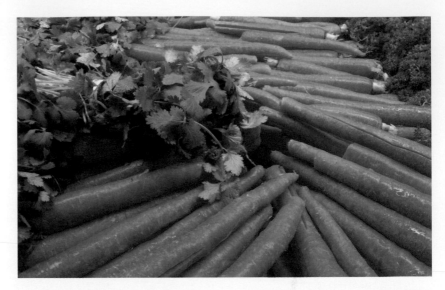

　　至於日本市場，則是由早年留學日本的紐約亞細亞銀行董事長蔡仁泰，在接受弟弟蔡清泰的推薦（蔡清泰原任加州國際商業銀行副總裁），服用張明彰的「有機產品」，實際改善健康狀況後，主動將張明彰推薦給在日本文化出版界甚有影響力的日本出版會社副社長石川崎。

　　不久，石川崎從出版界退休，於是專業推廣張明彰的「有機淨化強身美容」系列產品，沒有想到，市場反應出奇的熱烈，於是石川決定全面代理張明彰所研發的所有「有機產品」，而每一種產品上市後不久，都受到日本消費者認同與歡迎。

　　10多年來，石川和張明彰的商務往來和諧順暢，雙方也建立起良好的私人情誼，早已超越了推展事業的合作夥伴關係，進而成為很好的家庭朋友，兩個家庭經常日本、美國兩地相互探訪。

　　許多人一開始都只是張明彰「有機保健品」的合作廠商或顧客，後來卻因為欣賞他的處事為人，進而成為他的好朋友！其中一人更說道：「人家說無心插柳、柳成蔭，大概就是像你這樣只顧幫人，沒有想到卻在幫人之中，建立起自己的有機世界，聽起來很簡單，卻很不簡單！」

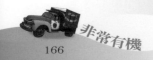

　　張明彰對人生的態度，向來是只問耕耘不問收穫、只要能幫助人就全力以赴。

　　「我從來沒有想過要建造一個有機世界，但既然形成了，就是在提醒我：需要更加鞭策自己、督促自己，繼續去思索下一個需要研發的保健項目，唯有不斷研究改進、創造發明，才能全面地以有機去幫助人，這是對人類社會的責任，也是我的自我期許，更是責無旁貸的工作。」

本著有機食療有益人體的信念推廣有機文化

　　1988年，張明彰在波士頓參加一場醫學研討會上，一位自稱有20年行醫經歷的血癌專家說：「當今世界對癌症可以說沒有治療的方法，如果有一位醫生向公眾振振有詞地說，什麼藥物可治療癌症，你可以大聲的駁斥他胡說八道，或是反駁他說謊。」（註10）

　　當場聆聽的醫學專家學者有1、200位，不是點頭同意、就是微笑附議，沒有人提出不一樣的理論或臨床經驗來予以糾正。在座的張明彰心想：如果我在這樣的醫學研討會上，將飲食與癌症相提並論，引經據典地以自己多年的研究心得，來闡述兩者的因果關係，向與會者推薦「有機食療能抵禦癌症」，不知道會是什麼情況？是受人鼓掌贊同？還是群起而攻之？還是雖然有醫生半信半疑，卻願意讓病人來試試看「食療」？

　　在談癌色變的年代裡，將日常飲食中的「有機、生機」食品，拿來作為治病良方的自然醫學觀，在1990年代，剛開始被引入治癌的臨床上時，引起歐美醫學界人士的大加反對，因為西醫普遍不怎麼認為飲食與健康息息相關，不太認同從飲食中對症下藥的主張，更別說從飲食中尋找出一個正本溯源、返樸歸真的思考方向，用健康食物來為病患治療的另類主張，尤其「飲食為治病藥方」的想法太

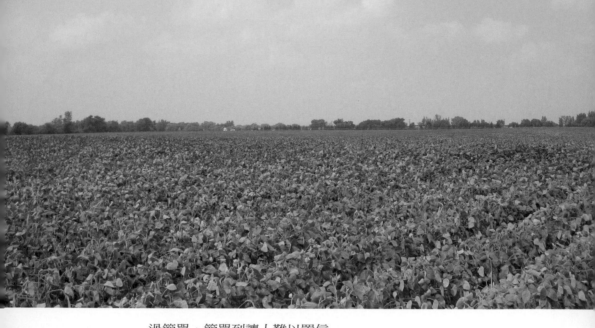

過簡單，簡單到讓人難以置信。

　　然而，張明彰根據自己多年來在自然醫學領域的研究心得，以及許多親眼見證、真人真事的成功例子，非常相信有機食療對人體有益，更本著這樣的信念來推廣有機文化、幫助需要幫助的人，以下即是幾則他親身經歷的故事。

　　另外，調查也發現：男性肺癌、女性在子宮頸癌居冠，結腸、直腸癌患者有上升趨勢（國際間的情況也類似），而亞裔人口中罹患肝癌、胃癌的情況則相當嚴重，兩項死亡率是白人的2~3倍，推測原因，可能與亞裔皆以白米為主食的飲食習慣有關。報告公布後，美國布希總統立即呼籲：鼓勵人民對重大疾病早作防範、檢查與治療。然而，一般西醫的治療方法，通常都是吃藥、打針、化療，他們肯定這才是醫治的主要途徑。

註10　根據美國國家衛生總署NIH所作的研究報告，近20年來，癌症與心臟病一直是美國民眾高死亡率的兩大疾病。美國防癌協會American Cancer Society，依據國家健康衛生統計中心National Center for Health Statistics逐年所作的追蹤調查，在2007年1月17日公布了前5年全美癌症死亡人數的最新統計數據：2002年有55萬7271人；2003年有55萬6902人；2004年有55萬3千888人；2005年有55萬3419人；2006年大約有55萬9650人，也就是說平均每一天至少有1500人死於癌症。

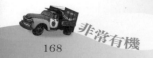
非常有機

在美國的故事

1990年7月的某一天，一位弱不禁風的中年女子，走進「皇后健康食品總匯」，要求張明彰幫她挑選一些可以打成果菜汁的有機蔬果。她瘦弱得不成人形，身體上好像沒有什麼肌肉、只剩皮包骨，歪歪斜斜地坐在椅子上，睜著一對凹陷無神的大眼睛，有氣無力地說：屁股坐得好痛。

這位女子名字叫夏哈娜·顧迪（Shahana Goody），是一位猶太移民，剛剛離開紐約長島醫院的加護病房，因為子宮長瘤，癌細胞已擴散到全身。主治醫師叫她前往紐約布朗市醫院去接受化療，否則只有3個月左右的生命。夏哈娜覺得自己既然已病入膏肓，勉強留在醫院也無補於事，更何況身體太虛弱，自認沒辦法承受化療，決意離開醫院回家以「有機食療」來自我療養。

夏哈娜家人曾經看過有機果菜汁對癌症有療效的「自然醫學」報導，贊同她試試看。事實上，在長島醫院已經住得夠久了，她想出外走走、呼吸一下自然的空氣，於是就自己開車出來購買有機食物。張明彰將挑好的蔬菜水果幫夏哈娜送到車上，並且告訴她：「有機蔬果保有完全的營養，所含的天然酵素能夠清除人體內積存的毒素，抑制壞細胞的生長，恢復病人本身的免疫功能。我認為你不妨飲用有機蔬果打成的果汁，再服用有機維生素，我想這對妳的身體會有幫助的，妳就試試看吧！」

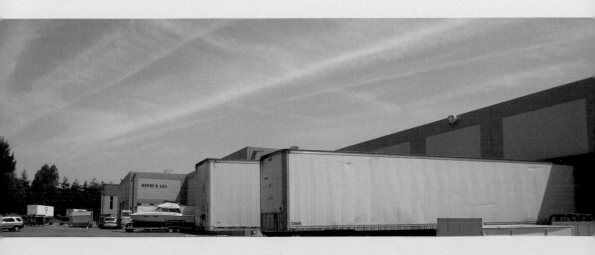

夏哈娜認真的點點頭，接著面有難色的表示：「我的家境並不富裕，病了這些年，可把丈夫拖得夠慘的了，有機食物價位高，我擔心往後沒有寬裕的錢，可以讓我按時來採購。」

　　張明彰回說：「妳既然認同有機食物對妳的健康有幫助，我怎能不幫助妳呢？今後凡是妳來店裡買有機食品，不論多少，我都只收妳5塊錢，這樣對妳來說，是不是比較好些？為了幫妳找回失去的健康，我們一言為定，試試看罷！」

　　於是，每個星期都會看到夏哈娜來採買足夠她吃一星期的有機食品。

　　3個月過去了，病懨懨的神色從夏哈娜臉上漸漸消退，雖然她還是很瘦弱，精神狀態卻很不錯，她繼續吃有機食物，偶而也與張明彰討論「食療」對她的身體所產生的種種變化。到了第4個月，有一天，她體內突然排泄出黑黑硬硬的類似小石頭般的東西，她好奇的將它洗乾淨收集起來，最後收集了大約有2個火柴盒那麼多。說也奇怪，當黑色的小石子排泄完之後，她的身體不再軟弱無力，精神也好起來，每天可以做一些需要體力的家務，並且可以在早餐前、晚飯後出外散步，有時也可以在公園裡多走上好幾圈。

　　那年冬天的某一天，夏哈娜一走進「皇后健康食品總匯」，就直接去找張明彰，雀躍地告訴他：「最近去醫院作了檢查，那位原本說我的生命只剩3個月的醫生，見了我嚇一跳，以為是活見鬼了！接著幫我照片驗血。醫生剛剛打電話告訴我，檢驗報告出來了，他說說我身體裡的癌細胞不但沒有增加，反而減少了許多，他問我做了什麼？我告訴他我每天除了喝有機果菜汁，就是吃有機全麥麵包，下午到公園散步，沒有吃藥打針，也沒有接受化療。醫生直說不可思議！我也覺得不可思議！但我實在太高興了！」

　　一年之後，醫生診斷夏哈娜的身體沒發現癌細胞時，她興奮莫名！知道自己苦盡甘來已然康復，決定舉家搬遷到氣候比紐約溫暖

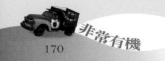

許多的亞歷桑那州鳳凰城去居住。臨走前，抱著一盆標著「五塊錢」的盆景，作禮尚往來的「回饋」，前來感謝張明彰：「你的有機食物和你的關懷，幫助我戰勝了病魔，沒有你無私的付出與鼓勵，不會有我今天的重生，我來道別，我也希望今後可以像你一樣，去幫助需要幫助的人。」

兩年之後，張明彰因商務出差加州，處理完業務之後，轉道前往鳳凰城探望夏哈娜。夏哈娜身體看起來結實豐盈了一些，臉頰有紅潤的色澤，也許亞歷桑那州的太陽比較猛烈，她見到張明彰，一面驚喜地招呼，一面直呼他是自己「生死之交的貴人」，頻頻相告自己的食慾很好，可以完全體會「有機食物」的可口；七年之後，張明彰前往拉斯維加斯參加完「全美醫學年會」後，再轉訪鳳凰城，與夏哈娜夫婦在當地的西式素食餐館共用晚餐，見夏哈娜好像完全變了一個人似的，身材比之前圓潤結實，她愉快、開朗而不顯老態，外表看起來和一般健康的、從職場退休的婦女沒有兩樣。

有了夏哈娜成功的案例，促使張明彰在研發「有機保健品」上，更為投入並且深具信心，「我認為癌細胞是投機份子，也是機會主義者，當人體免疫功能較低，或血液健康較差之時，它就會從體內殘留的廢物裡得到滋養與成長的空間，並伺機發動攻擊。食用有機食物的目的，就是讓人體獲得充分完好的營養，使器官組織強健，不讓癌細胞得到生存、繁殖的機會，甚至要防止基因突變，也就是說從根本上來避免癌細胞的形成。」

張明彰表示，「有機食物中的營養成份，具有非常好的抗癌功能，如素性的葡萄糖和可溶性的纖維，在五穀、豆類、種子類、芽菜、海菜、胡蘿蔔、野胡蘿蔔、綠色蘋果、瓜類等含量豐富，有些蔬菜、海菜的抗癌效果也很好，值得嘗試，可以經常搭配在飲食中，像各種菇類、十字花科蔬菜、小麥草、酵母乳、甘藍、蔥、蒜、海草、海帶、藍藻、綠藻、褐藻等等。另外，禾草方面的黃耆、金盞花也有效。」

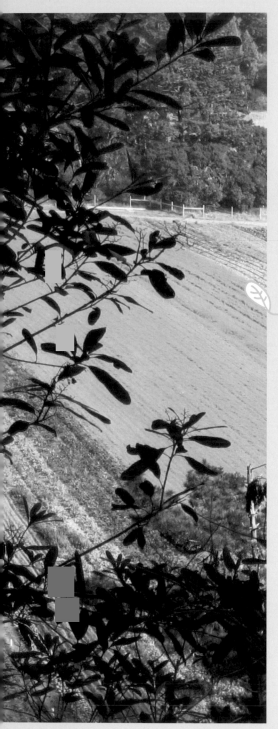

　為了偏遠地區或不方便隨時買到有機新鮮蔬果、禾草的消費者設想，張明彰以自己25年在有機領域中的研究心得，將新鮮的各類有機蔬果作物以自然乾燥、脫水乾燥，或低溫乾燥的方式先行乾燥之後，研磨成粉，再加上天然礦物質，以人體每日攝取的需求量（RDA），針對不同的症候與病況逐一設想研究，製成一系列補充營養的維生素和保健品，藉此廣泛幫助無法買到新鮮有機蔬果的客戶，這些人遍及了許多國家或地區。

在馬來西亞的故事

　在馬來西亞，有一位70多歲的陳姓男子，由於罹患肺癌，進出醫院多次。在最後一次進開刀房時，醫生眼見癌細胞已蔓延到其他器官，不宜再作切割手術，認定他來日無多，最多也不過幾個月罷了！後來，陳老先生的兒子打長途電話向張明彰求救，張明彰得知病情後，立刻挑選了自己研發的有機營養品和保建品3種，由美國快遞寄往馬來西亞。老人在兒子的照料下，按時服用那些「有機保健品」，3個月、6個月、1年、2年……，沒有間斷地持續服用。就這樣，這位70多歲的病患不但存活下來，身上的癌細胞更漸漸消失；3年後，陳老先生再回到醫院做健康檢查，醫師驚訝地告訴他，發現不到體內的癌細胞了，他的兒子興奮地通報在美國的張明彰，分享這份驚喜。

在台灣的故事

在台灣，由北到南很早就有民眾在服用張明彰研發的保健品，好口碑也一直在口耳相傳中。2008年11月底，張明彰應邀在台灣北中南作了4場演講，改善健康的人在親人陪同之下前來一睹研發者本尊的盧山真面目，他們都發自內心地向張博士當面請益當面感謝。其中，有一位名叫魏登茂的男士，在女兒的陪伴之下，台中高雄連趕兩場，不但仔細聆聽張明彰的演講，會後更含淚當面感謝他。

魏登茂出生於1947年，在21歲服兵役的期間，開始感覺腳部不舒服，23歲退伍時，腳部已時感無力，25歲後完全無法跑、跳，臀部、大腿、小腿比平常人瘦小，尤其小腿萎縮得不成比例。經多方檢查後，被醫生證實罹患「雙腿進行性肌肉萎縮症」，多年來藥石罔效行動不便，身心沮喪終日抑鬱寡歡。

2008年中，在家人和友人的介紹之下，得知張明彰研發的保健品，其中一種產品具有排毒、健體、強身、美容的多重功效，起初「說者有心聽者無意」，後來被女兒的孝心和「試試也無妨」的鼓勵說服，於是從11月初開始服用，沒想到一兩個月左右，他的左腳小腿肚、臀部肌肉都有顯著的成長，站立時已可看出小腿的肌肉線條，也可以踮腳站立，蹲下再站立，困擾他30多年的疾病，改善了不少。

面對魏登茂父女親友熱烈的感謝，張明彰謙虛的表示：「應該感謝的是你們與有機的這份好緣，而不需感謝我。」

在印尼的故事

再看印尼，1995年時，張明彰研發的系列有機保健品已經被有心人士引進印尼，他應民間團體的邀請前往印尼各大城作「有機與健

康」的巡迴演講，印尼民眾與輿論對他的「萬病歸一毒」的主張反應熱烈，相當認同，前來聆聽他演講的人相當踴躍，場場爆滿。

當時有一位叫真真的婦人，因腸子內長瘜肉，長久腹痛、疼痛難熬，痛苦已久，當地醫生於是為她安排了切除手術，在等待期間，朋友一再相勸試試「有機保健品」，也許能幫助她緩減腹痛。真真接受建議嘗試服用，每天早晚各1次，1、2個星期之後，腹痛竟然慢慢緩和下來，疼痛時間也漸漸縮短。

2個多月之後，到了醫院排定的切除手術之日，醫生在開刀之前，例行給真真作手術前的檢察，當醫生察看X光片時，以為拿錯片子，喃喃自語：「怎麼不見了！」醫生最後確定真真腸子內的瘜肉，真的消失了。真真喜極而泣，打聽到張明彰受邀到訪印尼的時間，在他結束演講離境之前，摘採了滿滿一盒她家後院種植得相當漂亮的朝天椒，從她家住的萬隆趕到雅加達機場，當面送給張明彰，以表達自己至誠的感謝之意。

2006年9月17日，張明彰應邀參加在雅加達國家體育館舉行的「印尼有機文化交流會」，在6000多位有機同好的分享大會上，多名印尼人一個接一個，輪流上台發表「有機」感言，場面盛大熱鬧。交流會後，張明彰正要步出會場之時，聽到一位婦人高聲叫他：「Dr. Henry張明彰博士還記得我嗎？我是真真，我和大家一樣，來感謝你把有機帶到印尼，帶給我們健康！」

1998年時，一位居住在新馬邊界的新加坡婦人，一次被蚊子叮咬時，十分不幸地感染上噬肉菌。噬肉菌繁殖得非常快，只有幾天的時間就已經「吃掉」婦人後背一個巴掌大的肌肉，當時醫生預計再1個星期，細菌就會感染到心臟，相當危急。患者的弟弟聽從朋友的建議，事不宜遲地將張明彰研發的保健品調和果汁，每小時餵給患者服用，幫助姊姊排毒殺菌、增強免疫功能。

沒有想到，服用3天後，患者腐爛傷口的面積漸漸縮小，持續服

用1個星期之時，患者潰爛的皮膚一一長出新肉，不久就痊癒了，真是不可思議！後來，患者的弟弟向人證實是自己餵食姊姊吃有機食品，把姊姊從鬼門關救了回來，如果不是這樣，姊姊肯定早已不在人間。從此，只要聽說張明彰有星馬行，姊弟倆和家人都會前往探望張明彰，並熱情地表示心中的感謝。

在中國大陸的故事

1997年世界第一個「有機年」時，張明彰應邀參加在北京舉行的「中外醫學」研討會，會後，旋即再受邀前往瀋陽作了另一場「有機保健」的專題演講，在瀋陽前來聆聽的人士有700多人，其中200多位是中西醫界的醫生。

專題演講之後，一位兼具具中西醫師資格的楊女士，趨前向張明彰自我介紹，這位女士當時的年齡只有40出頭，然而手臉皮膚粗糙，滿是皺紋，外表看起來倒像個60幾歲的蒼老婦人，她表示自己罹患紅斑性狼瘡症，向他請教：「自然療法」能否醫治她的疾病？張明彰相告：「有機食療」具有對症下藥的功效，也當面承諾願意幫助她恢復健康。

返回美國之後，張明彰立刻寄給楊女士數罐有機健康產品，叮囑她一日三餐按時服用。1年之後，楊女士打長途電話相告，她的病情有明顯改善，皮膚也變好了。既然答應相助，張明彰還特地再赴北京一趟，檢視楊女士病情的進展。隨後再經過2年的觀察期，到了千禧年時，中國大陸的醫師給楊女士作了徹底的檢查，證實她已然完全康復。

許多記者對於這個案例十分有興趣，紛紛來訪，張明彰表示，「紅斑性狼瘡症是當代快速成長的免疫功能性疾病，80%的患者是女性，屬於免疫系統錯亂而發展出對自身攻擊的疾病，身體組

織、關節和血管等許多部位，都會產生類似風濕病的症候。我認為有機食品可以來幫助這些患者，讓他們的身體機能慢慢恢復正常。其中，有的人會在服用1個月後，開始出現好轉反應，有時在好轉反應中，反而會經歷更不舒服的過程，發生健忘、疼痛、精神異常和腎功能失調等現象，因此我提供給楊女士三種有機產品，並且建議她攝取蘆薈汁、藍藻、卵磷脂、奧米茄魚油來降低身體的腫脹。還有，對某些患者而言，如果可以暫停服用避孕藥、盤尼西林和會刺激皮膚過敏的化妝品，則可以加速恢復健康。事實證明，一些有機產品確實幫助楊女士清除身體累積的毒素，之後，我再為她補充人體所需的營養，當她的身體機能恢復正常運作，病也就得以痊癒了。」

自此，張明彰「百病歸一毒」的「有機食療」理論，更加受到中國醫學界的重視，「有機之父」的名聲，廣泛受到中國大陸各界的推崇。

有機保健品造福了許多人

在美國，糖尿病是美國人死亡率排行榜上的第3號殺手，僅次於心臟病和癌症。根據美國疾病管制中心（CDC）2008年10月31日公布的報告指出，由於飲食不當，美國人罹患糖尿病的問題嚴重，過去10年間增長比率超過90%，患病人數高達2368萬，約占全美總人口的7.8%，也就是說在成年人中，每10人就有1人得病，20歲以下的青少年與兒童，則至少有18萬6千300人罹患，讓美國的醫療支出、殘障保健費用擴大，導致美國的社會成本快速上升。

張明彰記得剛買下M&H商店時，老店主馬洛斯常常來走動。有一天，馬洛斯面帶微笑的說他岳父昨晚過世，終於解脫了。張明彰當時很納悶，是老外的風俗使然？還是馬洛斯與他岳父長久相處不睦？為何老岳父離開人世，他反倒欣慰輕鬆了呢？後來才弄清楚，

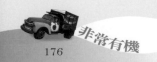

原來馬洛斯的岳父受糖尿病煎熬了一輩子，不只視力受影響，而且不斷地動截肢受術，兩條腿已切割到大腿骨，實在太痛苦了！94多歲的老人終於撒手人寰，馬洛斯替他鬆了一口氣，從此不用再受截肢的痛苦了。

由於親眼看過許多糖尿病患者的痛楚，當張明彰開始研發有機保健品時，特別針對糖尿病的療效進行研究，陸續幫助過100多人保住了雙腳，包括台灣的王陳勸女士，以及自己的岳父林大燾在內。林大燾老先生現年90多歲，天天準時服用有機保健品4次，目前不但沒有糖尿病的症狀，連困擾他10幾年的老人體臭、老人斑，統統都改善了。

1995年在泰國民俗潑水節之時，張明彰受邀前往泰國，到曼谷北邊的一個城市，進行「有機與保健」演講。當他一抵達下榻的酒店，只見一名30幾歲男子帶領家屬10幾人，齊聲向他下跪感謝，張明彰對著突如其來的舉動大吃一驚，趕緊說：「我是人，不是神，請不要這樣，大家都請站起來好嗎？」

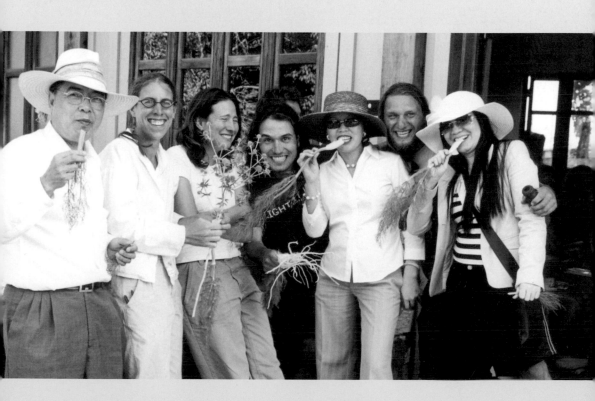

原來，該名30幾歲男子是一個大家族的第3代，只因3代單傳，到了他這一代，一直有「無後」的恐慌，他結婚已10幾年，妻子未曾懷孕，急壞了整個大家族。在朋友強力推薦之下，他夫妻倆服用張明彰研發的「有機維生素」半年，妻子就懷孕了，剛剛生下一個白胖可愛的「有機寶寶」。所以，一聽說張明彰博士來到泰國康建（地名），他們家三代人就發自內心齊來感謝！

在美國有一位家住舊金山的劉女士，長年飽受各種沒來由的病痛困擾，雙腳紅腫到7磅重，再加上飲食稍有不對，眼睛隨即又腫又痛，吃不好、睡不好，全身不對勁，被痛症折磨得有如生活在地獄之中，卻不知如何是好？張明彰針對她的情況，寄給她幾種有機排毒品與營養保健品，她確實服用幾個星期之後，疼痛逐漸消失，半年之後痛症完全消除，就這樣，如今的劉女士已吃得下、睡得香了！

另一位在紐約開業的美容師Susan女士，因為子宮長肌瘤，在服用張明彰的「有機保健品」3個月之後，連續兩星期排出大量的血塊，疼痛跟著減弱，她再持續服用大約半年，月經來潮時不再大量出血，回復正常，氣色變好，身體漸漸康復。

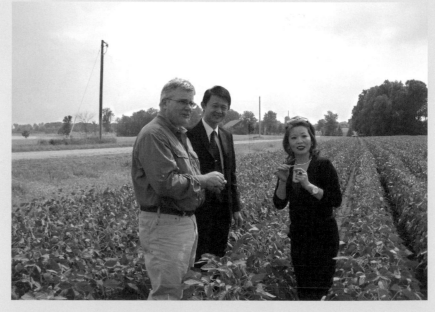

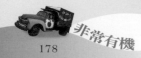

　　類似上述的例子在全球各地不勝枚舉！20多年來，張明彰馬不停蹄地全球跑，每天不停地付出關心，為病患排憂解難。對張明彰而言，當初他展開「有機營養保健品」的研發工作，就是希望在不用開刀、不必打針的情況下，幫人們解決病痛，因此，每當他看到人們因為吃到他所研發的產品，而展露歡顏時，他就心滿意足了！

近距離的觀察

　　縱觀古今中外，歷史上有三大傲人的帝國：其一是由亞歷山大大帝在西元前336年即位所帶領的馬其頓帝國；其二是屋大維於西元前27年至西元395年建立的羅馬帝國；其三是成吉思汗與其子孫在西元12世紀至13世紀建立的蒙古帝國。前二者，跨越了歐亞非三洲，至於蒙古帝國則橫跨了整個歐亞大陸。

　　細看這三大帝國的興起，皆是以順者昌、逆者亡的「征戰屠城」方式，來擴張版圖，創建兵強馬壯、四方臣服的帝國，相較於以健康食品廣結善緣的張明彰博士，在短短20幾年間，就將自己研發的有機產品推展到了歐亞美澳洲、建立了自己的「有機世界」！

　　這「有機世界」的形成，之所以有別於歷史上的三大帝國，最主要的差異在人，因為張明彰是以發自內心「無私奉獻、積極關懷」的方式，來向廣大遭受疾病纏身的人們伸出援手，以「有機食療」來循序漸進幫助患者恢復健康，所以他不需要武力，不費一兵一卒，不必訴諸血腥暴力，而是奠基在人人追求健康的前題下，自然而然建立起自己的世界。

　　如今，凡是張明彰所到之處，總是有許多人以「感激涕零、心悅臣服」的心一再向他道謝，筆者親眼所見，親耳所聞，早已「見怪不怪」！

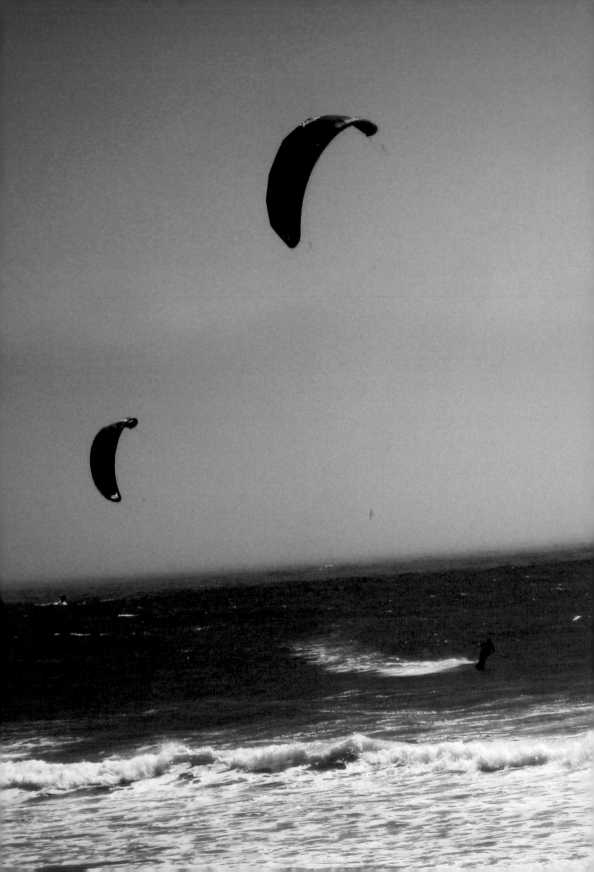

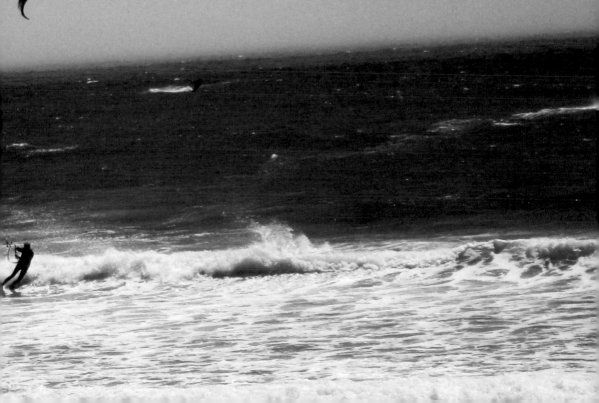

第七章
有機正風行　遍地皆開花

當今世界各國已經建立起「有機化地球」的共識

期望能將「有機飲食」普及化

取代現有積非成是的飲食方式和習慣

如此，「人人都健康長壽」的目標就不難達到了

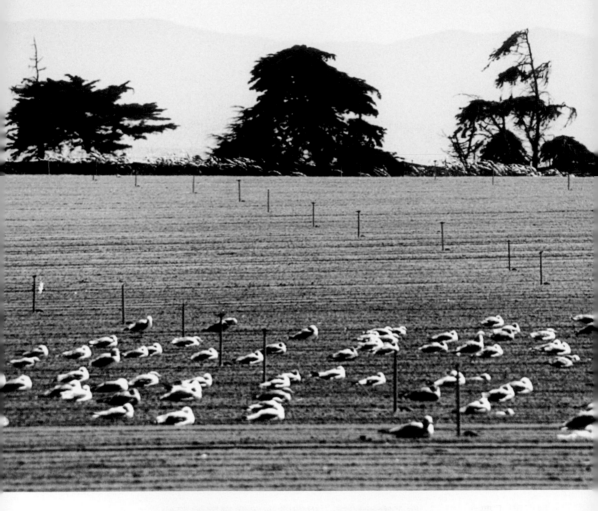

以有機食療專家身分風靡中國

1975年，當時在台灣的張明彰憑藉著頭腦與毅力，開創出深受大眾喜愛的營養冰品——蜂王乳，更進而研發出一系列老少咸宜的蜂王乳食品，歷經短短半年，產品就行銷全台灣；1977年，更入選為「一百位白手成功的企業家」，報章雜誌曾經稱譽他是一百

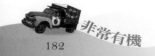

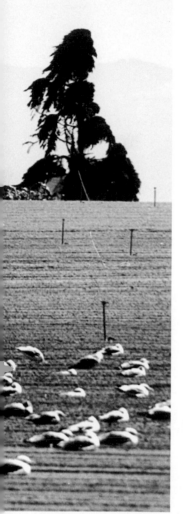

位當中，唯一真正徒手空拳打天下的企業家，並專文報導他是如何從一無所有開始、到研發成功、到申請營業、到設廠生產，最後晉升為成功企業家的所有故事。

1980年，張明彰移居紐約後，秉持著吃苦耐勞積極創業的精神，由食品商店起家，後來因經營「皇后健康食品總匯」而與有機結緣，於是開始在有機領域不斷鑽研、不斷進取、不斷突破，最終成為有機作物與有機食療的專家，並陸續開創有機農場和有機工廠，更在有機食品、有機保健品的大量研發和生產上，交出了漂亮的成績單，受到許多傳媒的爭相報導。

1980年代中國實施改革開放後，在「各行各業都需要注入國外新資訊」的前提之下，中國紐約總領事蔡大任曾挑選多位在不同領域有成就有遠見的華人，並邀請他們前往中國參觀遊覽、作專業研討，張明彰就是其中之一。

1983年，張明彰受邀與蔡大任先生一起赴北京，以參觀中國農業發展為主，當時他對北京海淀區的「毛澤東有機農場」與個體戶的「農夫市場」作了實地觀察，也與掌管農業發展的單位，以及管理人民衛生健康的單位，互相認識、溝通、了解，並從那時起，中國國務院各有關單位一直與張明彰保持密切連繫。

1991年，張明彰再訪中國、重走1983年的訪問路線，出席多項活動，提供有機專業經驗與世界新知。當時，他深刻地感受到：中國這頭世界級的睡獅，不僅早已甦醒，更在向前奔馳著。

1997年時，當聯合國訂定該年為「世界有機年」後，中國國務院在北京科技會堂舉辦「中外醫學保健研討大會」，廣邀張明彰等海內外4、500位醫學界人士共聚一堂，針對當時中國的發展面貌，探討現代醫學、傳統醫療、中醫、藏醫，以及另類療法與傳統醫學之間，如何相互運用、互補功效等等。

　　在大會舉行後，國務院衛生部、解放軍醫院和北京老人協會，共同安排張明彰與國際間450位醫學保健專家學者，一同出席另一場「中外醫學保健研討會」，張明彰在會中亦發表了專題演講，講題是：中國老年人口與保健，他將有機保健理論與日常飲食相結合，闡述自然醫學、預防醫學和有機食物相互為用的新觀念，啟發了醫學界在治病領域一個全新的思考方向，因而受到與會醫學人士與有關單位的重視，再加上他的演說活潑生動、輕鬆有趣，又契合實際生活，獲得與會老幹部們的熱烈迴響。

　　會後，張明彰在國務院有關人員的陪同下，前往中國農業科學院，參加一個小型座談，除了暢談自己在有機耕種的經驗外，也與學者教授們交換耕作心得，隨後，前往參觀北京市頤和園旁大約600畝的有機農田，和耕種者商討無污染的健康耕作法。

　　由於近年來常常應邀赴中國出席專業或相關行業的活動，讓張明彰得以近距離地與國務院有關官員多所接觸，並產生了許多互動與

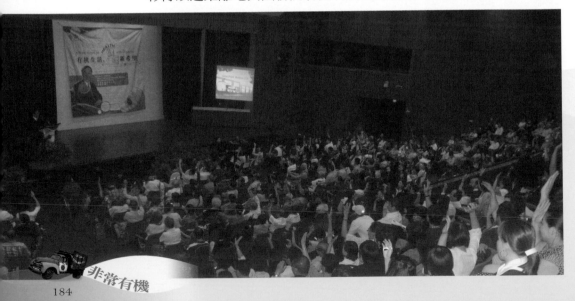

非常有機

了解：比如1997年參加北京科技會堂舉辦的「中外醫學保健研討會」時，就認識了曾先後出任中國衛生部長的錢信忠與張文康兩位先生，也針對生產有機食品與國際檢驗標準這項主題，交換了許多意見。

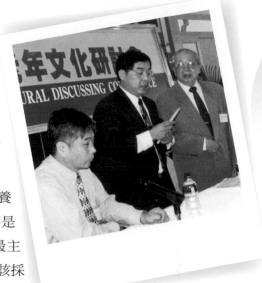

當時張明彰曾明白相告：國際間對營養保健品所採用的檢驗方法與步驟，並不是採行以白老鼠作實驗的測試標準，「最主要的原因是保健品並非藥品，所以不應該採取藥品的檢驗方式，即使用藥品的檢驗方式來檢測保健品，也無法準確；再者，任何生物都會死亡，白老鼠的生命也有時限，如果一隻白老鼠吃完一粒保健品，第二天死去了，那該如何判定，到底是白老鼠死期到了，還是保健品成份有問題而導致死亡？」前後兩任部長聽了，都點頭稱是。

到了2000年時，中國國務院宣布取消保健食品法，改行食品管理法，上述談及用白老鼠檢測保健品之事完全被刪除，更新的法例條文與國際標準吻合，藥品的分類也完全和國際規範相接軌。由此可見中國相關單位與治事官員實事求是的認真態度，張明彰見了相當感佩，一個經濟起飛的大國，確實有它的風範。

1999年九九重陽節時，張明彰應邀前往海南島三亞市，參加中國文化講座，他以「有機和保健」為題，向800位80歲以上對國家有貢獻的退休老幹部說明：長壽與飲食及生活作息有關，而有機食物能排毒淨化體質，讓人常保健康年輕，受到與會聽眾熱烈的迴響。隨後，中央電視台「夕陽紅」節目專訪了張明彰，各大傳媒也紛紛跟進，一起來關注他所提出的議題，進而推崇他「有機保健康」的理論，以及對人體的實質效益。

2000年，當時三亞市副市長吳文學向張明彰表示，願意撥出市郊2000畝的土地來從事「有機耕作」，外加一座由聯合國耗資800萬美元協助興建的蔬果冷凍廠，希望張明彰能常到三亞，指導有機耕種，幫助農民增加收益，也會由海南省長正式禮聘他為海南生物科技顧問。

張明彰表示，海南島是中國唯一的熱帶省份，又是個遠離污染的隔離海島，所以深具「有機前景」，因此他相當關懷，並且也願意注入心力去協助該島的「有機耕作」，只是，為了在國際間推廣「有機文化」，他除了忙碌演說與奔波教學之外，還必須兼顧「有機保健產品」的研發工作，實在無法分身長住三亞，最後不得不向吳文學說抱歉。

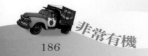

到了2005年，中國國務院農業部、科研單位、金融機構、企業界和傳媒等許多單位共襄盛舉，聯合舉辦了「中國第一屆有機論壇」，在12月23日到31日的期間，針對種植、生產、加工、行銷、經濟利益等不同領域詳加探討。除了學術討論外，在產業領域中又細分：有機成熟企業、有機起步期企業、有機食品企業、有機產業地方歸口管理部門、各行業歸口管理部門，以及大型企業主、有機企業產品推廣人員、機關服務局與老幹部局採購專場等7個分會討論場。

張明彰博士馬不停蹄地作了10幾場「有機」專題演講，引起許多傳媒的高度關注，詳細報導了他的經歷、演講內容，以及中國大陸的耕種與農產品現況。以下是筆者摘錄自中國傳媒對「第一屆有機論壇」和「有機之父」張明彰博士的部份報導：

搜狐網：本次研討會上特別邀請了被譽為「國際有機之父」的張明彰博士講演，張明彰博士是自然醫學倡導者，也是推動有機運動的知名華裔專家，為有機飲食文化自然醫學的普及做出了傑出的貢

獻，其事蹟已收入「全球風雲華人」一書。

　　農博網：張明彰博士的講題為「中國有機農業發展現狀及前景分析」，為正處於高速發展中的中國有機農業獻計獻策。在中國，發展有機農業對於推動農業發展，帶動偏遠、貧困地區的農業產業革新，縮小東西部經濟差距有著深遠的意義。

　　《北京日報》：有機食品是指來自有機農業生產體系，不使用農藥、化肥、生長激素、化學添加劑、化學色素和防腐劑等化學物質，不使用工程技術，並經獨立的國家認可的有機食品認證機構認證的農產品及其加工產品，這一概念在1990年代才傳入中國，目前在中國食品市場的占有份額不足0.2％，發展前景非常廣闊。

　　《健康導報》：全球有機農業的面積已經超過2400萬公頃，有機產品總銷售額達到了500億美元，國際市場有機食品的占有率將以15％至20％的年增長率發展，而有機食品市場在中國食品市場的占有份額不足0.2％。

　　《財富時報》：西方國家綠色農業產品供應不足，為發展中國家的有機產品出口帶來機遇，從各方面條件看，我國具備發展有機農業生產和出口有機食品的潛在優勢，「有機之父」張明彰對我國未來的有機產業充滿信心。

　　《中國食品質量報》：有機食品不僅食用安全、營養豐富，而且有機食品在種植、養殖過程中，有利於農村與自然生態的保護，促進我國農業可以持續發展。

　　《科學時報》：有機產業包括有機農業、有機食品業、有機產品業，對絕大多數中國人來說始終是一類全新的概念，多數人根本沒有聽到過有機食品，即使聽說過，也往往將綠色食品混為一談。大多數人對有機食品產生種種疑慮：如何讓我確認產品確實是有機？由此可見，「有機誠信」是有機產業發展的關鍵，而「有機誠信」即是與生俱來的道德品質。

有機文化開始在中國發酵

第一屆有機論壇結束之後，中國已規劃內蒙古、青海、西藏、雲南等地區為「有機農牧業」重點開發區，尤其是內蒙古將在翁牛特旗區，規劃一個20萬英畝的「有機農牧區」為重點開發項目，他參考各地的氣候、土壤、民情等情況，與有關單位配合，著手研擬的工作。

在此特別值得一提的是：中國有關單位正在規劃中的大型有機農業項目——有機產品研發生產基地，也聘請了張明彰博士為該項目的發展總顧問。

基地的地點選在距離北京天安門95公里的密雲水庫北岸的不老屯鎮陳各莊，從北京三元橋到此需時1個小時，總面積達1萬多畝，是一片山青水秀、具有良好生態環境的土地，因為這裡的平均氣溫為8度C左右，年均降水量為657毫米，適合小麥和100多種北方蔬果的生長，依此條件共規劃出6000畝的耕地、3000畝的坡地、3000畝的山地，除了種植有機作物外，還計劃從事多種農業的研發和綜合經營項目，包括成立有機肥實驗室、有機食品檢測室在內。

有機肥實驗室，可以生產有機肥供應整個基地耕作使用，也可以自創品牌對外營銷；有機食品檢測室，主要職能是承擔有機基地所生產的農產品，是否符合國際有機標準的鑑定和檢測工作，同時承擔自主研發有機技術和解決方案等實驗職能，以及有機生產的展示功能，比如有機蔬果的健康價值、健康的泥土、有機肥料、堆肥、有機病蟲草害管理、輪種間種、有機肥、動物飼料等等展示。

至於有機產品未來的營銷模式，也是基地當前規劃的重要項目之一，分為特定客戶拓展、營銷區拓展、品牌產品和項目連鎖合作，以及與有機業界合作等等。

在特定客戶拓展方面，除了擁有政府管道之外，可以會員制來推

行；在營銷區拓展方面，將拓展超市有機蔬菜展台、北京主要高檔酒店、餐廳，以及其他區域的定向合作；在品牌產品和項目連鎖合作方面，採取有機蔬菜加盟代理的形式，來發展品牌有機蔬菜；在與有機業界合作方面，則積極加強與業界合作、緊密連繫，發揮截長補短互利互惠的功效。

張明彰表示，「有機，是當今國際間食品工業的主流思潮，也是供銷大眾飲食所需的產業體，中國地大物博，加上在社會主義特色規範之下，半壁江山仍保有零污染的耕種環境。因此，一旦密雲縣有機產品生產基地付諸實現的話，將可以發揮示範作用，並帶動有機產品在中國持續的、蓬勃的發展。」

另外，他也十分推崇執行規劃與推展此項發展大計的畢勇杰等人，不但是辛苦播種的前期重要推手，更堪稱是中國有機界數一數二的青年才俊，加上未來學會會長張文範，以及學術界、金融界、文化界、企業界的鼎力相助，中國有機業極有可能在未來25年內，成為世界有機產業的霸主，同時也會讓大陸農民的收益連翻數翻。

張明彰表示，當有機思維、有機產品普及中國之時，即是有機產業體迎頭趕上歐美之時，據此遠眺未來，中國將成為亞洲地區或者世界主要有機產品的生產國，當水到渠成指日可待的那一日到來，就可以用優質的有機產品，與一些有機環境相對較欠缺的台灣、香港、日本、新加坡等國家或地區，來交換優質的高科技產品，這是一個互利互惠、截長補短的絕佳雙向貿易，也是未來地球村發展的必然趨勢。

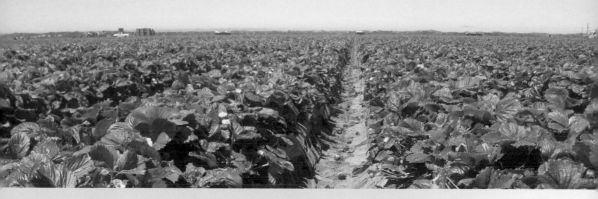

巡迴各地宣揚有機理念

2005年9月5日連續10天，由馬來西亞環球資昇企管及顧問公司主辦，美麗樂國際集團贊助，以「美麗樂有機生活、創造健康家庭」為題的華語巡迴講解會，分別在吉隆坡、新山、麻六甲、北海、新加坡、汶萊舉行。

第一場在馬來西亞首都吉隆坡登場，與會聆聽者有12000人，主講者是備受國際有機界推崇、有「有機之父」稱譽的美國自然醫學博士張明彰，他在演講中強調：所有生物中，只有人類在不斷地追求真善美，「零污染的有機生活」已經成為世界潮流，相應而生的有機產品也愈來愈普遍，「所謂零污染的有機生活，就是簡單樸實又營養均衡的生活，具體來說，就是把自己回歸到大自然之中、喝潔淨飲水、曬充足陽光、呼吸新鮮空氣、適當且持續地運動、懂得化解生活壓力、做到人與人之間圓融和諧，並且禁絕菸、酒、藥物的濫用，完全食用無污染的有機食物。一個人可以落實這樣的生活，必然就會擁有健康的人生；一個家庭可以實踐這樣的生活，必然是一個人人羨慕的健康家庭。」

張明彰解釋，所謂排毒，並不是現在流行美容瘦身才有的新名詞，早在20多年前，從他開始研究有機、鑽研自然醫療起，就倡導

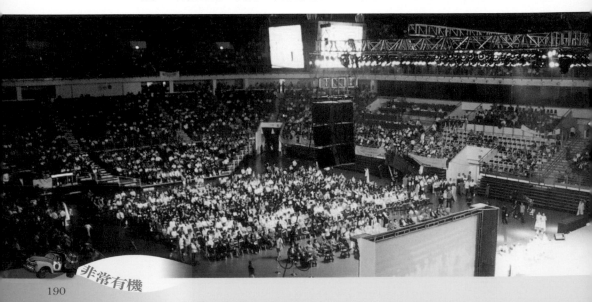

要排毒保健，推己及人地去實踐：萬病歸一毒的養生理論，「如果
身體裡沒有毒素存在，內臟器官、各個系統組織就能正常運作，
個人自然健康沒有病痛。尤其，零污染的有機食物不但能供給人體
所需的營養，同時還具備分解體內毒素的能力，使毒素不致累積，
疾病也就無法產生了！這也就是為什麼，多年來，我除了研發有機
保健品，還到世界各國去演講、去倡導零污染有機生活的原因。」

接下來，張明彰分門別類、圖文並茂地為大家解釋：所謂有機食
物，是指有機蔬果、有機肉類、天然礦物質的總稱：有機蔬果和有
機肉類，即是指在農作物耕種、栽培，或牲畜禽類在繁殖、飼養，
接著兩者在成長、收成、運送、加工到銷售的每一個過程都順其自
然零污染，不添加人工和化學藥品，完全符合檢驗標準，這樣的食
物才能稱為有機食物，才能讓消費者吃得安心、吃得健康。

隨後，他以各項調查報告和統計數據，將有機食物的營養成份加
以分析，並歸納出結論：健康長壽不是口號，也不是遙不可及的夢
想，「人類壽命原本可以活得更長，人人都可以超過100歲，但是近
年來各種文明病，或者不明病因的痛症層出不窮，追根究柢的說就
是食物中充斥了太多的化學成分、化學原料，不斷地侵蝕、危害消
費大眾的身體，而消費大眾卻只有在健康亮起紅燈時，才會警覺到
事態的嚴重性。」

張明彰指出，當今世界各國已經建立起「有機化地球」的共識，
期望能將「有機飲食」普及化，取代現有積非成是、過量的、不當
的飲食方式和飲食習慣，如此一來，「人人都健康長壽」的目標就
不難達到了。

最後，張明彰引了許多數據來告訴聽眾，未來將是有機的時代，
「根據美國農業部所做的一項研究調查報告指出，2003年、2006年
全美有機食品銷售量分別為103億和179億元，到了2012年，有機食
品銷售量預計將達到553億元。由此看來，有機食品的需求量正在

與日俱增，其中蘊含的商機也相當可觀，以目前的發展來看，我們見到各國、各式各樣新崛起的有機企業，幾乎涵蓋了所有的生活領域，不論是飲食業、美容業、文化事業，或是健康保健方面，都一片欣欣向榮。」

　　張明彰再次強調：吃有機食物、過有機生活，不但會帶給人們健康、美麗和財富，還會帶來快樂，「當你擁有了前三項之後，心情自然會好，快樂也就隨之而來了。」聽完演講後，出席者紛紛表示，不論從追求健康或尋找商機的角度而言，都讓他們獲益非淺。

對各種保健法的觀察及對亞洲的期許

　　針對時下國際間流行的各種減肥斷食法或斷食美容保健法，張博士表示：「自古以來東西方文化裡，都有斷食保健的養生主張與作法。斷食就是將含有污染或毒素的食物切斷，不吃任何東西只喝水或果汁，讓腸胃充分休息免受污染。事實上，人體必須不斷地補充營養、補充水分才能健康的存活，因此長期實行斷食並不實際，也不健康。尤其，所謂的美容流行風並沒有奠基於自然醫學，也沒有理論作基礎，所以都只能是曇花一現，經不起時間的檢驗。」

　　張明彰從保健的角度切入，建議人們以有機飲食來配合適當運動，一來可瘦身塑身、二來可養生保健，因為有機食物不但營養豐富，也不會造成人體器官組織的負擔，是最天然有效的健康斷毒法，更是具體而微、由內而外的自然美容法。

　　由於經常到世界各國巡迴演講，積極推廣提升身

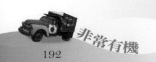

心靈健康層次的「有機文化」，張明彰博
士對所到之處的風土民情，都有極深入的
了解，「馬來西亞、泰國、汶萊、印尼、
越南、菲律賓，到處都有綠意盎然的生
態環境、原始森林豐富，加上民風樸
實，政府當局也很鼓勵有機耕種，因
此，我認為有機文化可以在東南亞生
根茁壯，開出燦爛的花朵。雖然，新
加坡生態環境有限，但是民心純樸，
深具有機人的特質，至於台灣、香
港則一向最能融合東西方文化，
可以將自然醫療、有機保健、有機
美容等層面都推展得很好，可見有機文化已能夠在東南
亞、在亞洲循序漸進快速普及，有機事業在亞洲的發展前景將是一
片樂觀。」

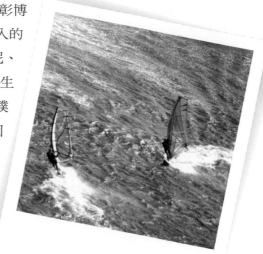

當人們紛紛意識到只有力行「有機」才能維護身心、恢復健康，
也才能根本的解決人類文明所帶來的後遺症時，在亞洲許多國家的
管理衛生、食品和生產事業的官員們，也開始正視這個問題。

2007年5月中，孟加拉國食品衛生部官員對食品衛生展開檢查，在
對該國一座熱鬧市集作抽樣突襲檢查時，發現其中的鮮魚市場當日
販賣的176公噸海產魚貨，全部含有危害人體的化學物質「甲醛」。

越南癌症協會隨即相應公布，越南每年15萬個癌症病例中，就有
1/3與長期食用含有化學成分的有毒食物有關。

張明彰指出，「許多不肖業者，在食品中添加含有毒性的化學物
質，同時又以含有毒性物質的飼料來餵養牲畜禽類，再將牠們含有
毒性物質的排泄糞便傾倒入河流與大海中，不久，這些含有毒性物
質的牲畜魚類又再次成為人類的食物。」

「有毒物質存在人畜魚蝦之間，就如同農藥、殺蟲劑等有毒化學物質存在於農作物之中，而它們最後都將藉由飲食途徑不斷地危害人類，一樣的沒完沒了。因此，當前世界人類在面對地球暖化的同時，還必須嚴肅地面對各類生物物種健康受損、與日俱增的嚴重性。」

「全球醫學界的研究報告早已指出，化學物質是各類腫瘤、癌症、肝病、心臟病、腎臟病、糖尿病、肥胖症、孩童智能與發育遲緩等許多現代疾病的元兇。而這也就是為什麼我要在國際間馬不停蹄地推行有機文化，倡行有機生活的主因。」

東南亞傳媒的相關報導

事實上，東南亞各國不論官方或民間，對張明彰博士從事的「有機」研發和推廣工作，多所推崇，筆者從多年來各地的報導中，摘錄部份記載如下：

《泰國暹邏報》：華人之光」張明彰博士在「有機食品抗癌保健康」巡迴演講會指出，有機食品可以促使食用者的內臟器官、腦下垂體、腸胃和皮膚的新陳代謝正常運作，提高身體免疫功能，同時能協助燃燒體內多餘脂肪，發揮排毒、美膚與瘦身的功效，使身體自然健康無病痛。

《泰國世界日報》：「華裔有機之父」張明彰博士在演講中說，世界上大約有170種農藥已被證實為致癌物，其中曾被用以對付瘧蚊、目前還在第三世界悄悄流通的致癌農藥DDT，被證實會使女性卵子的外殼變薄，使男性的精子變少，進而影響人類的生育和繁殖能力，可能造成人類瀕臨絕種的危機。

《新加坡光明日報》：被譽為「有機之父」的張明彰博士說，有機食物分為有機蔬果和有機肉類，凡是採用天然耕種，完全不採用

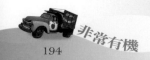
非常有機

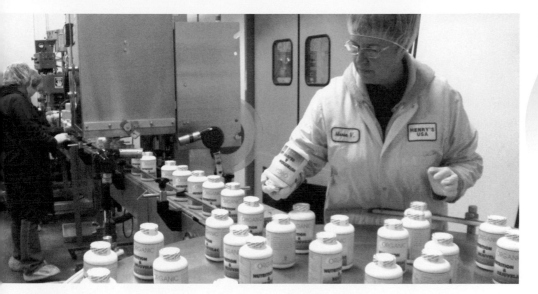

農藥、殺蟲劑、殺菌劑和生長激素等化學藥劑的農作物,即是有機蔬果。而未曾食用含化學成分的飼料、未曾受到農藥與任何化學物質污染、未曾注射荷爾蒙、抗生素、長肉劑等化學激素、食用有機飼料和牧草、以野生放牧及自然放養方式成長的牲畜禽類的肉,才能被稱之為有機肉類。

《新加坡光明日報》:來自美國的自然醫學博士張明彰在「有機防癌」健康講座中表示,不含農藥、符合零污染標準的有機食品,有助抗癌、排毒、瘦身、美膚。雖然有機食品並非藥品,卻能促進身體新陳代謝,皮膚光潔,保健養生,讓食用者的身體更為強健,來對抗癌症的侵襲。

《新加坡風采雜誌》:不是所有食用有機食物的消費者都不會罹患癌症,有機食物也不一定具備徹底殺死癌細胞的能力。張明彰博士表示,有許多實例證明,消費者長期服用有機食物,患癌的機率會比一般人低得多,身體也比一般人健康,康復的癌症患者更大有人在。

《馬來西亞中國報》:「有機之父」張明彰博士在「有機生活」巡迴演講中指出,農藥與第二型糖尿病和心臟病的肇因息息相關,農藥導致第二型糖尿病的發病率百分之五百,這就說明,凡是大量採用農藥的國家,糖尿病患者比較多的原因。

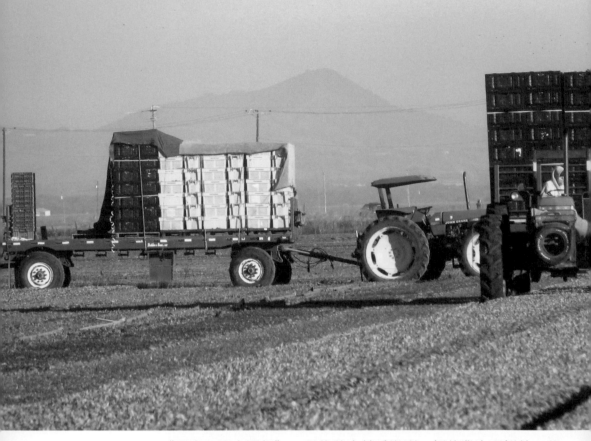

《馬來西亞中國報》：現代社會競爭激烈，飼養業也不例外，養雞的手段也違反常理。飼養者日夜開燈，在不停的餵雞隻吃飼料的同時，也餵長肉劑、抗生素，雞隻從小雞變成雞，只要28天，然後被販賣；消費者一面享受雞隻，一面吞下了長肉劑、抗生素，這就是為什麼有「肥胖者」愈來愈多的原因。

《馬來西亞星洲日報》：美國自然醫學博士張明彰指出，「空氣中存在著26000種毒素，每年以億噸的有毒廢物排放，地球不能清理，人體倒能好好清理；有機理念的萌芽，有機農業的培植，助長了有機食品工業的蓬勃發展，保護地球能使人類受惠。」

《馬來西亞星洲日報》：在「有機食物淨化器官、有助抑制癌細胞」的演講會中，張明彰博士說：「有機食物絕非用以治療癌症腫瘤的仙丹妙藥，對人體健康肯定有益無害。現代人除了面對因食

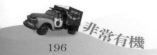

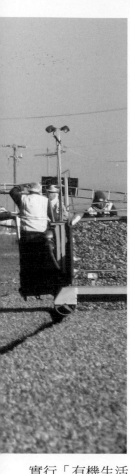

水、環境的污染而喪失健康外，許多毒素都是自身製造，把毒素排除體外，才能邁向健康。」

《馬來西亞南洋商報》：在「有機抗癌瘦身」的健康演講會中，張明彰博士表示，人體的毒素通常在36小時內即會排出，現代人因許多因素產生便秘問題，3天未能排便的情況很多，這樣一來，便讓毒素在體內累積，給了癌細胞滋養的條件和空間。事實上，治療癌症的方法不是只有開刀、化療兩種，食療是現代人另一項選擇，是用有機食物來調整體質、排除體內毒素，再配合適當的運動，促進人體新陳代謝，食療具有抑制癌細胞生長的功效。

星馬《商天下雜誌》：美國自然醫學博士張明彰說，我們每個人應該仔細想想，如果一個人擁有愉快的心情、健康又長壽，是不是可以真正享受到辛勤工作、鑽營而來的財富？毫無疑問的，實行「有機生活」，吃零污染的「有機食品」，就能夠讓一個人擁有快樂、健康和財富。

《印尼日報》：有「有機之父」稱譽的張明彰博士，在「健康人生」巡迴演講會說，有機食物不是藥物，是天然食物，有機蔬果和礦物質就是無污染的天然食物，可以直接提供人體所需要的營養，使人類健康。保持健康必須由內而外，也就是從身心靈整體的配合著手，才能使人真正的擁有健康人生。

《印尼日報》：聯合國為土壤快速流失在積極呼籲、世界各地的環保人士在快馬加鞭地提醒世人對「有機」的覺醒，正如張明彰博士在演講中所說的，一切都還來得及，雖然世界人類已經警覺到，地球土地正遭受嚴重的破壞，如果從現在開始進行有機耕作、有機生產、吃有機食物、過有機生活，一切都還來得及！

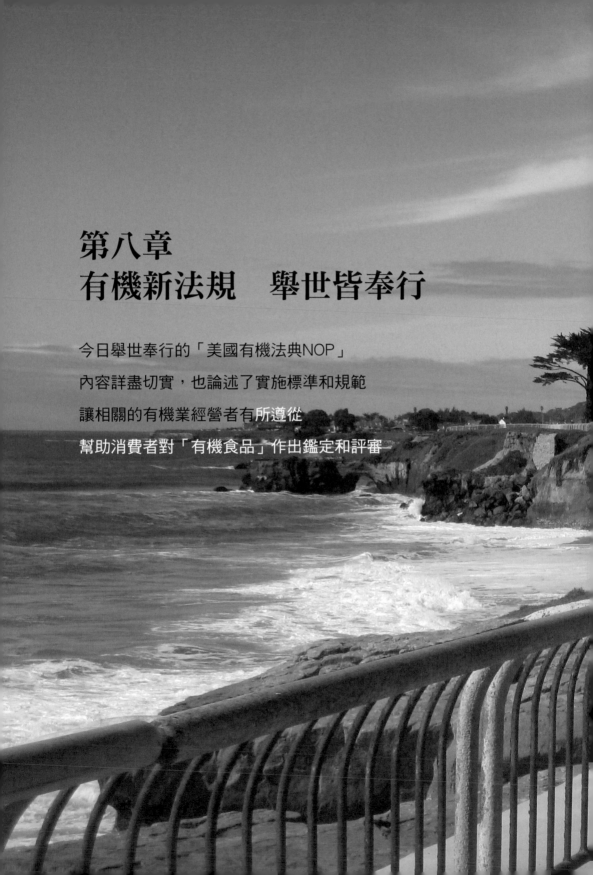

第八章
有機新法規　舉世皆奉行

今日舉世奉行的「美國有機法典NOP」

內容詳盡切實，也論述了實施標準和規範

讓相關的有機業經營者有所遵從

幫助消費者對「有機食品」作出鑑定和評審

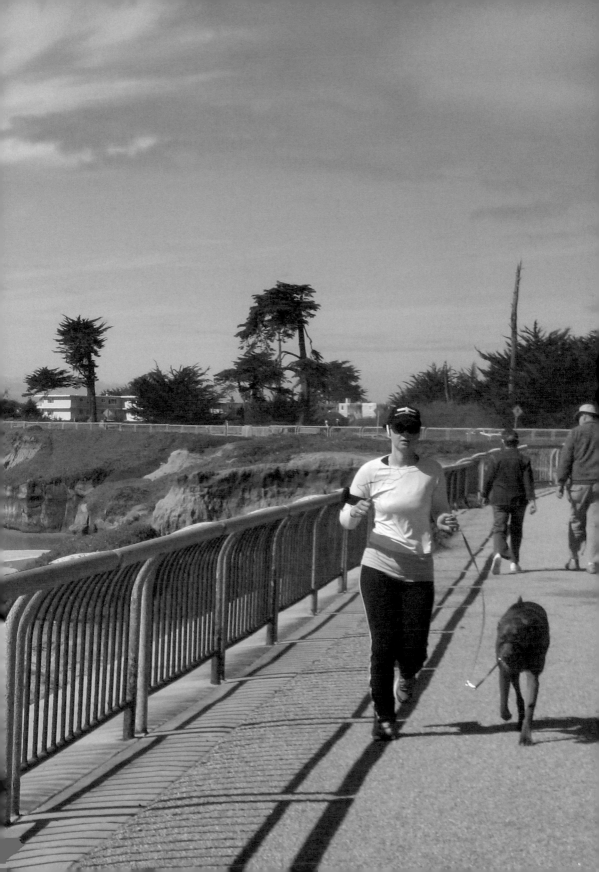

樹上芳香的果實　讓我們盡情摘食
河裡清甜的蜜水　讓我們開懷暢飲

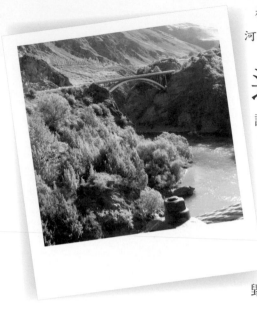

這是古典文學裡記載3000年前的古聖先賢們，歌頌天地萬物、感恩大自然的詩句，是人類展現環保意識的開端！然而在雋永的詩篇裡，遠古的先哲們早已埋下預言，隨著人類科技發展與文明繁衍的腳步，人類有意無意地大肆破壞森林、污染河流、戕害大地，盡情地揮霍與損耗提供食物讓我們得以生存的大自然，日積月累、讓美好地球一步步地走向被人類摧毀的浩劫。

人類的覺醒與有機化運動

大約在1800年時，「有機意識」在美國覺醒，由一位叫Graham的人發起，呼朋喚友身體力行展開有機化運動。

1890年時，原始的有機概念與自然醫療興起，由John Harvey等人大力鼓吹採用自然療法來醫治病痛，積極地向人們傳播和宣導正確的有機理念。

1920年，醫學博士賀柏‧雪爾頓（Dr. Herbert Shelton）提出了衛生學學說，並且提倡生食食物運動，與此同時，約翰‧謬爾（John Muir）公開呼籲環境保護的重要。

1942年，由羅岱爾先生（Rodale）在自家後院，創設了全美第一座「有機花園」，在這座「有機花園」裡，栽種各種有機蔬菜、水果和花卉，成果斐然受人稱道，可以說是在20世紀中，落實有機化運動的第一滴水，有了這第一滴水後，真正的「有機耕作」正式展開。

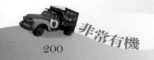

　　1946年，美國西岸的奧勒岡州，首先立法實施「有機耕作」，成為美國第一個有機立法的州。

　　1949年，有人提出保護土地主張，進而成立「土地保護協會」，由Rudolf Steiner帶頭倡導「生物機能農業」。

　　1970年，「回歸自然還我零污染」的生活運動於焉興起。

　　1977年，有機商店的開創先鋒之二，爾尼和貝雷（Ernie & Berry）創立了一家專賣有機食品的超級市場，店名稱作「紐約健康食品總匯」，即「皇后健康食品總匯」前身。

　　大約在1980年前後，小型「有機農場」陸續出現，分布在奧勒岡州、華盛頓州、肯塔基州、佛羅里達州、紐約州和加州，其中又以Ocean Organic Farm、Albert Organic、Route One Organic Farm（前身為Highway One Organic Farm）、Cal-Org、Purevege Organic Farm這幾家較具規模　，其中座落於加州的Cal-Org，在當時號稱是全美最大的有機農場。

　　張明彰於1984年被有機業界邀請，為Cal-Org作「有機耕作」檢驗認證時，得以對該有機農場作進一步的了解，發現Cal-Org並非單一的有機農場，而是聯合30多家小型有機農場所組成的一家「有機合作社」，再統一對外供銷有機農產品，「皇后健康食品總匯」就是他們的主要客戶之一。

　　為了把握蔬果的新鮮度，Cal-Org最初採用飛機裝櫃空運，後來改為冷藏貨櫃聯接車運送，中途以換司機不換車的方式，從西岸加州經80號高速公路往東開，以2天2夜的時間，橫跨5000公里，將「有機農產品」直接運送到東岸紐約。直到今天，許多「有機農場」仍然採用貨櫃冷藏車長途運送農產品。

　　在「有機農場」興起的同時，「有機商店」也在各州興旺起來，分布在波士頓、紐約、舊金山和聖地牙哥等地，其中以紐約市由印

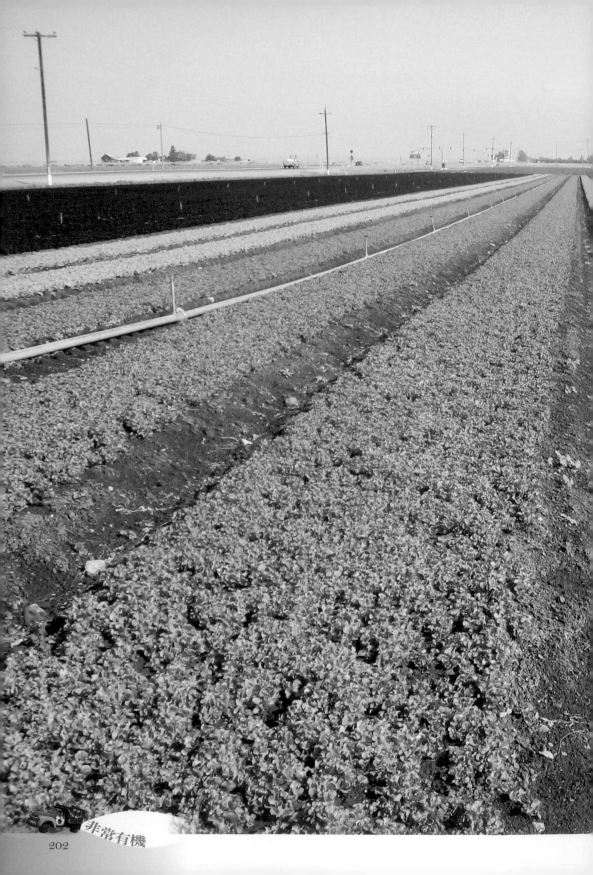

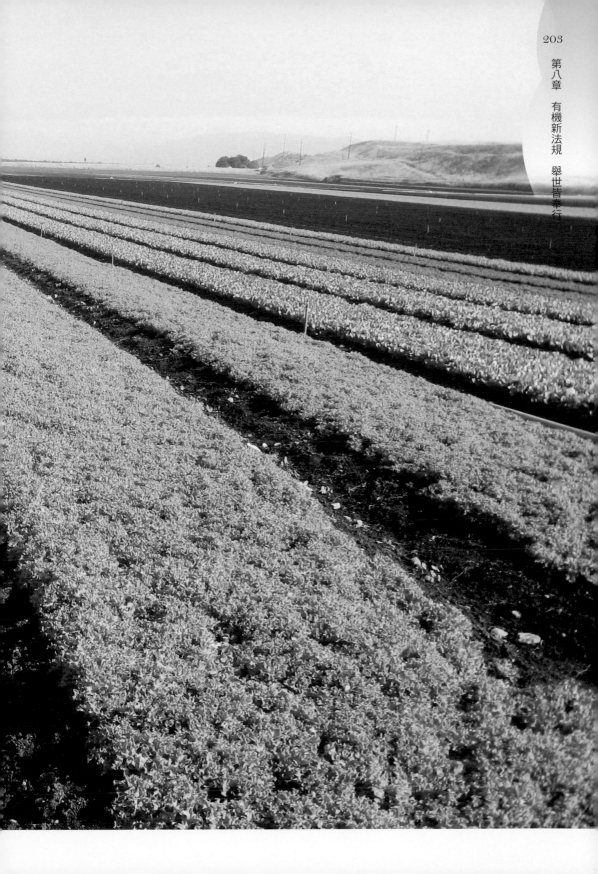

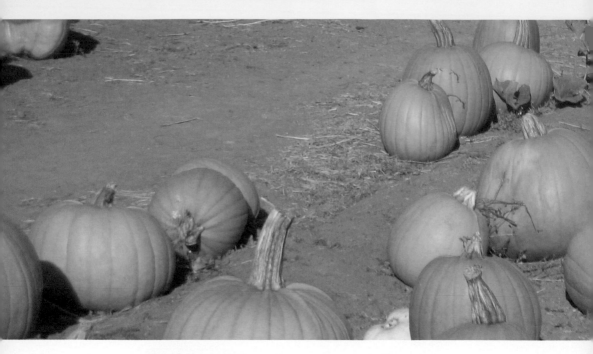

度瑜伽團體創設的Integral Yoga 、Quantumleap Natural foods和「紐約健康食品總匯」為代表。

「紐約健康食品總匯」在1982年易主，改名「皇后健康食品總匯」，經營者即是本書主人翁張明彰博士。張明彰於1994年淡出經營，專心致力於「有機文化」世界性的推廣工作，店面則由他的第二代全權承接經營，目前「皇后健康食品總匯」是全美有機產品品目最齊全、電腦化管理的「有機商店」，供銷2萬多種產自美國與世界各地的有機食品與有機產品。

當時全美國大約22個州已有他們自己訂定的有機法規，各州州法各自不同，有機法規內容也互異。

1990年時，美國聯邦政府決定以奧勒岡州最早訂定的有機耕作條例，慎重地成立了一個名為「國家有機標準董事局」，簡稱NOSB，作為美國聯邦政府農業部針對「有機耕作」的諮詢機構，它由4位農夫、3位經銷商、2位生產者、1位零售商、1位科學家、3位環保專家，以及1位認證代表，總共15人組成，以發揮有機認證與監督的專責。

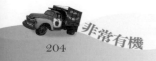

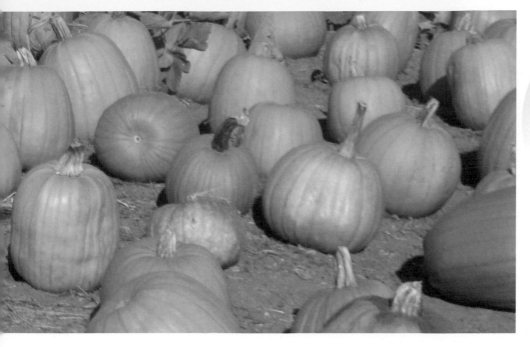

美國有機法源起的背景

　　細說「有機法」的衍生，為慎重起見，我們必須在此章重複提及發生在1989年的「愛樂事件」，以資說明「有機管理法規」的衍生過程。

　　愛樂Alar是一種荷爾蒙農藥，在蘋果生長期間噴灑，可以增加蘋果外觀的豔麗、抑制病蟲害的生長與侵蝕，減少掉果率，提升25％左右的產量。可是這種藥劑會滲透到果肉裡，清洗不掉，削皮而食也不能杜絕，醫學家追蹤研究發現，消費者食用愛樂蘋果的致癌機率是0.024％。也就是說，以當時2億6千多萬的美國人口來說，其中有4、5萬人可能會罹患癌症，媒體爭相披露之後，事件愈演愈烈，引起廣大消費者的恐慌，美國環保局（EPA）遭受千夫所指。

　　第二年也就是1990年時，美國參議院農委會主委佛蒙特州參議員派屈克・李海（Patrick Leahy），在國會中提出成立聯邦有機統一法規的提案，並大立推動有機立法，促成了「有機食品規範」。

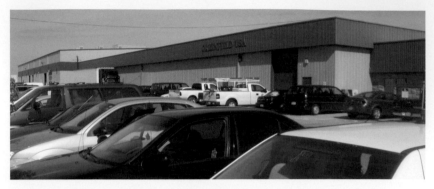

　　直到1997年12月16日，有機法規草案得以完成、公告天下，並廣徵博引各方意見。萬萬沒想到全國有許多有機業者紛紛反應，認為該有機法規條例規範得太過寬鬆，於是他們主動發起自律行動自訂「規範準則」，比政府公告的草案更為嚴謹完美，聯邦政府從善如流，立即宣布以6個月的時間，讓有機業者、農民、經銷商、零售業者、有機運動推廣者等相關領域盡量提供意見，作為增添或刪減草案內容的依據。

　　出人意料的，全美各地有相當多的群眾關心此事，種種意見和建議書，總共27萬5千封從四面八方寄來。

　　歷經3年的審慎諮商討論之後，美國的「聯邦有機法規」終於在2000年12月21日定案，全部條例共有554頁，其他的相關論述、著作、評論和意見，則多達數萬卷之多，翌年4月21日生效，隨後在2002年10月21日正式實施。

　　這部跨越2個世紀而誕生的「美國有機法規」被訂名為National Organic Program簡稱NOP，或稱為「美國有機法典」，與總部設在德國的世界組織IFOAM、歐盟的2092/91有機法規、紐澳有機法規，以及阿根廷、瑞士和加拿大等國的有機法並存於世，被有機業界奉為圭臬，這幾部國際法規的精神內涵一致，相互之間常常互為佐證，可以作為彼此的參考依據。

　　以上就是今日舉世奉行的「美國有機法典NOP」的由來，它歷經

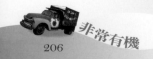

了200多年的醞釀和演進，法典內容詳盡切實，對有機農場、新鮮農產品、農作物的背景資料、畜牧、水產、產品、加工成品、土壤、肥料、種子、暖房設施、雜草處理、蟲害管理、疾病防治、灌溉用水，以及相連土地的使用原則，儲存及倉儲管裡、農場現場管理、運輸、市場、標準控制，以及工作人員等等，都一一加以規範，並詳述實施標準和規範，讓農民、工廠、批發、零售等有機業經營者有所遵從，消費者也同樣可以因循法規條文，來對「有機食品」作鑑定評審。

20多年來，由於張明彰博士應邀在國際間作「有機與健康」專題演講、「有機耕作」指導和「有機文化」推廣時，經常有人向資歷卓越的他請教或詢問，各種與人類健康生活密切關連的有機生產事業，以及在「美國有機法規」中的規範標準等等。筆者綜合整理種種問題，歸納出農業、畜牧業和水產業三大範疇，在張博士指導下，擷取重點闡明問題，寫出此章「舉世皆奉行」的內容，和讀者朋友一起來了解。

法規針對有機農業的規範重點

萬物生長靠土壤、陽光、水和空氣。

面對消費者和非有機農民的好奇，張明彰博士總是不厭其煩的解說，「眾所周知，天地萬物有相生相剋、共生共榮的自然定律，這個亙古至今不變的定律，讓生物生生不息、萬代永續。比如1公克的土壤，涵藏著超過10億種的微生物，微生物在土壤中分解、轉換，將能量與營養釋放給作物。也就是說有健康的土壤，才能種植出健康的農作物，才能養活出健康的人畜。」

我們先來看「有機農地」，一旦農田實施有機耕作，必須進行3年休耕或廢耕，因為土地是生長農產品的重要基礎。有機農田的土

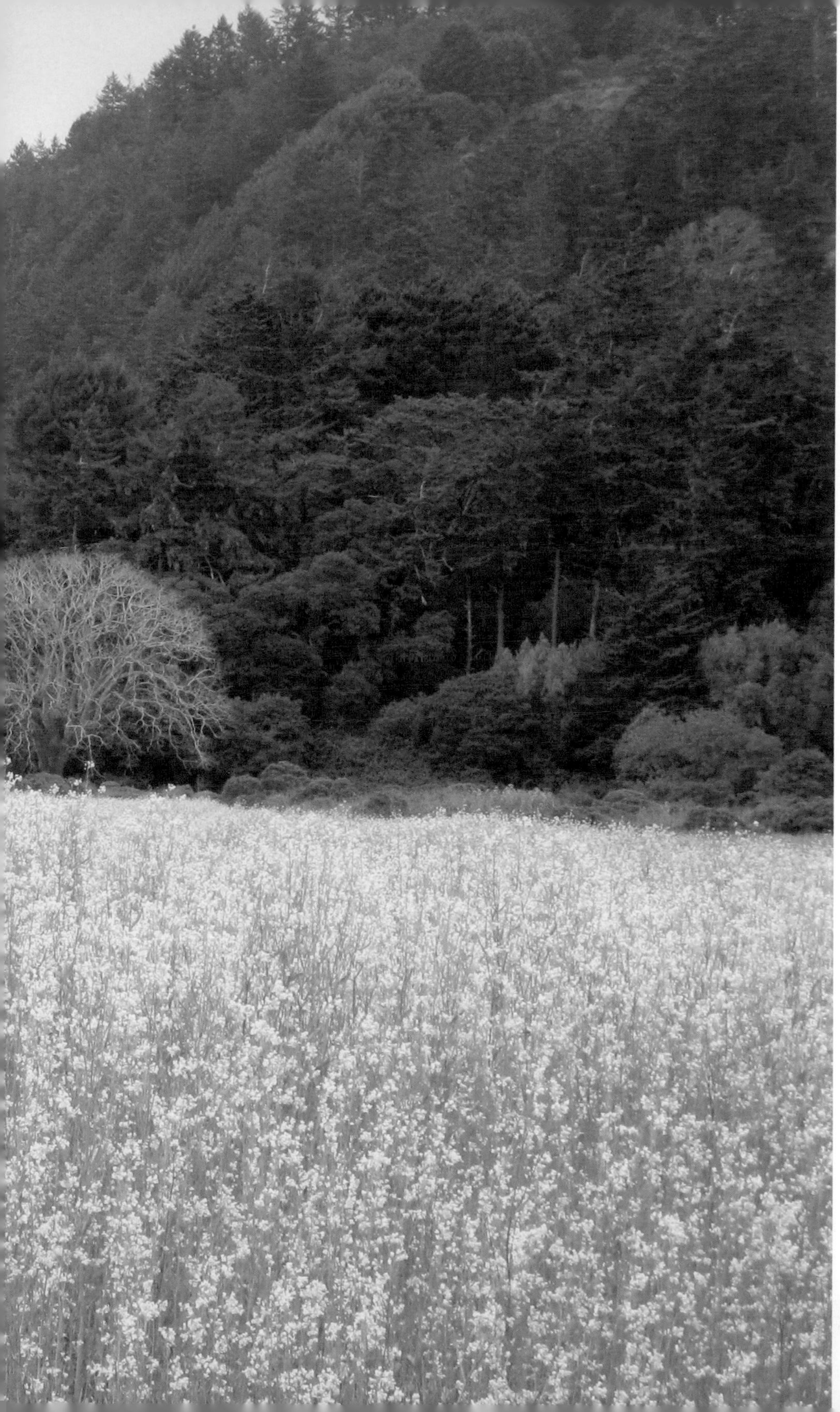

壤檢驗認定工作非常嚴格，不可有歷史殘留的化學污染，不得使用化肥，也不能使用植物生長激素，須確保土壤無過往殘留的任何化學藥劑（比如3000年都不會分解的DDT殘留），簡言之殺蟲劑、除草劑、殺菌劑完全禁用，必須以天然有機肥料來施肥（法規中205／601、205／603有明文規定）。

有機農場須設置隔離耕種的緩衝區（Buffer Zone），這緩衝區屬於「有機農業管理條例」中的「危險評估」事項，隔離範圍至少要25到35公尺以上，以灌木林或野樹叢作中間區隔，還需加上農地「現場判定」的原則來規範，藉此絕對防止附近農田的農藥和化學藥劑接觸到有機農田，完全斷絕接觸非有機農場，否則即不符合「有機環境認定」的嚴格要求（法規202／206明文規定）。

張明彰博士專業的指出，如果兩塊緊鄰的農田完全合乎「有機標準」的話，即使只有1公尺的間距，都是多餘的；反之，如果農場附近有其他作物農田，正在進行空中灑藥，比如美國商業農田（Agri-Business）使用小飛機來噴灑農藥、殺蟲劑等，即使緩衝區相隔數千公尺，也不得作為「有機農場」。

土壤則必須接受9項測試，以保證土壤裡的成份和養份，足以讓農作物生長出健康又營養的果實。這些測試包括土壤裡有機成份的百分比、可相互轉換的陽離子、酸鹼度、尿素含量、磷、鉀、鈣、鎂、可綜合的酸度等9項。至於種子的限定亦要求為有機種子，絕對禁用基因改造種子（GMO）。（詳見法規205／202、205／203~205／206）

由於耕地土壤非常重要，因此我們有必要對有機土壤的檢測標準作個了解。測試報告需要如下資料：測試單位、被測試農場的名稱、何時採樣？何時檢測？然後就各種檢測紀錄加以編號，將土壤含質比率，從很低、低、中等、高到很高，詳細記錄下來；至於檢測項目，則包括酸鹼度、磷、鉀、鈣、鎂和其他有機物質等。其中，酸鹼度7是中和度，若7度以下則屬酸度較高，比較適合種植蔬

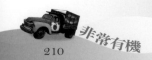

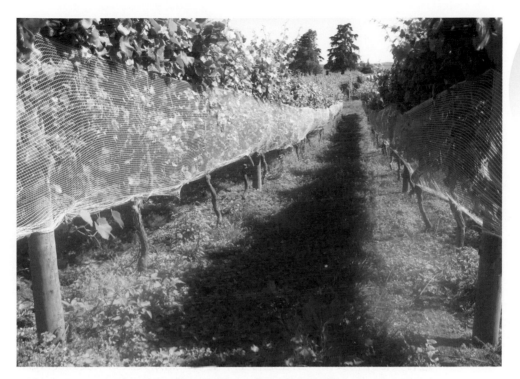

菜與花草，它們所需的酸鹼度最好在6度到7度之間，花園草坪則是5.5度到7度較理想，其他喜歡酸性土壤的作物，還包括草莓、藍莓、小紅莓（覆盆子Cranberry）、杜鵑花（rhododendron）等等。至於測試磷質含量的目的，則是在了解土壤裡的磷含量高或低，作為是否需補充的參考。

　有機物質，是組成土壤的主要成份，負責提供農作物所需要的營養，幫助土壤蘊藏水分、通風，如果土壤裡的有機質含百分之2~3，適宜作庭院草坪土壤；百分之4~6，則是最好的蔬菜花卉農地。土壤裡的中和性酸度測試，則是用來計算農作物土壤裡原有的酸度多寡，以決定需要使用多少量的石灰來中和。

　灌溉用水方面，也必須零污染。一般灌溉用水的酸鹼度大約在6.5度至8.4度之間，若高於8.5度，是因為碳酸鹽含量過高導致鹼性過高，這樣會使化學納凝聚而危害農作物。水源中常見的另一種化學物質則是無害的氯化物，假若測出在70~140之間，則有輕度傷害作

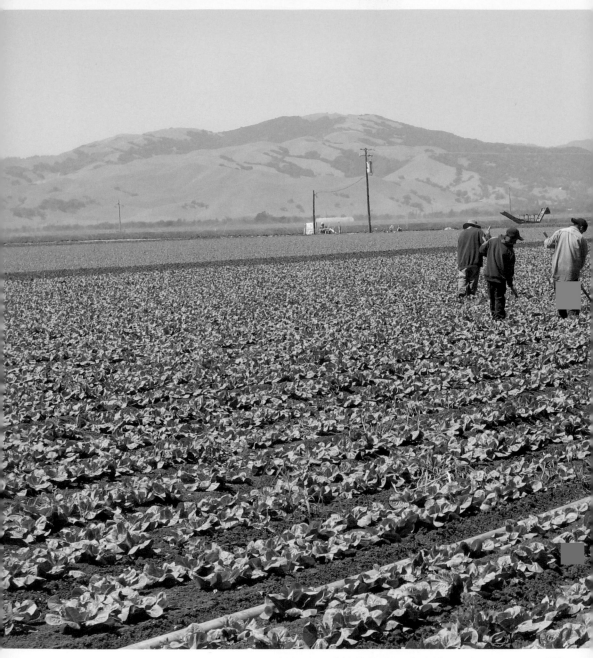

物傾向，141~350，屬於可忍受性的傷害，如果超過350PPM，問題
甚為嚴重，特別是噴灑器周圍的農作物將會被損毀。

在土壤肥料管理方面，除了禁用化學性肥料、作物要輪作、農地要
輪耕外，對於使用的有機肥，也有一定的規範，以免大腸桿菌感染，

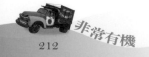

非常有機

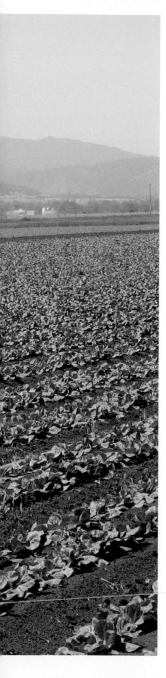

引發消費者產生疾病。其中，最佳的有機肥是來自蚯蚓農場的蚯蚓糞土，一般使用的有機肥來源比如加拿大的荒山腐植土、稻麥稈堆肥、綠肥、牛馬家畜排泄物、腐爛蔬果葉菜等等。

以牛馬糞便作為有機肥材料為例，務必得等牛馬糞便至少發酵90天後，才能為根果類蔬菜施肥，比如胡蘿蔔、地薯等，並注意這些肥料不得與作物直接接觸；發酵120天後，即可用作葉菜類蔬菜的施肥，比如菠菜、油菜、小白菜等。

一旦動物有機肥材料未能完成發酵過程，在發酵不完全的情況下，大腸桿菌便會存留在蔬菜內，容易導致消費者因生食蔬菜而中毒致病的危險，比如2006年8月，發生在美國20幾個州的O157:H7大腸桿菌「毒菠菜事件」，造成3人死亡，146人送醫的不幸事故，即是值得警惕的實例。

根據統計資料，全美每年平均有7萬3千宗與大腸桿菌有關的病例，其中大約有60人死於大腸桿菌引發的疾病。放眼美國菠菜的產值每年大約有3.25億美元，卻因2006年的「毒菠菜事件」，造成美國農民損失至少一億美元。如此看來，有機肥的製造與使用過程必須嚴謹，不可不慎！

其實，只要按照有機法規條例，在規定的發酵期之後再使用，安全性便能大幅度的提升；相對地，消費大眾也需有充分認知，食用蔬菜前，應該徹底清洗乾淨，或者減少生食，盡可能煮熟後再吃，即能降低或免除大腸桿菌的感染機率。

有機耕作裡的病蟲害防治法

然而不灑農藥、不噴殺蟲劑、殺菌劑，農作物不是被蟲吃光光了嗎？怎麼還會有農產品可以收成呢？這是許多人心中的疑惑。其實，有機耕作裡的另一項推行要務，就是實施不危害土地與人類健康的「病蟲害防治」。（詳見法規條例205／601～205／603）。

筆者將張博士20多年來，指導有機耕作中的病蟲害防治方法，重點摘要出以下9項：

1. 培養健康的土壤

活化土壤，讓土壤裡充滿微生物、有機質和良好的保水性，促使農作物健康生長，健康的作物對病蟲害自然有較強的抵抗力。

2. 不吝嗇大請客

所有生物，包括人類、動物、植物、細菌在內，都有一個共同點，在可以挑選的生長環境中，會選擇吃自己偏愛的東西，比如面對有108道菜的滿漢全席，喜歡吃魚蝦的人，會大快朵頤海鮮類，其

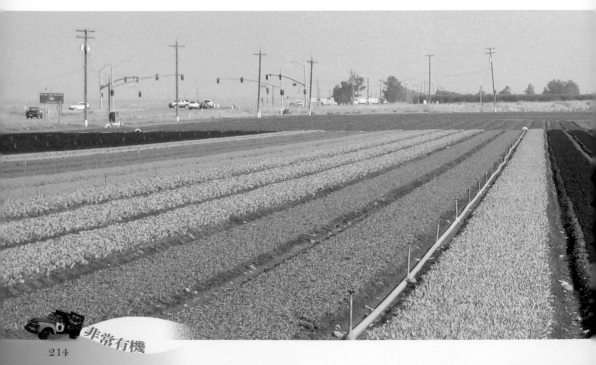

它的佳餚也許就會淺嚐即止，甚至碰都不會碰。這是自然的反應，昆蟲界也是如此。

因此，美國有機農田會在種主要作物的土地上，每隔5、6行，栽植一行紫色萵苣菜（Roman Lettuce），這種生菜昆蟲特別愛吃，自然而然不會殃及主要作物，有機農民便收成無慮了。

3. 天敵防治法

採用大自然「一物剋一物」的原理。很多自然界的天敵是人類的盟友，在美國有專門養殖瓢蟲（Lady Bug俗稱花姑娘）、螳螂的實驗農場，用來供應有機農場，由於瓢蟲和螳螂吃葷、不吃素，當瓢蟲和螳螂吃完害蟲後就會離去，不會傷害農作物。除此，還有專吃蝨類的掠食蝨（Western Predator Mite）、專吃土壤害蟲的Cutworms、Root Maggots的地瓢蟲（Predaceous Ground Beatle）、專吃牧草蟲和蝨類的海盜甲蟲、專吃蝨類的六點薊蟲（Six Spotted Thrips），以及所有害蟲無所不吃的刺客蟲（Assassin Bug ），另外，還有專吃不同種類害蟲的蜘蛛、烏秋、燕子等益蟲益鳥都可加以運用。

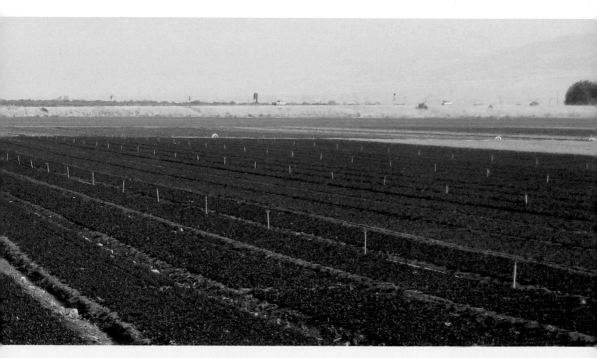

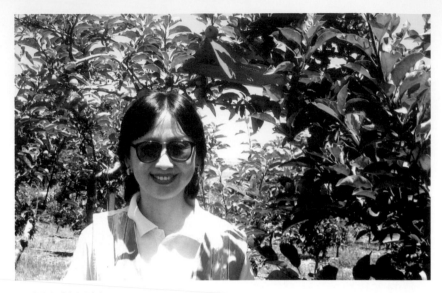

4. 採用性誘劑

　　以蘋果的害蟲飛蛾為例，懂得選擇蘋果花開時節，飛到蘋果花蒂上產卵，在花謝結果的過程中，孵化成小蟲鑽入蘋果內成長。當果農採收後，蟲咬的中空蘋果賣不出任何價錢，白辛苦了一場。於是農業專家想出利用雌蛾發情時散發的氣味，製成一盒盒滿是強力黏膠的「性誘劑」，掛在蘋果樹上，幫助有機果農解決蟲害問題。

　　「性誘劑」的目的，主要是在誘導雄蛾循著雌蛾的氣味「聞香下馬」，統統鑽入「性誘劑」盒裡，然後，一隻隻被緊緊黏住而死亡。於是，當雌蛾真正發情時，反而沒有雄蛾與之交配，就算雌蛾隨後仍然飛到蘋果花蒂上產卵，只是沒有受精的卵，不會長成蟲，就不會對蘋果產生危害，如此一來，擁有完好累累果實的蘋果農就不會血本無歸了，這是目前美國有機果農所採用、較普遍的方法。「性誘劑盒」亦被業界戲稱為「飛蛾汽車旅館」，這個旅館只能住店check in、無法離店check out。

5. 真空吸塵法

　　在農場曳引機的前方上端，架上6個真空吸塵器，在吸塵器的前面則裝上旋轉大拂塵，當曳引機來回在田埂開動時，受驚嚇的昆蟲、害蟲群起亂飛，就會被吸進真空吸塵器裡。

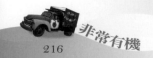

6. 溫室防治

溫室種植除了可以防治蟲害，也可以保溼、保溫，適用於需要控制溫度的農作物生產。

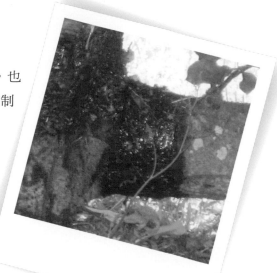

7. 網式防治

主要保護作物防止飛鳥入侵，或松鼠、猴子等小動物的偷食及踐踏。

8. 閃光防治

大都用在果園，果農會採用反光膠帶，在果園果樹上拉起反光牆，風一吹起，一條條的膠帶隨之舞動，閃閃刺眼的光芒，對企圖偷吃水果的鳥類、鼠類產生嚇阻作用。

9. 安全肥皂

此種液體的安全肥皂是由植物提煉而成，無毒、無化學性， 但此種肥皂氣味卻極不討動物喜歡，噴灑在農作物上，會令害蟲、害鳥拒食或厭食，因而保護農作物安然無損，是所謂氣味嚇退法。

這種肥皂，通常用迷迭香油（Rosemary Oil）、肉桂油（Cinnamon Oil）、丁香油（Clove Oil）和大蒜精油（Garlic Oil）混合製成；另外，還有一種生長在加州名為Ceanothus的灌木，它的花與葉都可用來製造液體安全肥皂，又稱天然植物性防蟲劑。

在經過上述嚴禁農藥、殺蟲劑、除草劑、殺菌劑和植物生長激素等化學藥物，以及實施天然防治病蟲害的耕種法，最後長成的有機農產品，在收成後還必須嚴守品管。在接下來的加工、製作、包裝、運輸、儲存等一連串過程中，亦需保證完全沒有遭到任何污染，這樣的產品才是世界認可、純正的「有機食品」。

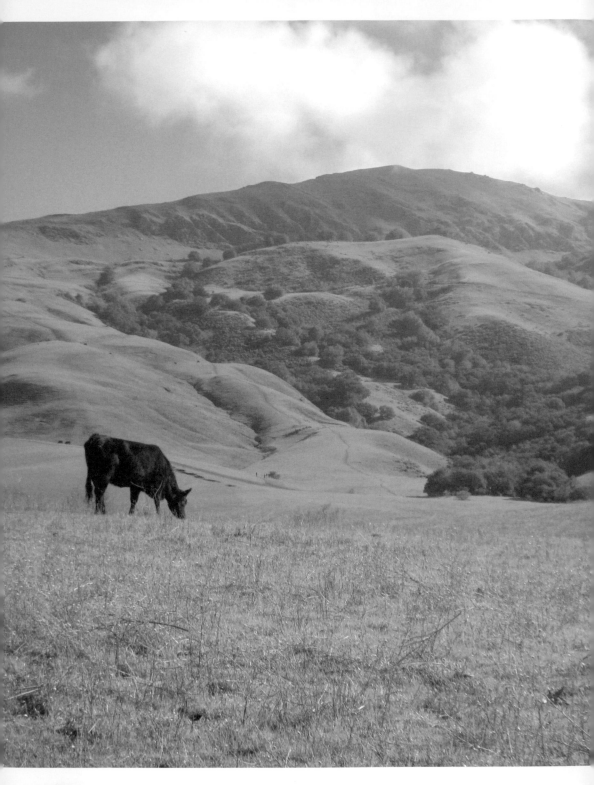

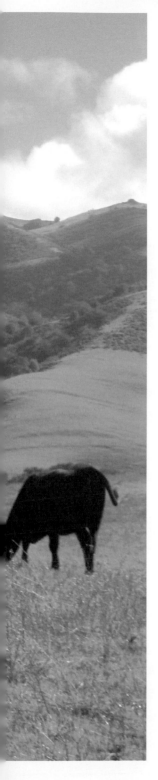

法規針對有機畜產的規範重點

　　新法規對有機畜產的規範，亦受到國際間高度
的關注，主要原因就在防止狂牛症、禽流感、口蹄
疫等畜類傳染疾病，避免危害地球村人類的健康。

　　在歐美地區市場上，肉類食品以牛肉、雞肉、
雞蛋、乳製品為大宗，豬肉、羊肉為小宗，至於
鴨肉、鵝肉、兔肉、鹿肉、馬肉等幾乎完全看不
到。這種現象與人們生活習慣與政府法令有關，
比如火雞肉是感恩節家家必備的節慶食品之一，
在超級市場裡常年均可買到。

　　以鹿肉為例，在北美地區的森林裡有相當多
野生鹿，有些偏僻山林在冬季某個特定時間，會
對外開放狩獵一段時日。打獵算是運動遊戲的一
種，打獵執照須事先申請，有執照者每年每人可
以獵殺一隻野鹿，自己吃或分贈親友都行，卻不
得買賣，因此在超市裡買不到鹿肉。

　　再看羊肉，在美加超市、大賣場或餐廳銷售
的羊肉，大都是從紐西蘭進口。至於「風吹草地
見牛羊」的內蒙古，雖然盛產牛羊，品質也屬上
等，但因屠宰與儲運過程並沒有合乎歐美規範的
衛生要求，目前仍被禁止輸入美國，實為可惜！

　　在市場上販售的主要畜產品，又分為有機類產
品和非有機類產品。我們先來看非有機牛肉與其
副產品牛奶、乳酪等等，它們源自集中營式圈養
的牛隻，吃的飼料是牧草加1/3輾碎的舊報紙，
並且被注入荷爾蒙、長肉劑、抗生素以幫助牠們

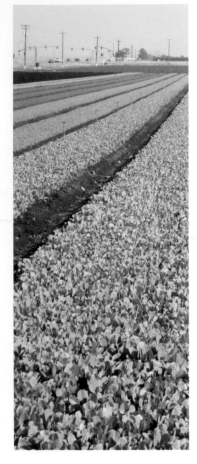

成長和抗病。

這些非有機牛肉，內含荷爾蒙、長肉劑、抗生素等藥物殘留，以及廢報紙的油墨，經常食用這種牛肉的消費者，如果身體免疫系統比較弱，就很容易引發健康上的問題。

另外，也有業者會將病死牛隻的肉輾成肉粉、骨頭及脊椎輾成骨粉，混合在飼料中來飼養牛隻。以狂牛症的傳染途徑來看，如果非有機牛隻進食到病死於狂牛症的牛屍所製成的飼料，一時之間，並不會出現異樣反應，當牠們被屠宰、肉被送到市場販售、被人類食用後，短期內，吃到狂牛肉的消費者，身體外觀也不會顯現出任何異樣。因為狂牛症Bovine Spongiform Encephalopathy簡稱BSE，國際間俗稱Mad Cow Disease，它和愛滋病（AIDS）一樣，感染病菌後會有潛伏期，愛滋病的潛伏期為2到15年，狂牛症為3到9年，兩者目前都是無藥可醫的絕症。

1986年時，英國獸醫在解剖病體牛隻時發現此症。狂牛症的病菌極具抗熱與抗藥性，一般細菌在攝氏122.5度高溫蒸煮52分鐘就可以全部殺死，狂牛病菌即使在攝氏138度蒸煮60分鐘，依然完好存活。假若將狂牛肉做成罐頭，製作過程經過高溫蒸煮後，可想而知，狂牛病菌存活無損、活躍如常。

目前世界各國唯一避免感染的方法，就是避免食用發生狂牛症疫區的牛肉與加工食品。

自1986年發現狂牛症以來，疫區主要集中在英國，另外在愛爾蘭、德國、義大利等國也發生過一些病例，而美國、加拿大，則陸續發現過幾個病例，反而在畜牧業發達的紐西蘭與澳洲卻從未發生過，張明彰博士表示這與紐澳兩國畜牧業，實行天然放牧、有機養

殖有直接的關係。

　　亞洲國家在1994年自英國進口牛肉的有日本640公噸、泰國1688公噸、香港2370公噸，至於新加坡、南韓、台灣、中國，則並未從英國進口。然而在1996年英國發生狂牛症後，日本只象徵性的進口了1公噸，供作實驗研究之用。香港則立即中止進口，泰國降低百分之20的進口量，中國卻反而進口了2370公噸英國牛肉，台灣也進口了823公噸。如此看來，世界各國因應狂牛症的處理方式差別很大，往往會受國際情勢的政治因素左右而各有不同。

　　2008年6月27日在南韓，有15000多名韓國人，在首都首爾街頭集結，針對新總統李明博與美國政府達成協議，將開放進口美國牛肉，而發生嚴重的警民衝突，有100多人受傷送醫，群眾大聲疾呼「人命關天」，請新政府傾聽民意，不要損及百姓健康「得不償失」！

　　類似此項群情激憤的抗議行動，自從5月3日「燭光抗議集會」起，到7月中，2個多月的時間裡，多得不勝枚舉。

　　根據統計，至少有50萬韓國民眾積極地用各種方式，來表達反對李明博的這項決定。簡而言之，「健康與經濟」是民意的兩大訴求，恐狂牛症和恐擾亂南韓國內牛肉市場是關鍵因素。

　　有鑑於食用非有機肉品可能有上述的風險，為確保消費大眾的身體健康，「有機新法規」中對畜牧業經營者包括牧場場主、各種牲畜、各種牧草都明文規定，比如在有機條件與環境下飼養的牲畜，產下的第3胎才能列為「有機畜產」。

　　另外，有機牲畜從出生到屠宰整個過程還必須按照有機品管掌控，飼養的牧草80%必須是已經過有機種植3年的天然牧草；其餘的20%可以是依照規定無污染種植，未達3年有機的過度期牧草。（詳見法規205／236、205／237）

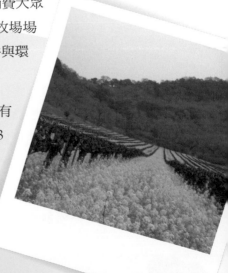

　　牧場場主在銷售有機牲畜時，需依規定須填報

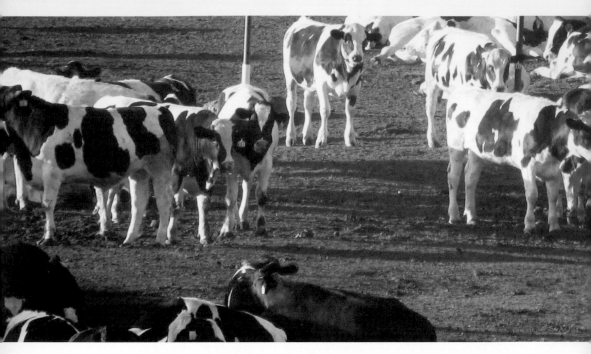

飼養資料、何種牧草、牧草種植管理明細、收割時間和餵食的供應量等等。不同種類的牧草需按照規定輪耕、輪種，目的是要讓牲畜得到多元化、多樣性的豐富營養，假若多樣性的牧草無法在短期內供應，臨時可用過度期牧草來餵養，餵養期時間與牧草種類也必須註明。（詳見法規205／205、205／290）

　　牲畜生長的放牧環境對牲畜的健康影響甚巨，飼養者須遵守戶外放牧的條件：牧場必須遠離塵囂鬧市，遠離塵土飛揚、熙來攘往的公路，環境寬敞活動自如，有大樹遮蔭乘涼、空氣新鮮清新；至於牲畜棲息睡覺的畜舍，也必須保持乾爽清潔、通風良好、溫度適切、自然舒適，沒有侷促拘束，因為喧嘩吵雜、空氣污濁、擁擠潮溼皆會影響牲畜的健康；另外，畜舍與放牧場之間的通道土地，也必須平坦通暢，避免牛隻羊隻跌倒受傷，畜舍與牧場周圍柵欄，只限用天然材質，也就是說必須在絕對「避免污染」的情況下，那些經過化學防腐處裡或沾染到化學藥品的材料，都必須完全禁用，以防止牲畜沾染到化學藥物。（詳見法規205／239）

　　有機牛一旦沾染到化學藥物，就無法認定為有機牛了，而牲畜有

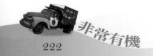
非常有機

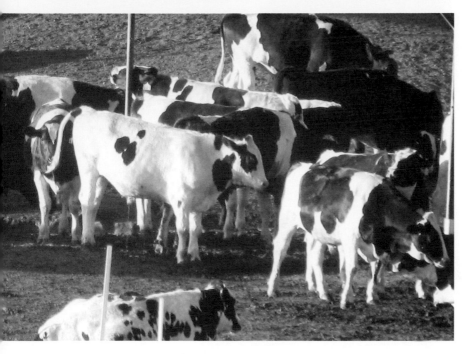

健康，食用者的健康才有保障。

在維護牲畜健康方面，除了牧草和種植牧草的地方，都必須符合完全沒有化學藥物污染的標準之外，牲畜未生病前的種痘是被允許的，飼養者也可以餵食海藻來幫助牲畜排除寄生蟲，但不得使用化學藥物除蟲，一旦使用化學藥劑排除寄生蟲，或者給病牛、病羊、病雞打針和吃藥，使牠恢復健康，這樣的牲畜即使屠宰前早已經痊癒、健康無恙，牠的肉也只能以非有機肉品出售，不得列入有機肉品類。（詳見法規205／603、205／604）

新法規不但對放牧、畜養有規定，對屠宰過程也有規定，必須維護牲畜的舒適權益，即使在屠宰前一秒鐘都需善待牠，不得令牠不安、驚慌和痛苦，以免牲畜面對驚恐、危急，而排放出不利於人體健康的內分泌物或毒素，這些肉眼看不見的分泌物或毒素積存在肉類與加工肉品內，會導致食用者的身體機能在不知不覺中發生病變。

在「衛生、健康」吃得安心的大前提下，畜牧業經營者必須嚴格把關、切實遵守有機新法規的條例規範，以免受罰，得不償失。

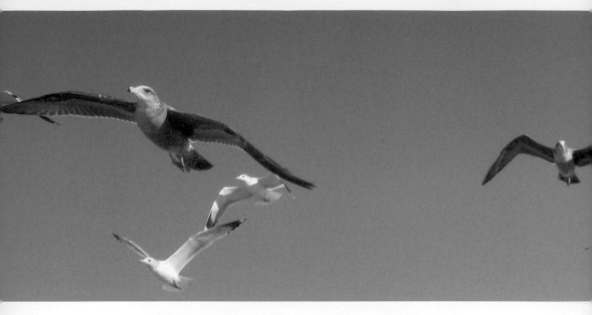

有機水產業和漁業的認定困難

1980年，「有機漁產」的構想在歐洲發端，美國則是在2000年4月，由阿拉巴馬州、阿拉斯加州、羅德島州共同集會制定有機水產條例，即65FR15579；2000年4月美國眾議院通過草案，即USC6506；到了2005年11月，這項法案繼續在華府聽證會中審議；2006年11月終於定案，正式納入「新法規」有機條例之中，法規條例訂定之後，如何確認所有有機水產類的認證標示工作，卻遲遲未決、莫衷一是。

早在1977年時，紐約的Mr. Ernie & Berry等美國有機先驅，已將從冰島北方400海浬區域內，所捕獲的海產列為「有機魚類」或「有機海鮮類」，理由是這片海域接近北極，遠離歐洲大陸，不是戰略要地，美蘇兩大強權核子潛艇不會經過，尤其它也不是世界航道區，沒有往來頻繁的商船、油輪和客貨輪，所以被認為是個天然的清淨海域。

至於紐澳南方近南極海域、阿根廷西南海域、格陵蘭島海域，這些地區都屬於全球完全沒有污染的海域，漁獲理當被認定為「有機

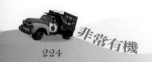

海產類」，但直到現今，都未被各國明確認定。

淡水漁獲方面，南美亞馬遜河上游、中國河北密雲水庫、非洲剛果河上游等地區，均具備生產有機水產的天然條件。然而，仍需有機「現場判定」才能檢測確定。

其實，國際有機水產條例仍在研議之中，尚未有規範標準，雖然美國有機法、國際有機聯盟IFOAM、英國土協、德國自然土協、法國French AB、紐澳、阿根廷等國均有法人財團或私人機構，相繼草擬有機水產法例，以便使水產漁獲可以有「有機產業」標示，讓消費大眾可以「吃得放心」，但因實際的困難太多太大，至今確認工作仍在繼續努力之中。

主要的困難在如何界定「有機」標準上？ 比如以海洋立國、漁產豐盛的挪威來說，若標示著「有機魚」即意味著品質較佳，如果有1％完全符合嚴格的檢測標準，而給予

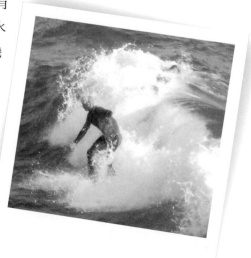

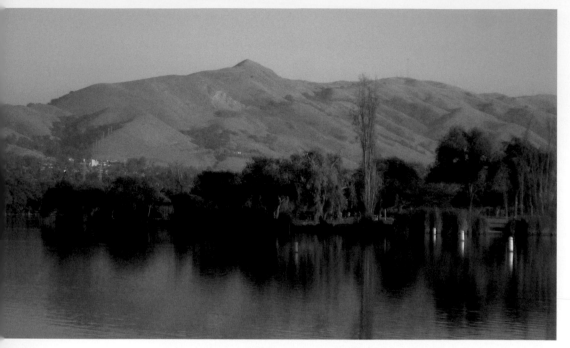

「有機」標示，那麼未標示的其餘99％的漁產量，是否意味著品質較差？再看全球海洋洋流、河水河流，縱流、橫流幾千英里，如何界定哪段海域所產的魚是「有機魚」？某條河川、溪流、某座池塘，可能今日檢驗出水質潔淨零污染，明天下場大雨，將岸邊的動物排泄物、腐植土，沖刷進水流裡，讓大腸桿菌一夕暴增幾萬倍，今日有機，明日非有機，往後又如何？

不只是有機標準界定困難，即使是上述人煙絕跡的偏僻遠洋海域，認定檢測的工作執行起來也相當困難，花費也不貲，是否值得？引起眾多非議。

新法規讓有機產業有所依歸

不論如何，美國有了「新法規」，「有機產業」就有了生產「依據」，等於有了「保障」，有機業界好像真正活絡了起來，有機消費市場一片欣欣向榮，美國消費大眾對聯邦政府實施這項全新的「有機法典」大加讚賞，有機思潮更在消費帶動下，進而在全球各

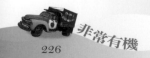

地風起雲湧。

當今世界已有有機法典的國家與地區,除了美國、歐盟、總部設在德國的國際有機聯盟法人組織IFOAM、紐西蘭、澳洲,還有加拿大、哥斯大黎加、阿根廷、智利、印度、瑞士和中國。(註11)

事實上,各國雖然各自有適合自己國情的「有機法規」,但其規範精神,立法原意,條文內涵及實施原則,大都因循美國的有機法典、歐盟有機法規,以及國際IFOAM有機法作參考依據。

嚴格來說,今日世界各國施行的有機法規,各有其未臻完美之處,隨著時代的變遷和人類文明的演進,必然會出現新思維與新需求,促使法規條例內容再增添、修正及補充。比如地球暖化日趨嚴重,農作物、牲畜、魚蝦類水產等各種動植物的生長與否、品質優劣和數量多寡,都與地球暖化問題息息相關,氣溫上升帶給地球的災難,實在罄竹難書,世界各國都在密切關注之中。

筆者本著對有機文化推廣工作的堅持,未來仍將會持續撰述舉世發展「有機」的動態,隨時增添或修改各國有機法規的更新資訊與讀者朋友分享。

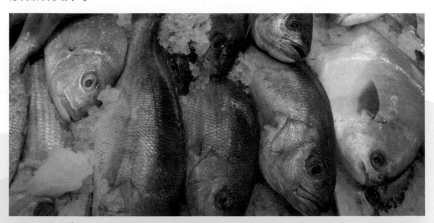

註11　中國是在2005年12月,由國務院農業部質監總局、環保總局、國務院三農辦、農科院、科技部等單位,組成有社會主義特色的「中國有機法規評議制定委員會」。

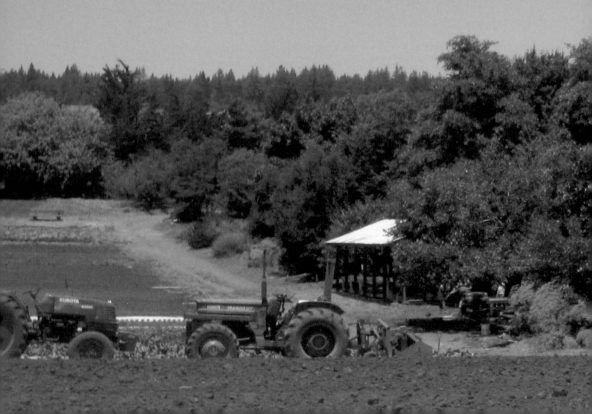

第九章
有機合理化　為承先啟後

為了全世界所有人類的身體健康

張明彰盡心盡力地推動「有機合理化」

希望世界各國政府都能重視環保

重視有機耕作、生產、製造與人體健康的直接關係

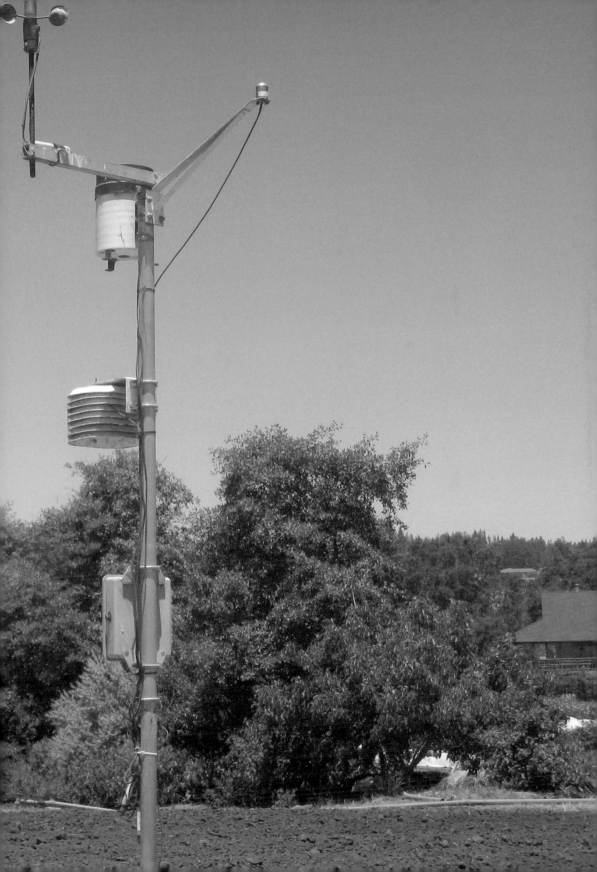

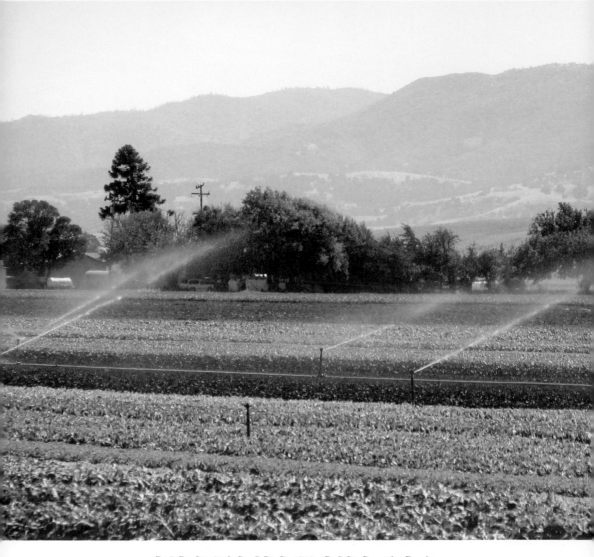

立法必須合情合理才算合乎人心

2007年1月底，張明彰因業務所需到訪南加州，他從約翰‧韋恩機場出來，開進5號公路北上，突然遇上大塞車，臨時決定駛離高速公路，改行39號公路。不久，公路旁出現一面告示牌，上面寫著 "$1000 for littering"（亂丟垃圾罰款1000美元）的字句，這面告示牌緊緊抓住他的思緒。

超過1/4世紀的時間致力維護人類健康的張明彰，一面開車一面細

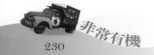

想：居住環境與人體健康關係密切，保持市容整齊與環境清潔，是每個國民應盡的責任，大家都務必切實遵守；反之，如果有人亂丟垃圾、隨地吐痰，故意將居住環境弄髒，等於影響社會大眾的健康，做出這些不良行為的人，必須受罰以示懲戒，是天經地義合情合理的事。

為了提供民眾一個整齊清潔的市容和乾淨的居住環境，每天清早收垃圾的工人開著垃圾車，到不同地區去收取垃圾，來來回回傾倒運送；盡責的清道夫則一條街接一條街去清掃街道，在炎炎夏日必須面對臭氣沖天的垃圾，在寒冷冬季則是冷冽骯髒的垃圾，不管是收集或清掃的工作，都十分辛苦、粗重且吃力，因此獲得應有的薪資，也是天經地義合情合理的事。

反觀「有機農民」，為了耕種「有機農作物」，以生產有益人體健康的A級食品，日以繼夜愛護廣大的耕種土地，長期持續保持農田乾淨無污染，堪稱大地真正的清道夫！只是這個「清道夫」不但收不到清潔土地的薪資酬勞，反而每年還要向有機認證機構、繳付金額可觀的認證費，請他們派檢驗人員前來作「有機」檢測認證，在某方面來說並不公平，卻是目前美國有機業界所面臨的情況。

另一方面來看，那些污染大地最嚴重的商業性農業（Agri-Business），長久以來進行地面噴藥、空中灑藥，嚴重污染了大地、摧毀了土壤所蘊含的天然營養，然而，這些業者卻不曾遭受政府的非議或社會大眾的責難，遑論受到處罰。

為了幫助讀者了解有機業者與有機農所面臨的問題，筆者將相關的繳費明細詳列如下：

1、凡是有機農場年生產總值達到100萬美元的經營者，需繳有機認證費3000美元；若是有機農產品加工廠，亦需繳付3000美元有機

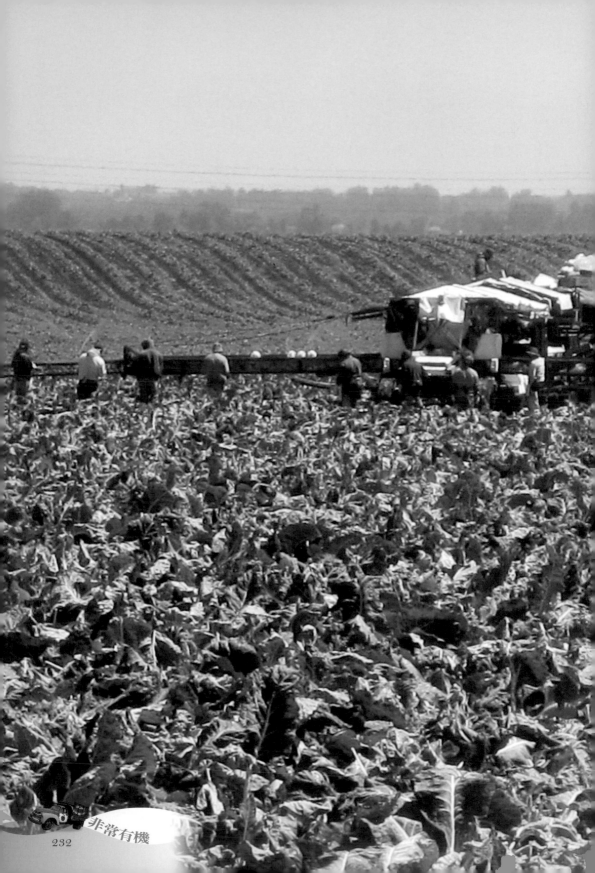

非常有機

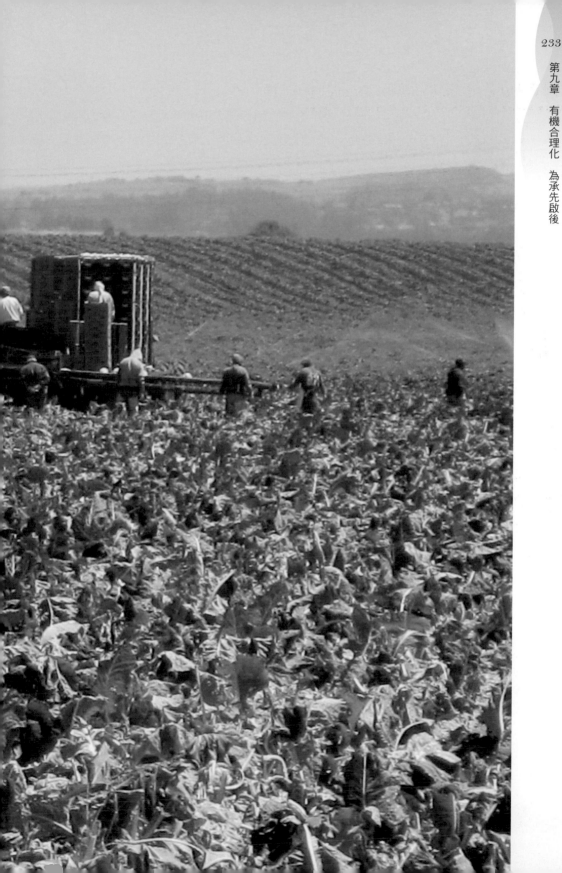

認證費。

2、凡是有機農場年生產總值達到550萬美元的經營者，需繳有機認證費9000美元；若是有機農產品加工廠，亦需繳付9000美元有機認證費。

3、凡是有機農場年生產總值達到1500萬美元的經營者，需繳有機認證費2萬5千美元；若是有機農產品加工廠，亦需繳付2萬5千美元有機認證費。

4、前來執行認證的檢驗人員的花費另計，比如來回機票、交通費、食宿費，還有檢驗認證過程時，檢驗員的工作酬勞必須以每小時55美元的鐘點費計算。

除此，農作物生長的好壞與天候息息相關，比如氣候突變、雨季過長或過於乾旱、持續低溫或長期高溫（受聖嬰現象和溫室效應影響）、市場供應過盛等種種不利因素的影響下，生產利潤往往大打折扣，然而有機農或者有機農產品經營者，卻始終堅持有機耕種，極力維護土地免於污染，在生產的成本已然比一般農場都要高的前提下，還必須遵守政府規定，每年支出一筆龐大的認證費用，如此規定，是天經地義合情合理的事嗎？

更明確地說：民眾隨手亂丟垃圾，是一個地點一個地點的污染，必須受罰，合理！逐條街清掃的清道夫，是一條線一條線地清潔街道，獲得報酬，合理！那麼有機農一個面一個面、大範圍的清潔大地，卻要繳付高額的費用，讓人禁不住要問：這樣合理嗎？是不是應該更正過來，由政府出資免費提供有機認證服務，來獎勵這些「大地的清道夫」，以嘉許他們、鼓勵他們從事有機耕作，甚至提供「有機津貼」，來降低有機產品的生產成本，以提升有機農民的收益、增加消費大眾的受惠。

由此看來，在21世紀的今天，全球有機生產業界的當務之急，即是需要一個「放諸四海皆準」的管理制度，這個制度必須順應時代

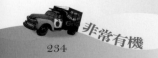

的需求，合乎當今產業結構的變遷情況，作為實施有機產業「合理化管理」的依據。

回溯19世紀工業革命興起之時，機器漸漸取代以往的人力勞動和畜力耕作，為了因應大量生產的需求，科學化管理隨著時代的演變，與市場的需求應運而生；20世紀中，科學管理學在西方社會漸漸受到重視，尤其以美國的泰勒、法國的亨利·費堯、英國的拉頓堯三者的主張為代表，被統稱為科學管理之父，其中的美國泰勒氏管理法是以標準化、簡單化、單一化著稱，拉頓堯則以合理化作管理主軸。

今天，我們以世界三位管理之父的理念，來細看前述的「有機認證」工作，不論是有機人或非有機人，都會覺得十分不合理！因為與天道大相違背，無法使人心服口服，有機業界引以為詬病，這實在不是一個讓人心甘情願因循恪遵的「管理之道」。

在前面章節裡，筆者曾經記載：1998年，發生在印尼蘇門答臘和加里曼丹的森林大火，造成對當地民眾呼吸道嚴重傷害的霾害，有毒空氣由印尼蔓延到新加坡、馬來西亞、泰國和菲律賓等國，可以說是2004年驚天動地的南亞大海嘯之前，東南亞地區受害慘重的最大災難。

當時馬來西亞《星洲日報》的副總編輯（現任總編輯）蕭依釗女士和馬國衛生部長拿督蔡銳明博士，曾邀請張明彰博士到吉隆坡《星洲日報》總社、麻六甲等地作「有機與健康」的專題演講系列，其中「有機合理化管理」是他演講中闡述的重點之一。

講到「合理與不合理」時，張明彰以一個眾所周知世界公認的話題來佐證，

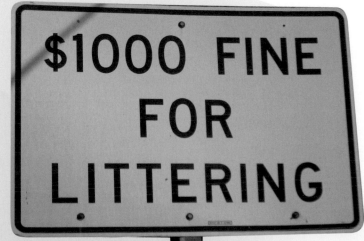

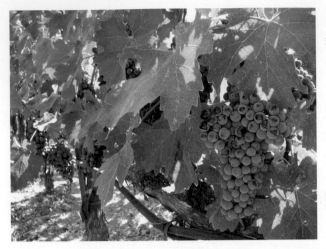

「眾所周知,世界小姐的選美比賽,除了美貌與智慧外,還希望參賽佳麗有高挑勻稱的身材、修長圓潤的雙腿、玲瓏有緻的身材,這樣的審美標準顯然對身材頎長的西方美女較為有利,生得不是很高大的東方佳麗,即使擁有很多優點,受限於上述行之有年的選美標準,得后冠的東方佳麗者少之又少,從歷史紀錄中,我們可以歸納出結論,那就是:世界選美的標準對西方人合理,對東方人並不十分合理。」(註12)

在星馬的那幾天,張明彰因正好讀到一則新聞報導:當時的中國總理朱鎔基下令加強環保與綠化的工作,將中國大陸4000萬名砍樹工人,轉換為種樹工人。朱鎔基這種為愛護地球、防範天災的舉措,讓張明彰大受感動,認為是發展中國家的表率,因為大量種樹即是落實環保的舉措。

於是在「有機合理化」的演講中,張明彰有感而發地說,「我們再來看所謂已開發國家的定義,西方國家將國民所得以年平均收入2萬元以上,列為已開發國家,低於此標準,便定為開發中國家或未開發國家,然而已開發國家的人民生活面貌,卻是高所得高消費,民眾個人常常得動用總收入的一半來支付房租,有時還不夠!反觀未開發國家,年平均所得雖不及2萬元,但房租支付不到收入的1/10或更低,這樣的定義有何實質意義?哪裡的人民實質生活較為寬裕?」

「如果要正確地規範已開發國家,是不是應該從是否已經致力環境改善和環境保護,是否已經積極展開愛護地球的角度,來做總體

評鑑？比如以一個國家來說，每年在施政總預算中，能固定編列一筆特定的金額，像拿全年總預算的5％，作為改善環境、保護自然資源的經費，如果能夠切實認真地做到，並實際做出成效來，這樣的國家就可以被列為已開發國家。反之，則不是，這種用環保來做開發國家的定義考量，是不是比較合理？」彷彿撥開雲霧見到青天，在座的星馬民眾頻頻點頭稱是。

張明彰進一步地建議，「如果有了這筆環保預算，就可以運用在造林護林、興修水利、搬遷污染工廠、淨化空氣、降低地球暖化速度、提升汽油品質、補助獎勵有機農業等相關領域，讓有機耕作的農民，以及從事有機農業和有機工業的經營者，不用再繳付現行不合理的費用，同時，更可以從政府預算中得到補助。」

「畢竟，這些持續愛護大地的有機業者，在直接間接中，提升了社會大眾的生活面貌、淨化了生活品質，更幫助現代人活出健康，創造出人類永續的生命。有鑑於他們辛苦多年努力經營，於公於私都應該獲得回報。」

張明彰這番有機農民與有機業界應該獲得合理化待遇的理念，獲得在場聽眾熱烈的迴響與贊同，在《星洲日報》與東南亞多家傳媒的多方報導之下，隨著「有機保健康」思潮的推波助瀾，進一步將「有機合理化」的概念深植星馬民眾心中。

俗話說有理走遍天下，發現了有機界的不合理現象，張明彰立即興起撥謬反正的念頭，行動接續心動，「有機合理化」運動就這樣付諸籌劃。如今，這項艱鉅的「有機合理化」運動已在全球推展，張明彰更將它視為今後持續努力的方向與當急之務，並且從美國開始，他已聯繫聯合國糧農組織、非政府組織、環保組織、保護地球組織等相關單位團體，一起來推動。

註12　2007年5月中，勇奪環球小姐冠軍的日本小姐森理世，20歲、高挑甜美，是少數中的少數，在日本舉國上下都興高采烈以她為榮之時，也有日本輿論指出，森理世太西化，日本文化薰陶太少，東方人傳統的嫻雅含蓄之美明顯不足。可見，東西方審美標準根本難以一貫。

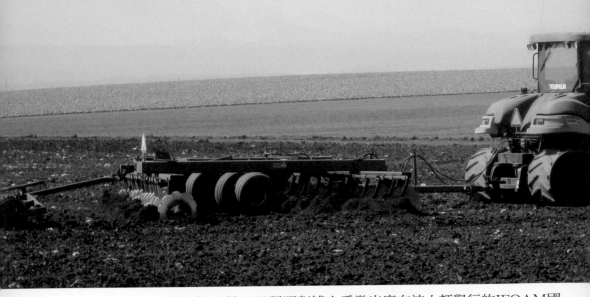

　　2008年10月17日張明彰博士受邀出席在波士頓舉行的IFOAM國際有機聯盟年度大會，該會由現任主席德國籍的Katherine Dimatteo女士主持，張明彰是5位主講人之一，他將「有機合理化」的理念與訴求，完全融入演講之中，講題是：「建立全球區域性有機區刻不容緩」，筆者摘錄於下：

一、打破國界！需重新界定區域性有機區的理由有3點

　　1. 1998年時印尼發生火燒山事件，當時造成的霾害嚴重污染到新加坡、馬來西亞、泰國和菲律賓，有機區以國為界，無法解決整個南亞地區區域性的空氣汙染問題。

　　2. 發生在蒙古的沙塵暴，每年隨著季候風吹襲到許多亞洲國家和地區，如中國北方，包括大北京區、韓國、日本、甚至吹到台灣，沙塵汙染空氣的面積非常遼闊，根本無法以國界來區分。

　　3. 不以國界來劃分是國際組織「區域界定概念」的新趨勢，如歐洲國家聯盟（歐盟）、歐洲共通貨幣（歐元），以及將於2015年簽訂的東南亞國協，協議中不會宣布放棄國界，但許多共同事項已向此方向規劃。以此類推，如北美洲自由貿易區、南美經濟貿易區，即是打破國界的世界發展新趨勢。

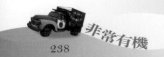

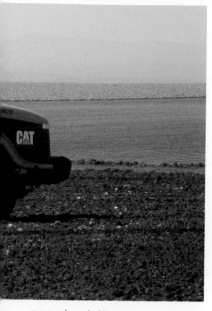

二、關於不合理的有機認證費是否應該盡快取消？對於有機生產事業業者的認證費，或者應該由各國政府編列預算相助支付，理由有5點。

1. 1990年以前的認證方式，是經由業界德高望重之士來作背書，不用繳付任何費用，較具公信力。

2. 2002年以前的認證方式，是只需繳付一筆錢，由法人機構認證即可。2002年 之後，除了認證費之外，還需加上業者全年度營業額的百分比金額來付給認證公司，等於是「一牛剝兩皮」的雙層剝削。

3. 由前項得知「認證」有利可圖，有些甚至有暴利，進而有買賣「認證」的造假行為發生，嚴重打擊有機行業的「公信力」。

4. 各國自劃「認證勢力範圍」，甲國不承認乙國的認證，業者必須到每個國家去申請認證，費時費錢。

5. 因認證機構可自由轉讓，業者因而極易被出賣，商業機密很容易被競爭者窺知，導致產品有配方機密的公司，不願意去申請認證。

針對張明彰提出的上述兩大論點，與會人士聽了都心生共鳴熱烈討論，大家一致通過作為IFOAM聯盟未來需努力改善的目標。（註13）

會中更有人指出一個現象，那就是業界的新趨勢：有歷史、有信譽的公司大都不願去申請認證，連新成立的有機產品公司，對認證

註13　2009年元月21日至24日，在北加州Pacific Grove舉行的「世界有機研討大會」上，張明彰重申前述兩項觀點，再次被與會代表確認；會中並將加拿大、墨西哥與美國，納入「北美有機聯盟區」。

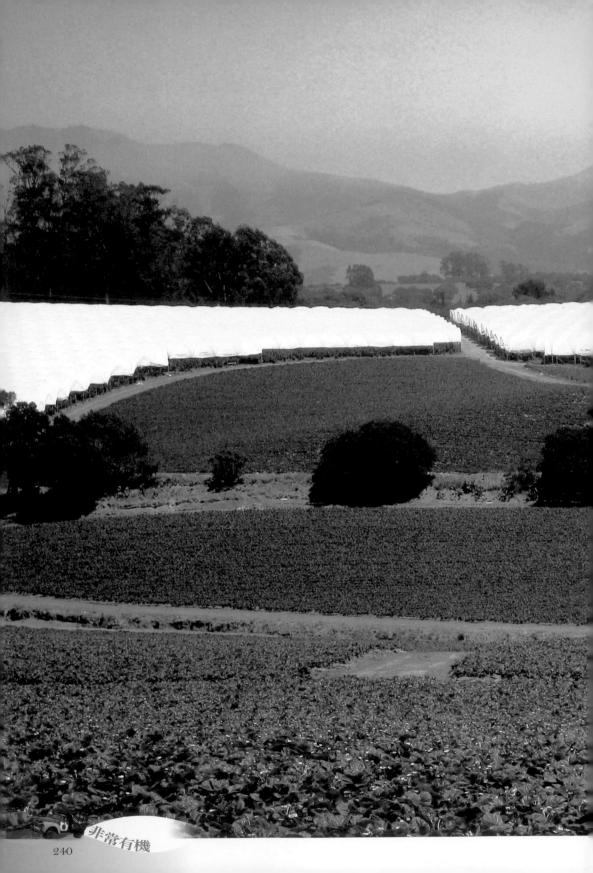

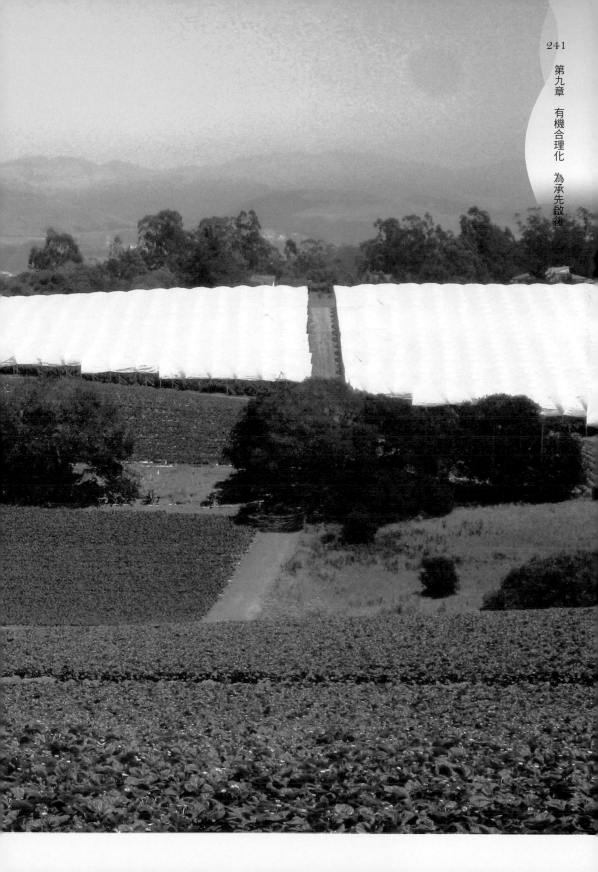

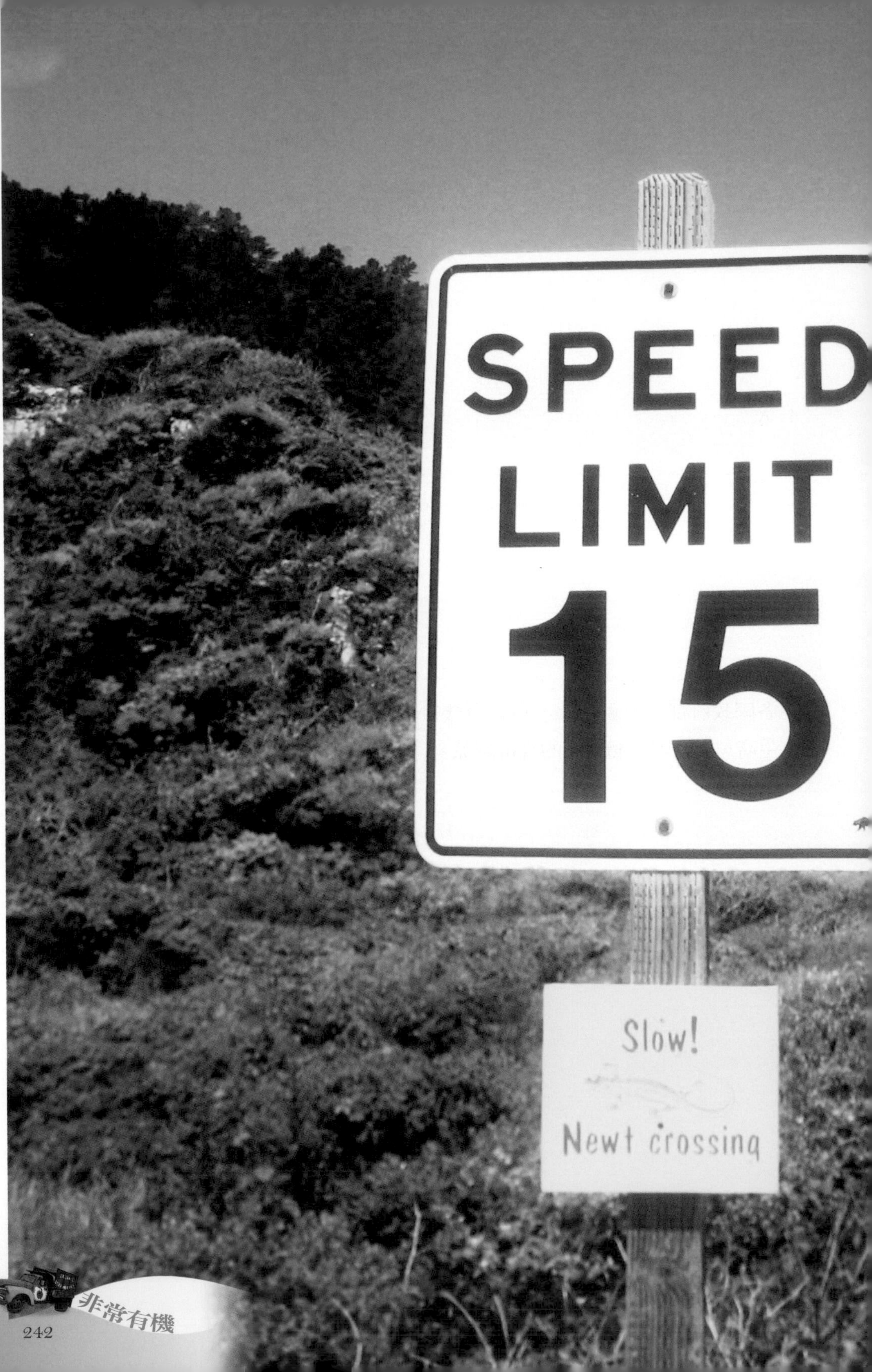

SPEED LIMIT 15

Slow!
Newt crossing

非常有機

的意願也在逐年降低。主要原因出在：經過「費時費錢」申請認證之後，「認證書」對公司信譽無法再提高，對產品銷售更不能有所助益，這麼一來即沒有需「認證」的必要性，業者對認證之事漸漸不看重。

因為眾所公認絕對的「有機」必須絕對的「純正」，絕對禁用農藥，法規使用的英文字是"must not"，而不是"may"，否則即不符合「有機標準」，不論在種植或生產上，有一丁點雜質都不是「有機產品」。

四處奔波推行有機合理化運動

為了人類的身體健康，張明彰博士在「有機合理化」的推動工作上盡心盡力，在國際間積極奔走，參與各種相關活動，希望世界各國政府都能重視環保，重視有機耕作、生產、製造與人體健康的直接關係。

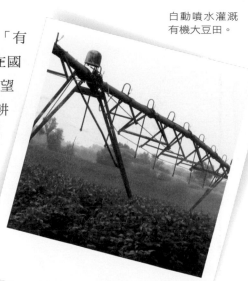

白動噴水灌溉有機大豆田。

在美國，多年來他不但向當時執政的布希政府大聲疾呼，也提早表態支持有環保理念的博瑞克歐巴馬競選總統，後來更向他提出報告詳細解說自己的理念。

以「改革」做競選訴求的歐巴馬，崇尚包容和諧的世界觀，十分重視多元的人本價值，立志改變美國歷史除舊佈新，走出布希保守傲慢武力獨霸的窠臼，給盼望「改變」的美國人民一個全新的未來！當他看到了張明彰推行「有機文化」的種種努力，更深深了解「環保與有機」對人類的重要性，於是在當選總統之後，寫給張明彰一封感謝函，譯文如下：

親愛的亨利：

在我即將前往格蘭公園廣場作勝選演說之時，我想先寫此信給你。

我要告訴你，別忘了我們共同創造了新的歷史，在整個競選過程的每一天，你奔走相告說服親朋好友一起來改變歷史，因為你知道為什麼，你深信改革的時候到了！

同時，也要告訴所有為選戰付出時間精力和才華的人們，為使我們的國家回歸到正常的運行軌道，我們大家將有很多的事情要做，我會盡快讓你知道下一步的規劃。

然而，我在此要重申一件事，那就是因為有你，改寫了歷史！

謝謝你！

博瑞克‧歐巴馬11/4/08 夜晚

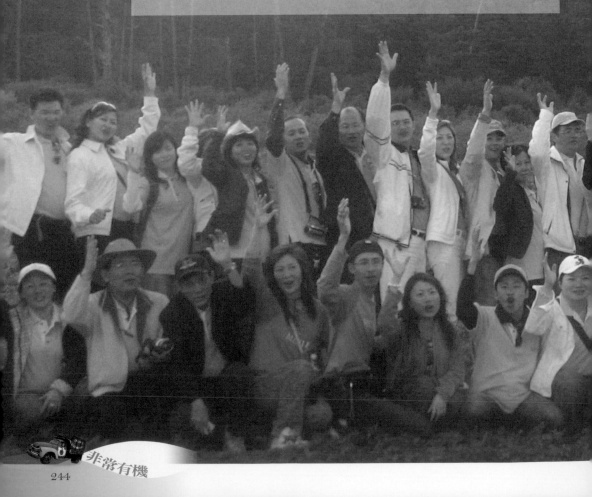

Dear Henry

I'm about to head to Grant Park to talk to everyone gathered there, but I wanted to write to you first.

We just made history.

And I don't want you to forget how we did it.

You made history every single day during this campaign -- every day you knocked on doors, made a donation, or talked to your family, friends, and neighbors about why you believe it's time for change.

I want to thank all of you who gave your time, talent, and passion to this campaign.

We have a lot of work to do to get our country back on track, and I'll be in touch soon about what comes next.

But I want to be very clear about one thing...

All of this happened because of you.

Thank you,

Barack Obama

11/4/08 night

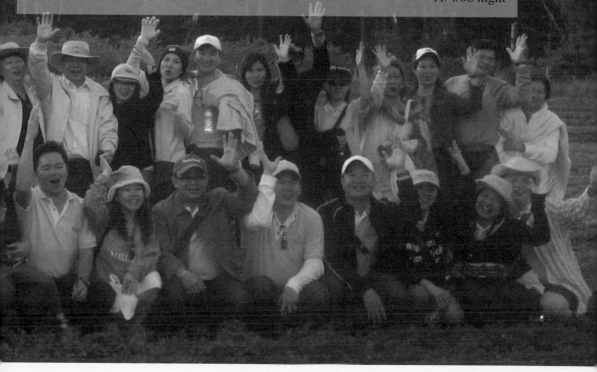

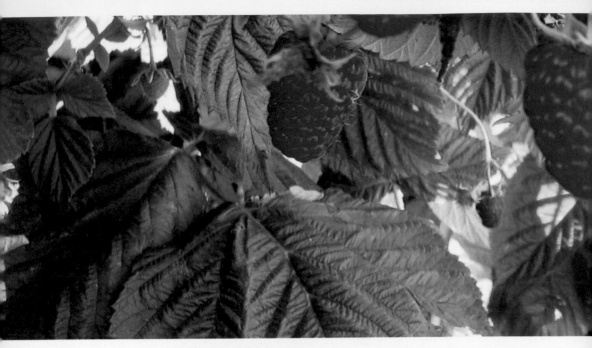

　　20幾年來，張明彰以他個人在有機界的廣泛涉獵，擁有超市、農場、工廠的身分，取得自然醫學博士學位、學者專家兼備的完整資歷，以及在世界各國有機領域開創出來的良好影響力，不辭勞苦地四處奔波，努力推展「有機文化」，他期待歐巴馬總統能言而有信地正視「有機問題」，進而立法來落實「有機合理化」。

　　他告訴筆者：致力推動「有機合理化」的第一滴水已然流動，將會匯集成排山倒海的力量，讓「有機」在美國、在世界各國，真正合理化地受到應有的重視。

　　其實早在10幾年前，為了付諸實現這個使命、這項運動，張明彰已在紐約帝國大廈設立非營利法人機構的「有機聯合國友好協會」，作為推動「有機合理化」承先啟後的總部，將一步一腳印、代代相傳地推展這項使命，直到它在全球每一個角落完全落實為止。

　　「弘揚有機」是他與生俱來的使命，「傳承有機」是他有生之年裡責無旁貸的工作，因為「有機」，張明彰的人生字典裡，沒有「退休」這兩個字，「我辛勤研究有機，拓展有機系列產品，倡導有機文化，從來沒有任何負擔或一絲勉強，研發工作時也總是靈感

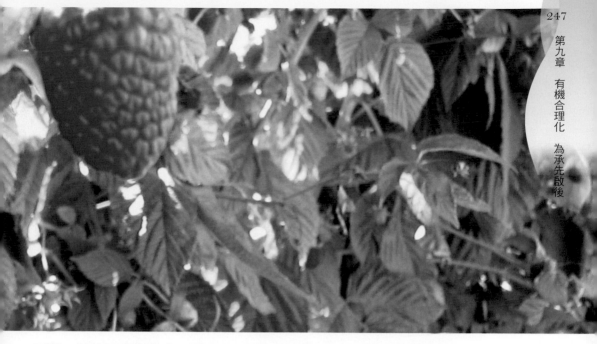

不斷，就算是廢寢忘食，我也甘之如飴。我在想自己能有今天的成
就，有賴於把握機緣、積極學習、不斷創新，因為能帶給人們健
康，是我最大的快樂與安慰。」

　張明彰相信：「有機產業」順應世界潮流，發展潛力無窮，任
何人都可以來參與，來開創成自己的事業，並且永續經營、世代傳
承。因此，他經常鼓勵年輕人勇於投入「有機產業」的行列中，施
展個人的才華與抱負，拓展個人美好的未來。「在促使人類健康永
續的大前提之
下，有機文化
代代相傳，需
要地球村每
個人一起來參
與，才能真正
落實，並發揚
光大！」

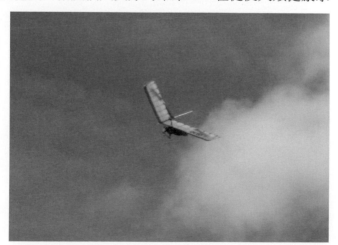

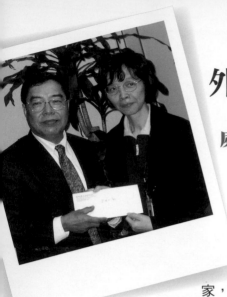

外一章

處處現生機　零污染的有機生活

1999年4月25日《星洲日報》總編輯蕭依釗女士專訪張明彰博士（以下訪談，蕭依釗女士簡稱為蕭；張明彰博士簡稱為張）

蕭問：張博士，您是國際著名的「有機運動」專家，更是「有機生活」的忠實信仰者、倡導者。您個人是如何在日常生活中實踐有機生活？

張答：我們的祖先本來就是過著「有機生活」，只不過20世紀末的現代人，已經遺忘了古時候的生活方式。實踐有機生活不是什麼艱難的事，只要回歸自然，心靈與自然融合、族群關係和諧，即是有機生活。

食物方面，盡量選用未受污染的食物。有時我出外辦公，為了省去找有機食物的麻煩，就自己攜帶一點食物；現代人非常缺乏運動，即使近距離也以車代步，我們應該盡量恢復步行的傳統。人必須經常運動，步行是最經濟、最簡單的運動。

聽說馬來西亞已經有百多家有機農場，但是產量仍然供不應求。其實，每個人可以在家中培養一些有機食物，比如說栽種芽菜，馬來西亞的氣溫很高，在這樣的高溫下，大約7~10天就可採摘。發芽菜既可免除環境污染、減少花費，而且樂趣無窮。以宏觀經濟的角度來看，進口種子遠較進口肉類經濟，可為國家節省外匯。如果以7磅的種子來餵養牲畜，僅能長出1磅的肉，但是1磅的種子卻能培養出11磅的芽菜（綠豆芽、黃豆芽、苜蓿芽等）。

蕭問：現代人生活節奏快速，凡事講求效率，不論是飲食或交通各方面，「快」都成為現代生活要求的標準，因此「有機生活」是

不是與「現代生活」概念背道而馳？如果我們堅持吃有機食物，就不能隨時隨地有什麼、吃什麼，而需花時間和精神去找有機食物。

張答：我並不那麼認為。種菜可以當成業餘嗜好，自己攜帶有機食物出門，可以減少毒素入侵身體，「活得健康」才是現代人的生活概念。

出外用餐，常使人暴露在毒素的風險之下，有很大的可能使用到有清潔劑殘留、滋生黴菌的碗碟。以台灣來說，根據統計，每3個人就有1個人罹患B型肝炎，出外吃東西特別要注意。

我也發現馬來西亞人很熱情，喜歡給朋友夾菜，可是，唾液是非常容易傳染的媒介，使用公筷則可以無後顧之憂，盛情和衛生都兼顧到了。

蕭問：早在70年前，歐洲就有人倡導有機耕種，後來有機農場和有機生活概念逐漸傳到美國等其他國家，最後才傳到亞洲。有機生活概念與中國的「道家思想」有些吻合，為什麼「有機生活」是從西方傳到東方？是不是亞洲國家的一些人早已過著有機生活，只是沒有將它提升到理論的層次，您怎麼看？

張答：對各大宗教的經典，我有所涉獵，各教的宗旨、闡明的理念都是「有機」，比如慈悲、博愛、清真、無欲、回歸良善本性等等都是「有機」。「有機」包羅萬有，自然界處處充滿有機，宗教的名稱雖有不同，但是殊途同歸，都追求身、心、靈無污染的生活。

東西文化的差異是東方文化傾向於提出問題，卻不著重尋求解決之道，比如東方文學對於「失戀」的描述，大都表現在無限的哀怨與懷念上；西方文學則不僅披露問題，還提出解決問題的方法，如果失戀，何不張開眼睛，瞧瞧身邊其他的男孩或女孩？東方哲理說要「淨化身心靈」，卻沒告訴你要怎麼或該怎麼做？西方專家則直接指出，淨化的首要就是「環保」和「有機生活」。

蕭問：有機生活和土地生命、人類健康、地球環保、生態平衡是否密切相關？

張答：不僅相關，甚至完全合一。有機講求精神、肉體、意識形態、族群關係、待人接物的融合。一旦融合了，人就會喜歡他的家、他周遭的一切，無形中就排解了生活的壓力，心情輕鬆平靜，如此一來，身體精神煥發、抵抗力也強。因此，解除生活壓力是健康的第一步。

曾經有人做過這樣的實驗，把實驗室裡的白老鼠丟在繁忙又充滿噪音的十字路口，只經過10個小時，白老鼠就罹患了心臟病，可見環境影響很大。美國一家癌症研究機構也曾指出，根據統計資料顯示，70%的癌症患者是生活壓力引起的。因壓力導致人體內分泌失調、器官功能反常，毒素經年累月積留在身體內，就成了癌症的起因。

蕭問：在您的文章裡，提到一個令人驚駭的信息──全世界每年應用超過2000萬磅的化學藥品，來生產製造、加工處理人類的食物。以此類推，人體約有400種化學藥品存在身體、在血液裡循環，實在驚人，是不是每個人都如此？

張答：因人因地而異，放眼亞洲國家，馬來西亞的整體環境較佳，人民相對地面對化學藥物污染的威脅較少。

蕭問：有位學醫的朋友告訴我，馬來西亞的空氣越來越污染，食品、藥品管制不嚴格，每40人就有1人面臨罹患癌症的風險。您怎麼看？

張答：這要看每個地方的情況而定。我們以美國的「愛樂（Alar）事件」來說明，那是發生在1989年的事，Alar是一種化學藥劑，若將Alar灑在蘋果上，蘋果不但可以防止過早凋零，而且長得鮮艷碩大、賣相很好，因此美國果農很喜歡噴灑Alar。但是，後來科學家發現Alar有致癌的可能，當時有關的研究統計數字顯示，全美國包括患病的果農在內，每年有百分之0.024比率的人得到癌症。

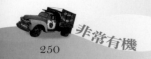
非常有機

　　美國是世界DDT的主要生產國，美國政府下令禁止使用，卻沒禁止出口，結果商人將它賣到國外，第三世界國家的農民將DDT大量灑在農作物上，收成的農產品再銷售回流到美國。

　　DDT最嚴重的問題是不能被生物分解，它的毒性幾千年後仍然會殘留在泥土裡，這樣的農地種出來的農產品，就會危及消費者的健康。

　　蕭問：在您來訪馬來西亞之前，這裡發生過與豬隻有關的腦炎疾病。由於豬是腦炎的禍源，又被指為最骯髒的牲畜，一些養豬戶已表示今後放棄養豬，有些華人也表示不願再吃豬肉。如果不吃豬肉，有什麼更好的替代品嗎？

　　張答：每個人生活習慣、宗教信仰、健康顧慮各不相同，因而不吃某些食物，應該尊重他們的選擇。跳出宗教的層面來說，人需要物理休息，像睡眠，但也需要化學休息，暫時不進食，讓肝臟有時間排解身體內的毒素，就是化學休息。人的身體本身具備抗體，只要加強抗體，就能減少疾病的感染。

　　我希望居住在疾病高風險區的民眾，為了健康，暫時放下其他飲食，設法尋找到有機蔬果，把它打成汁漿，連續3~7天食用，同時飲用乾淨的水，將腸胃和血液一起淨化，讓肝臟排毒，增強抗體。

　　蕭問：有人說豬肉是全世界最不衛生的肉類，您是否認同這種觀點？

　　張答：亞洲國家養豬的方法與歐美國家不同。亞洲國家許多養豬戶讓豬隻在豬圈內進食和大小便，讓黴菌輕易的入侵豬隻的皮膚，因為豬皮底下的脂肪是黴菌的溫床，因此豬隻較易生病。

　　反觀美國的養豬場，以健康、衛生為考量，有自動沖洗設備，保持豬隻衛生、乾淨，豬場底板還可以上下晃動，增加豬群的運動量。

　　蕭問：您曾指出，人類食用了過多的肉類，造成飲食失去均衡。我們看全世界，平均每年有4000萬人死於飢餓，即使是美國如此

富裕的國家，也有100萬人營養不良，這些數據隱約透露人類的飲食，漸漸走入死胡同。有機食物是不是可以把人類帶出生路？

張答：我們看世界有些國家、有些地方，例如科索沃，因無法給難民供應足夠的糧食，才有餓死的人。至於美國則另有其因。

您問到美國有營養不良的人口，我認為往往發生在虛有其表的精緻食物和垃圾食物上，許多人吃了那些食物，可以說吃進了一把纖維，或一堆垃圾，中看不中吃，比如只有纖維素、無營養價值的水耕蔬菜，還有充斥在消費市場的垃圾食品，包括添加許多作料如多油、多糖、多辛辣的零食在內。美國人對垃圾食品的消耗量相當驚人，肥胖過重的人口相對地大幅度增加。肥胖不代表健康，營養不良的人口一般是飲食不當、營養不均衡造成的。

為什麼要吃「有機食物」？是因為有機作物可以在有機農場吸收到充分的天然礦物質、營養素，這些有機作物、有機食品就能提供人類健康所需的完全營養。

妳剛才說到人類飲食將走入死胡同，這是人類飲食的危機，吃「有機食物」是解決飲食危機的正確途徑。

目前在所謂「農業改良」上，有科學家引進基因工程、荷爾蒙培養法等，比如運用在培養蕃茄上，樣子可以一模一樣，短期來看，可能增加產量，很好！就長期而言，則酸化了土壤、損害了種子、危害了農作物。酸化的土壤只有50年壽命，50年之後，我們的子孫要吃什麼？現在我們不謹慎計畫，未來可能出現大飢荒。

預防甚於治療，我們不要等到罹患了癌症，才想到治療。簡單地說，今天人類罹患千奇百怪的疾病，農業的各種污染要負大部份的責任。

蕭問：儘管地球越來越污染，我們不能否認的是，人類的壽命與從前相比，似乎也越來越長了。

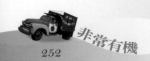

張答：醫學技術的發達，確實延長了人類的壽命。人類如果可以有計畫的生活，必然可以達到健康又長壽，那才是正確的「生存之道」。比如在巴基斯坦北方一個叫「漢札」的地方，那裡是一塊完全未受污染的有機聖地，一個純樸的小國度，只有上萬的人口，受到巴基斯坦的保護。當地人過著與大自然為伍的有機生活，壽命都很長，超過100歲的人很多，90歲的男子還能正常的生孩子。他們的飲用水來自充滿礦物質的乾淨河流，與大自然為伍，種什麼吃什麼，居民自給自足，生活簡單樸實沒有壓力，沒有小偷、沒有警察，無病無痛無煩惱，漢札的生活就是真正的「有機生活」。

蕭問：說到農業改良、提高生產，近年來許多國家都在大力推展「遺傳工程」，生產出來的蔬果又美又耐久。據悉，植物基因改變了，就無法糾正回來了，這與「有機」、「環保」的概念是否有衝突？

張答：在「有機保健康」的大前提之下，我們反對將改造基因的技術，運用在農業生產上。地球初期的植物是有機的綠藻，現在人類把綠藻的基因改變了，讓它變成植物中的怪物，十足的一個外來物。因此我常感嘆，短視的人眼裡只有產量，只看重生產的數字，然而從長遠來看，這是影響深遠的不幸，破壞大自然，讓它無法永續和諧、生生不息。

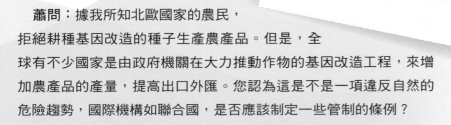

蕭問：據我所知北歐國家的農民，拒絕耕種基因改造的種子生產農產品。但是，全球有不少國家是由政府機關在大力推動作物的基因改造工程，來增加農產品的產量，提高出口外匯。您認為這是不是一項違反自然的危險趨勢，國際機構如聯合國，是否應該制定一些管制的條例？

張答：因循天地間的自然法則，人類才能健康無憂的永續生

存。「基因改造」違背了大自然的定律，它對生態的破壞是深遠難料的，聯合國糧農組織早已關注這個問題，訂97年為「世界有機年」，就是向世界各國發出「回歸自然乃生存之道」的警訊。比如2年前，我曾向中國農業科學院提出中國土地缺硒的問題，有關人員給我的答覆是中國人口過多，糧食供不應求，只要能提高產量，他們不惜採取任何方法。對這樣的說法我不以為然。

我知道中國不乏有識之士！值得一提的是，最近我看到新聞報導，中國總理朱鎔基到美國訪問，他與柯林頓總統談到「環保」議題時表示，中國在環境保護上，1年就投入幾千億美元。為了落實推行環保工作，他下令積極造林、禁止再濫墾濫伐。雖然禁止砍伐森林，會造成許多伐木工人失業，可是，為了造林、保護土地、美化環境，將伐木工人轉換為造林工人，沒有失業問題，是值得稱道的明智之舉。

蕭問：看來中國政府是真的下了決心，我最近在中國採訪期間，就看到電視台每天都播映朱鎔基禁止開發森林的指令，他們還組織民兵到森林巡查，檢舉非法伐木的不法行為。

張答：多年來我在國際間大力推廣「有機文化」的精髓，就在於讓人類的身心靈回歸自然，讓我們子孫萬代在未來都可以生存無憂。再說，國際間一向以來，是以「國民所得」來衡量一個國家的實力，這個衡量標準有欠公正。我認為真正公正的準繩是一個國家在保護其天然資源所投入的經費上，以及致力的成果上。

良好的自然生態是子子孫孫的財產，重視天然資源保育，就表示我們人類未來的千秋萬代都會受到保障，因此愛護地球刻不容緩。

蕭問：請問您這種「淨化心靈、有機生活」的概念，在國際間得到多少認同？

張答：很多人認同這種健康生活概念，但是仍然需要國際間眾多具公信力的傳播媒體來大力宣導。

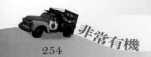

非常有機

作者結語

有機文化與傳承永續

以下是有關全球暖化造成地球病態的部份報導，警示地球人類愛護地球、回歸反璞歸真的有機生活，刻不容緩：

　　由數百位各國科學家組成的聯合國「跨政府氣候變遷小組」於2007年4月提出一份研究報告，載明太陽直射地球加劇，在全球暖化之下，氣候變遷、氣溫異常，嚴峻態勢超出世人想像。報告中指出，預計在2020年夏季，南北極冰山將完全溶化，使海水上漲陸地下沉，北極熊的生存危在旦夕。瀕臨消失的冰山和北極熊是地球將遭逢浩劫的首要警訊。

　　受氣候變遷影響甚鉅的南極，雨多雪少，初生的「阿德利」企鵝因羽翼未長成，絨毛不能防水，數以萬計的企鵝寶寶在寒風中凍死。科學家相信，若暴雨氣候在南極持續，阿德利企鵝數目恐將減少達80%，10年內可能絕種；而另一種名為「國王」的企鵝，也同樣面臨生死存亡的威脅，倖存數量銳減。過去礦工常用金絲雀來測試礦坑的空氣品質，而企鵝就像穿著燕尾服的金絲雀，是海洋生態的天然警報器，從企鵝的今天可以看出海洋的未來。

　　氣溫上升，雨水減少，原本乾旱之地將更多旱災，多澇災之地將更多水患，貧窮國家將最先遭受熱浪、洪水、暴風雨和旱災。到2080年時，喜馬拉雅山的冰河融化，熱浪將頻頻侵襲歐洲、亞洲、非洲和北美洲，全球氣溫上升攝氏3度，美國西部、西南部將成乾旱地區；海平面平均上升至少1.4公尺，地球上的海岸線將消失3成，相對地嚴重威脅到物種生態、農作物生長，許多動植物會迅速死亡、絕種。

由於海平面持續上升、陸地日益下沉，全球可耕地面積縮小，風災、水患、地震頻頻。以亞洲為例，到2050年時，中國的稻田面積將消失大約12%，台灣的稻田面積將消失18-20%，印度、泰國、越南的稻米產量亦將至少減產一成半，小麥產量減少1/3；糧食產量下降，人口卻持續上升，需要糧食補助的民眾與日俱增，整個亞洲鬧糧荒的人口將會超過一億。

由於土地日益鹽化，農民必須放棄種植玉米、稻米、小麥、甘蔗等傳統作物，畜牧場必須為牲畜另覓飼料食物。到2080年時，美亞非三大洲農田將更形迅速遞減，農作物收成減少，全球各地在嚴重缺糧的同時也短缺飲用水，到時至少10億人恐無水可喝、無糧食可吃，各種災荒、疾病將層出不窮。

腎結石是由溶解在尿液中的礦物質形成，它的成因源自於身體的脫水，而水分攝取不足、無法攝取和在高溫下水分流失過多，是造成脫水現象的主要原因。隨著地球生病、全球氣候暖化嚴重，未來腎結石患者將快速增加、疼痛加劇；可以預見20年後，世界各地的醫療成本將迅猛擴大，各國醫藥支出將會以數10億元累計。

註14 在地球土壤處處呈現病態之際，因許多國家的商業用地，大量採用農藥與化肥，導致土壤酸化結塊。根據統計，地球每年每畝土地流失約十公噸表土，預估可耕土壤壽命只能再使用50年。

位居全球領導地位的美國，在前總統布希執政8年期間，窮兵黷武民生凋敝，刻意迴避地球暖化、生態失衡等嚴重環保問題，在其卸任之前，面對排山倒海的全球金融海嘯，積極專注提振迅速下滑的美國經濟之際，曾經與他競爭總統寶座的高爾，近年來則全力投入防止地球暖化的運動中，呼籲世界各國正視每況愈下的生態弊害，

並參與策劃紀錄片「不願面對的真相」和拍攝工作。該片真實地披露了地球的病況，深具警醒世人的震撼，勇奪2007年奧斯卡最佳紀錄片獎，使得高爾有如「地球環保代言人」般，備受國際讚譽。

然而「地球環保代言人」聲名剛崛起，就有人踢爆高爾遠離塵囂的豪宅，耗電量是一般住家的20倍，使民眾對高爾是否確實愛護地球存疑。

再看力倡環保多年的英國王儲查爾斯王子，繼日前宣布今後將安步當車，必要時多搭乘火車等大眾運輸工具，少搭乘飛機以減低熱量減低二氧化碳的製造。而他個人的坐駕Jaguar汽車，也將改用為生質柴油，減少廢氣的排放量。在飲食上，他亦呼籲世人多吃有機蔬果，少吃速食餐或垃圾食物，愛護身心也愛護地球。

對他的「健康」主張，傳媒爭相報導，許多環保人士讚賞查爾斯環保務實的生活態度，以身體力行發揮示範作用，來帶動英國人節約能源。

未料在2007年3月上旬，查爾斯與夫人卡蜜拉走訪中東國家時，由於卡蜜拉忘了攜帶一雙搭配晚宴禮服的高跟鞋，於是打電話叫侍從專程從倫敦搭機，火速護送那雙鞋到中東，讓傳媒跌破眼鏡，是嬌生慣養使喚下人慣了？還是力倡環保只是在做表面功夫，為個人塑造良好清新形象？事情一旦發生在自己身上，言行反而不能一致？

反觀張明彰博士，20年前有一位眼睛長癌症的老婦人，由於癌細胞擴散得非常快，使病變的半邊臉腫脹得皺紋全消，變形的樣子讓她慘不忍睹，非常不舒服，在接受張明彰的協助之後，每天定時服用有機保健品和有機食物，3個月後腫瘤漸漸變小，1年之後完全康復，前後判若兩人，老婦人對張明彰的感謝無以名狀，她真誠地表示自己是「有機」受惠者，「有機」讓她得以繼續存活，她願將治療前與治癒後的照片，提供張博士作教學用途，而張明彰自始至終信守承諾只做教學之用。

眾所周知長在人體內臟器官之中的癌症腫瘤，外觀上難以辨識，只是氣色不佳、面容萎靡、身形羸弱而已，不如長在臉上的腫瘤明顯。假若從商業推廣的考量，將老婦人變形與還原的臉兩相對照，對「有機能治癌症」是個有力的佐證，取巧之士可能不顧商業道德，而擅自運用到產品的廣告宣傳上，然而對張明彰而言，「承諾就是承諾」，一言九鼎，即使老婦人早在幾年前壽終正寢入土為安了，他依然信守承諾，至今不變。

「有機人誠信第一，說到做到；『有機文化』即是著重在人心人性簡約信實的彰顯，由內而外誠信無欺，愛護自己同樣愛護居住環境和賴以生存的地球，尊重自己也尊重他人，每個人切實尊重生命、尊重大自然，不浪費、不濫墾濫伐，相生相融和諧與共，也就是說一個人行住坐臥，處處皆『有機』！才能讓地球生態永續傳承。」

20多年來，張明彰身體力行倡導的「有機文化」，其精髓就在有機食療、心靈淨化和環境保護三方面。他研究「有機」、飲食「有機」、言行舉止也以「有機」作規範：他平日粗茶淡飯，避免進食精緻卻無營養、完全沒有「有機」能量、對人體健康無益的食物，比如白米、白糖、白麵粉等加工食品；作生意時，不論多麼艱難困苦，絕對誠信無欺、嚴以律己、寬以待人；現實生活中的他更是克勤克儉、節約樸實。

張明彰博士不似查爾斯般的皇親貴戚，亦不似高爾般的政治貴族，他勤奮工作，擁有一個龐大的跨國企業，凡是聽過他演說的人，很難不被他犀利、靈活又風趣的演講打動，大家都推崇他天生是一個擁有「群眾魅力」的人物，其實他憑藉的是一片公心與責無旁貸的使命感，否則，私底下的他並不習慣站在鎂光燈下表現，最喜歡的是：實實在在研發「有機」，實實在在推展「有機文化」。

筆者記得1985年時，美國食品藥物管理局FDA曾向國會提出一項所謂維護消費者健康「買維他命需醫生處方」的議案，引起社會大

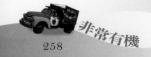
非常有機

作者結語

眾相當程度的反彈，如果這項議案拍板實施的話，美國人想走進藥房隨心所欲買瓶保健品，將會限制重重。

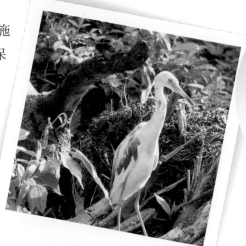

「只是買瓶3塊半的維他命，卻必須與醫生預約時間，繳付60美元，請醫生開立一份吃維他命的處方，憑著處方，藥房才能賣那瓶3塊半的維他命，這樣費錢費事，你說合不合理？」

天生好打抱不平的張明彰，當時還是「皇后健康食品總匯」經營者，從新聞報導中得知上述提案，再加上營養補充品、保健品等業界人士，不斷口耳相傳美國食品藥物管理局FDA的高官任大藥廠股東的傳聞。有機電台主持人蓋瑞·諾爾（Gary Null）前來商議，主張應公開為民請願，張明彰立刻響應，他想無論高官是大藥廠股東的傳聞正確與否，「保障消費者權益」至為重要，兩人決定召集群眾主動出擊「反處方」行動。說做就做，蓋瑞·諾爾在他的電台節目裡解說和鼓吹，而張明彰則製造傳單向顧客、路人派發並當面勸說，民眾反應熱烈。

該年夏天，10輛載滿抗議民眾的遊覽車，從張明彰「皇后健康食品總匯」門口出發，浩浩蕩蕩的開到華府，加上其他各州聞訊趕來的群眾，大約5000人向美國食品藥物管理局FDA抗議，並遞交請願信。

對群眾運動並不陌生的張明彰，沒有想到有這麼多人支持這項抗議申訴行動，他表示「好在美國是個民主法治的國家，人民的心聲，它會傾聽！不合民意的提案或陋規，它會更改！事隔不久，FDA馬上公告順應民意，撤消這項提案，為便民利民，任何人想要購買任何營養保健品，都可以隨意的到藥房去購買，這種從善如流的態度，值得喝采！」蓋瑞·諾爾和張明彰，兩人當時除了獲得健康食品界與保健品業者的讚賞外，更獲得知情民眾的喝采，這一步

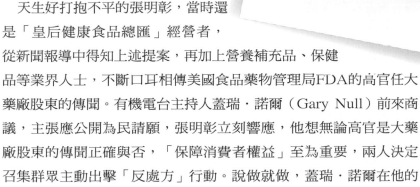

是屬於歷史性的腳印。

而1997年當聯合國糧農組織訂定該年為「世界有機年」之後，張明彰即陸續受邀前往中國大陸，一面與農業相關單位研究中國農業有機化進程，以增強農業經濟的開發，一面在醫療保健機構的安排下，發表多場「有機與自然醫學」、「有機與健康保健」、「有機與生活文化」等專題演講，期望能加快「有機文化」在中國大陸發展的腳步。

同時，為了對中國農業加速有機化盡份心力，10年來張明彰與倡導有機農業的美國大學建教合作，提供獎助學金，鼓勵中國大陸有志習農的學生到美國深造進修，期許他們學成後返國，在中國大陸推廣有機農業以增加經貿利益。

筆者眼中的他：生逢逆境時，逆來順受愈挫愈勇；在年輕人人生的緊要關頭，給予支持相助鼓勵；在朋友有難時，挺身相救脫困解難；見人罹患痼疾病症時，正本溯源研發保健；社會大眾遭逢不合理對待時，集合民意糾正錯誤；致力提攜後進獎勵助學，承先啟後弘揚有機，不論認識或不認識，只要他認為應該幫助就去幫助，只要認為該去做，就盡心去做，完成了、做好了、立刻全身而退，不戀棧不炫耀。

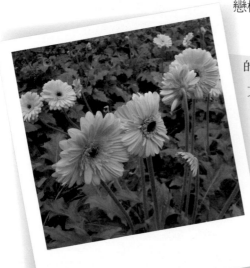

長久跟他一起打拼，拓展「有機帝國」的人士則表示，他的人格特質即是「有機文化」的縮影。

筆者行將寫完此書，於付梓之前，接獲一資深電視記者朋友來電，相告近期台灣出現一個由音譯LOHAS而來的樂活族，根據各方報導樂活族發燒的潛在商機將成百億千億計，該記者朋友閱讀報導內容時，發現這個族群的生活理念和生活面貌，都與筆者近年

來積極撰文發表及出書推廣的「有機」主張不謀而合，建議筆者趕緊了解樂活族的動態。

筆者找到LOHAS網站，作了一番瀏覽，原來LOHAS是Lifestyles of Health and Sustainability的簡稱，是美國社會學家兼作家保羅・芮（Paul Ray）著書立論的主題，他預估LOHAS這一族群的消費市場，在美國可能至少有2289億美元，鼓勵尋找商機的朋友們可以在這個領域開闢營利財路。

樂活族的特色是以健康意念出發，關心環保議題，倡導消費不會污染環境的商品，也鼓勵社會大眾改變消費習慣。筆者滿心歡喜的瀏覽著相關網站，正感覺樂活族的思維與「有機文化」相融相合時，突然想到曾經和小女Annie討論過這本書。

那是Annie在讀高三的時候，利用課餘時間求取進階學分，到大學修讀大　英文，英文老師在課程中，推薦學生閱讀3本發人深省的書籍，其中1本書名叫*The Cultural Creativities: How 50 Million People are changing the World*（文化創造：5000萬人如何改變世界），這本書著重在現代人類對環保與健康的覺醒，該書作者即是保羅・芮，他在書中闡述20世紀末美國有許多人，已將這種覺醒付諸行動，漸漸形成一個執著的新生活型態Lifestyles of Health and Sustainability，他強調如果有5000萬人口持續性著重「健康生活」，必定能改變這個世界。

讀完此書後，女兒曾經有感而發地說：「媽媽看妳清口茹素、持續運動多年，處處身體力行環保、惜物惜時又節省能源，妳和那些同樣如此生活的朋友，應該都屬於這本書裡強調的新興人類。我在讀書報告中寫出：不論有沒有宗教信仰，大凡崇尚身心靈淨化的人、素食主義者、實行生機飲食者等等，這些奉行『有機生活』的族群，早已先知先覺、自動自發過著永續又健康的生活型態，只是保羅・芮把它記述下來出版成書罷了。我的英文老師是素食主義者，她完全同意我的看法，覺得我很有見解和觀察力。」

因為女兒的讀書心得分享，促使筆者聽到Lifestyles of Health and Sustainability這個社會新名詞。轉眼女兒已大學畢業，這短短數年時間，有志一同的LOHAS意念，竟然在台灣流行，進而在亞洲風行。

　　張明彰認為：有機文化正方興未艾，是人類身心靈回歸大自然的覺醒，「嚴格來說LOHAS理論是屬於國際間已成氣候的『有機文化』其中的一環，正如保羅‧芮的書名*The Cultural Creativities*一樣，我們自發性的去保育生態、保護環境，對於萬物群體——尊重互助、相融相合；對動物植物——培育養植、孕育呵護；對於人類本身——珍惜自我、愛惜生命、強健身心、健康消費，像吃得健康、用得健康、活得健康、心理健康、待人接物健康等等，這包羅萬有的有機意識，不論形而上或形而下，需要我們自覺、覺他地身體力行，才能眾志成城，形成一種放諸四海皆能引起共鳴的文化，這種文化能推己及人、影響全世界人類，這就是有機文化廣意包含的真諦。」

　　「在北美地區、在歐洲各國、在東南亞、在中國大陸，這一個族群的人統稱自己是：有機文化人！有機文化人的定義已經包括由內而外的快樂生活、健康行為、教育啟迪、修身養性在內，因此國際間已然默認以有機Organic代替一切，包括思想行為在內。事實上，自從聯合國訂定1997年為世界有機年，到現在，在這超過10年的歲月之中，全球許多國家裡因為『有機』重獲健康、因為『有機』創業致富的人很多很多，今天在全世界，快樂健康的有機文化人、有錢有閒的有機文化人、恬淡自如的有機文化人、己立立人的有機文化人又何止5000萬？」

　　著有《零污染的有機生活》、增訂版《有機生活真健康》、《有機食物與自然療法》和*Longevity through the Organic Lifestyle*、*Invisible World*等5本「有機」暢銷著作的張明彰博士，20幾年來，不但自己堅持過著「有機」的健康生活，持續不間斷的研發各種幫助人體消除病痛的保健品，同時走訪全球各地，積極推廣身心靈的

排毒淨化，期望每一個國家地區的生態環境永續無污染，每一個人的身心靈狀態內外都健康，自然而然地讓地球村人類災劫化小、病痛遠離。

正因為張明彰數十年如一日，身體力行「有機文化」生活化，才會在國際間贏得「有機之父」的稱號。

當初筆者抱持著因循天道的精神，來探索「有機世界」，愈探索愈覺得「有機世界」就是天地間生生不息的奧旨和人文底蘊，可以促使人類身心靈全方位的恢復平衡；至於視推廣「有機」為畢生使命的張明彰，就像一位知其然亦知其所以然的大法師，20幾年來默默地將「無盡的佛法」，也就是「大自然包羅萬有的真諦」、「萬事萬物樸實無華的真理」、「天地間生生不息永恆不變的定律」、「無私無我無爭無為的理念」，盡其所能地解說宣導、弘揚出去。

正如佛陀開示眾生的四句偈：「自心眾生無邊誓願度，自心煩惱無邊誓願斷，自性法門無盡誓願學，自性無上佛道誓願成。」筆者有如跟隨大法師學習佛法的「小和尚」，很高興有機緣能將「有機之父」的所作所為採訪記錄，借鏡學習，再集頁成書出版，也很高興見到「有機文化」已漸漸成為當今世界人類的思潮主流，可以從前賢大德的序文中得到證明。大家一起從心出發，由內而外，愛護地球保護環境，回歸自然修養生息，待人接物關懷珍惜，吃得健康！活得健康！感謝為本書寫序的大德前賢們。

本書以張明彰精進不懈的人生故事為框架，以因循天道生氣勃勃的「有機」為主軸，在這「世界有機年」已屆滿一個天干地支12週年之時，推出「非常有機」這本書，期望人人都能成為美麗、健康、快樂又富足的「有機文化人」。

LOHAS・樂活

非常有機：國際有機之父談健康活到156歲

2020年12月二版　　　　　　　　　　　　　　　定價：新臺幣480元
有著作權・翻印必究
Printed in Taiwan.

著　　者	樓	慕	瑾	
叢書主編	林	芳	瑜	
特約編輯	黃	素	玉	
封面設計	許	瑞	玲	

出　版　者	聯經出版事業股份有限公司	副總編輯	陳　逸　華
地　　　址	新北市汐止區大同路一段369號1樓	總編輯	涂　豐　恩
叢書主編電話	(02)86925588轉5318	總經理	陳　芝　宇
台北聯經書房	台北市新生南路三段94號	社　長	羅　國　俊
電　　　話	(02)23620308	發行人	林　載　爵
台中分公司	台中市北區崇德路一段198號		
暨門市電話	(04)22312023		
郵政劃撥帳戶第0100559-3號			
郵撥電話	(02)23620308		
印　刷　者	文聯彩色製版印刷有限公司		
總　經　銷	聯合發行股份有限公司		
發　行　所	新北市新店區寶橋路235巷6弄6號2F		
電　　　話	(02)29178022		

行政院新聞局出版事業登記證局版臺業字第0130號

本書如有缺頁，破損，倒裝請寄回台北聯經書房更換。　　ISBN　978-957-08-5674-3 (平裝)
聯經網址 http://www.linkingbooks.com.tw
電子信箱 e-mail:linking@udngroup.com

本書圖片由張明彰博士提供

國家圖書館出版品預行編目資料

非常有機：國際有機之父談健康活到156歲 /
樓慕瑾著 . 二版 . 新北市 . 聯經 . 2020.12
280面 . 17.5×23公分 . （LOHAS・樂活）
ISBN　978-957-08-5674-3（平裝）
[2020年12月二版]

1.健康法　2.有機農業　3.有機食品

411.1　　　　　　　　　　　　　　　　　109019896